中西医结合诊疗与康复系列丛书

总主编 李 冀 于 波 吴树亮

妇产科疾病诊疗与康复

主编 冯晓玲 陈秀慧

科学出版社

北 京

内 容 简 介

本书是"中西医结合诊疗与康复系列丛书"之一，综合运用中医、西医学基础理论与思维方法，研究女性特有的生理病理、诊断规律，有效预防治疗妇女特有疾病及综合应用多种方法恢复或者重建妇女原有的健康状态。本书研究范围包括女性生殖器官解剖、生理、病因、病机、诊断、辨证、治法和经、带、胎、产、杂病的防治，并探究妇产科疾病的发生、发展规律及影响因素，做到未病先防、既病早治、愈后防复，提高疾病的预防、临床诊疗及康复能力，降低妇科疾病的发生率，保障女性的生殖生理健康等。

本书适合从事中医妇科、中西医结合妇科的临床医生、研究生及其他医务人员、医疗科研人员、中医院校学生参考阅读。

图书在版编目（CIP）数据

妇产科疾病诊疗与康复 / 冯晓玲，陈秀慧主编. —北京：科学出版社，2022.4
（中西医结合诊疗与康复系列丛书 / 李冀，于波，吴树亮总主编）
ISBN 978-7-03-071871-6

Ⅰ. ①妇… Ⅱ. ①冯… ②陈… Ⅲ. ①妇产科病-诊疗 ②妇产科病-康复 Ⅳ. ①R71

中国版本图书馆 CIP 数据核字（2022）第 040973 号

责任编辑：刘 亚 / 责任校对：申晓焕
责任印制：赵 博 / 封面设计：蓝正设计

科学出版社 出版
北京东黄城根北街 16 号
邮政编码：100717
http://www.sciencep.com
固安县铭成印刷有限公司印刷

科学出版社发行 各地新华书店经销
*
2022 年 4 月第 一 版 开本：787×1092 1/16
2025 年 1 月第二次印刷 印张：14 1/4
字数：338 000
定价：88.00 元
（如有印装质量问题，我社负责调换）

中西医结合诊疗与康复系列丛书

编 委 会

总主编　李　冀　于　波　吴树亮

编　委　（以姓氏笔画为序）

于　波　哈尔滨医科大学

于　梅　黑龙江省中医药科学院

马　兰　哈尔滨医科大学附属第二医院

王贵玉　哈尔滨医科大学附属第二医院

王培军　哈尔滨医科大学附属口腔医学院

冯晓玲　黑龙江中医药大学附属第一医院

乔　虹　哈尔滨医科大学附属第二医院

刘述川　哈尔滨医科大学附属第一医院

刘建宇　哈尔滨医科大学附属第二医院

关景明　哈尔滨医科大学附属第二医院

杜丽坤　黑龙江中医药大学附属第一医院

李　岩　黑龙江中医药大学附属第一医院

李　冀　黑龙江中医药大学

吴树亮　哈尔滨医科大学

赵　惠　黑龙江中医药大学附属第二医院

徐世东　哈尔滨医科大学附属肿瘤医院

徐京育　黑龙江中医药大学附属第一医院

崔清波　哈尔滨医科大学附属第六医院

程为平　黑龙江中医药大学附属第一医院

妇产科疾病诊疗与康复

编 委 会

主　编　冯晓玲　陈秀慧

副主编　于　歌　方　磊　陈　璐

编　委　（以姓氏笔画为序）

于　歌　哈尔滨医科大学附属肿瘤医院

王　迪　哈尔滨医科大学附属第二医院

王　炜　黑龙江中医药大学附属第一医院

王文芳　常州市肿瘤（第四人民）医院

牛　明　哈尔滨医科大学附属肿瘤医院

方　磊　哈尔滨医科大学附属第二医院

冯晓玲　黑龙江中医药大学附属第一医院

李　娜　黑龙江中医药大学附属第一医院

时思毛　黑龙江中医药大学附属第一医院

谷玥儒　黑龙江中医药大学附属第一医院

张　杨　黑龙江中医药大学附属第一医院

陈　璐　黑龙江中医药大学附属第一医院

陈永乾　哈尔滨医科大学附属第一医院

陈秀慧　哈尔滨医科大学附属第二医院

孟珊珊　哈尔滨医科大学附属第二医院

赵　颜　黑龙江中医药大学附属第一医院

侯　蕊　哈尔滨医科大学附属第二医院

常　悦　首都医科大学附属北京友谊医院

崔开宇　杭州市第一人民医院

韩　琦　哈尔滨医科大学附属第二医院

总　序

中医被誉为"古老的东方智慧"，它蕴含着中国古代人民同疾病作斗争的过程中积累的临床经验和理论知识，是在古代朴素的唯物论和辩证法思想指导下，通过长期医疗实践逐步形成并不断发展的医学理论体系。近年来，随着理论研究的不断深入和技术的不断发展，中医学焕发勃勃生机，尤其是在新冠肺炎疫情以来，中医药抗疫效果显著，中医药的疗效日益得到公众的认可，人们深刻认识到中医药的独特地位。

中西医结合是中国传统医学与现代医学现实并存的必然结果，是科学发展和科学研究走向交叉、综合、系统化、国际化和多元化的必然趋势。旨在互相取长补短、提高临床疗效、发展新的医疗模式、创新医学理论、弘扬中华传统医药文化，以丰富世界医学，贡献全人类。

2021年6月30日，国家卫生健康委、国家中医药局、中央军委后勤保障部卫生局联合发布《关于进一步加强综合医院中医药工作推动中西医协同发展的意见》，给中西医结合带来了前所未有的发展契机，这也必将带来对中西医结合人才培养和知识储备的巨大需求。鉴于此，我们集合了中医和西医领域的专家学者，从中西医结合的角度，精心编写了这套"中西医结合诊疗与康复系列丛书"，以飨读者（分册书名见下页）。希望本丛书能为广大医疗工作者解决中西医结合领域的诸多问题提供思路和方法，能对我国中西医结合事业的发展有所裨益。

丛书编委会

2021年7月

中西医结合诊疗与康复系列丛书

消化系统疾病诊疗与康复

神经系统疾病诊疗与康复

内分泌疾病诊疗与康复

血液病诊疗与康复

冠心病诊疗与康复

脑卒中诊疗与康复

肾脏疾病诊疗与康复

肺癌诊疗与康复

耳鼻喉科疾病诊疗与康复

临床罕见病诊疗与康复

口腔疾病诊疗与康复

胃肠肿瘤术后诊疗与康复

骨科疾病诊疗与康复

妇产科疾病诊疗与康复

儿科疾病诊疗与康复

老年病诊疗与康复

目　录

第一章

妇产科疾病病因病机

第一节　妇产科疾病常见病因

一、西医学对妇产科疾病病因的认识

1. 生物因素

生物因素为妇产科疾病最常见的致病因素。引起妇产科疾病的常见病原体有需氧菌、兼性厌氧菌（如金黄色葡萄球菌、溶血性链球菌、变形杆菌、大肠埃希菌等）、厌氧菌（如脆弱类杆菌、消化球菌、消化链球菌等）、结核杆菌、淋病奈瑟球菌、真菌（如假丝酵母菌）、原虫（如阴道毛滴虫、阿米巴原虫）及各种病毒、衣原体、螺旋体等。病原体感染人体后引起的妇产科疾病主要是内、外生殖器官炎症。

2. 精神因素

长期的精神紧张、焦虑、过度抑郁、悲伤、强烈的精神刺激，均可导致大脑皮质、丘脑下部、垂体前叶的神经-内分泌功能失调甚至紊乱而发生月经不调、闭经、妊娠剧吐、流产、妊娠期高血压等疾病。

3. 营养因素

严重的营养不良引起体重急剧下降可引发闭经；脂肪缺乏，影响脂溶性维生素 E、维生素 K 的吸收和利用，以致维生素 E 缺乏引起子宫发育不良、不孕症、流产等，维生素 K 缺乏引起月经量增加；营养过剩也常引起生殖内分泌功能紊乱，而导致月经失调、闭经。

4. 理化因素

妇产科手术不当所致机械性创伤，如人工流产、诊断学刮宫损伤子宫内膜基底层，可引起月经量减少、继发性闭经；化学药物对卵巢功能、生殖内分泌调节系统造成影响，可形成继发性闭经；放射线对子宫、卵巢等器官造成破坏，可引起闭经。

5. 免疫因素

免疫功能主要表现在生理防御、自身稳定和免疫监视三个方面，具有抵御外邪入侵，促进疾病自愈和促使机体恢复健康的作用。免疫功能异常可引起妇产科疾病，如习惯性流产、妊娠期高血压、不孕症等。

6. 先天及遗传因素

先天或遗传因素常导致生殖器官发育异常、原发性闭经（如两性畸形、先天性子宫缺如、始基子宫、生殖道闭锁等）；染色体异常或基因异常可直接引起遗传性疾病，另外基因突变及其相关的遗传因素是多种妇产科恶性肿瘤发生的相关因素。

二、中医学对妇产科疾病病因的认识

中医认为引起妇产科疾病的病因有淫邪因素、情志因素、生活因素和环境因素等。瘀血、痰饮等病理产物亦可影响冲任而导致妇产科疾病。此外，禀赋不足也是导致某些妇产科疾病的重要体质因素。

（一）淫邪因素

风、寒、暑、湿、燥、火是自然界的气候变化，正常情况下为"六气"。若非其时有其气，则成为致病因素，称为"六淫邪气"。各种淫邪因素皆可导致妇产科疾病的发生。但由于妇女的经、孕、胎、产均以血为用，而寒、热、湿邪尤易与血相搏而致病，故妇产科疾病中，以寒、热、湿邪较为常见。

1. 寒邪

寒为阴邪，易伤阳气；其性收引、凝滞，易使气血运行不畅。从来源上有外寒、内寒之分；从性质上有虚寒、实寒之别。

外寒，寒邪由外及里，伤于肌表、经络、血脉，或由阴户而入，直中胞中，影响冲任。若素体虚弱，腠理疏松，天气寒冷，当风受凉，以致感受寒邪，或适值经期、产后，血室正开，衣着不足，或冒雨涉水，以致寒邪由阴户上行，与血相搏结，使胞脉阻滞，而发生月经后期、月经过少、闭经、痛经、经行身痛、产后身痛、产后发热等。

内寒，多因脏腑阳气虚衰，寒从内生，或过服寒凉泻火之品，抑遏阳气，使阴寒内盛，血脉凝涩，冲任虚寒。内寒的产生，与脾肾阳虚相关。由于命门火衰，脾阳失于温煦，运化失职，开合失司，则阳不化阴，水湿、痰饮、瘀血内停，导致月经后期、闭经、崩漏、痛经、带下病、经行泄泻、经行肿胀、妊娠肿胀、不孕症等。

2. 热邪

热为阳邪，其性炎上，易动血、伤阴、生风。从来源上有外热、内热之分；从热邪致病的证候而言，还有虚热、实热、热毒之分。

外热多为外感火热之邪。热邪为患，易耗气伤津，导致壮热，汗出，口渴；热扰神明则神昏谵语；热极生风则抽搐昏迷；热迫血行则血不循经而发生各种出血证。在经期、孕期或产后，正气偏虚，热邪易乘虚而入，直中胞宫，损伤冲任，发生月经先期、月经过多、崩漏、经行发热、子淋、产后发热等；若热邪结聚冲任、胞中，使气血壅滞，热盛则肿、热盛肉腐，则导致盆腔炎或阴疮、孕痈等。

内热多因脏腑阴血津液不足，阴不维阳，或素体阳盛，或过食辛热温补之品，或七情过激，五志化火，以致火热炽盛，热伤冲任，迫血妄行，亦可导致月经先期、月经过多、经行吐衄、经行头痛、经行情志异常、胎漏、子痫、产后发热、阴疮等。

临床上阴虚所致的内热称为虚热，症见月经淋漓不净、产后发热等；情志化火、饮食不当以及外感之热等称为实热，可见月经过多、带下色黄、盆腔炎等；热毒乃邪热炽盛，蕴积成毒，如感染邪毒之产后发热、癥瘕恶证复感染热毒之带下病等。

3. 湿邪

湿属于阴邪，其性重浊黏滞，易困阻气机，损伤阳气，使病情缠绵；湿性趋下，易袭阴部；从来源上有外湿、内湿之分。

外湿多是感受外在的湿邪如气候潮湿、淋雨涉水、久居湿地而致。《素问·太阴阳明论》指出："伤于湿者，下先受之。"湿与寒并，则成寒湿；湿郁日久，转化为热，则为湿热；湿聚成痰，则成痰湿；湿热蕴积日久，或感受湿毒之邪，浸淫机体，以致溃腐成脓，则为湿毒。湿邪易下客阴户，直中胞宫，下注冲任，引起带下病、阴痒或盆腔炎等。

内湿多归咎于脾，素体脾虚，或饮食不节、劳倦过度，脾阳不足，不能运化水湿，或肾阳虚衰，不能温煦脾土，不能化气行水，遂致湿从内生，久而酿成痰饮，痰湿停滞，流注冲任，伤及带脉。湿为有形之邪，湿邪为患，因其留滞的部位、时间不同，可导致经行浮肿、经行泄泻、闭经、带下病、子肿、子满、产后身痛、不孕症等。内湿与外湿，又可相互影响，如湿邪外袭，每易伤脾；脾阳不足，湿气不化。而脾虚之人，亦每易被湿邪入侵。

（二）情志因素

喜、怒、忧、思、悲、恐、惊统称"七情"。七情是人类对外界刺激的情绪反应，也是脏腑功能活动的表现形式之一。若受到突然、强烈或持久的精神刺激，可导致七情太过，脏腑功能紊乱、气血失常，影响冲任，发生妇产科疾病。《素问·阴阳别论》曰："二阳之病发心脾，有不得隐曲，女子不月。"《素问·痿论》说："悲哀太甚，则胞络绝，胞络绝，则阳气内动，发则心下崩。"指出七情内伤可导致闭经和血崩。张仲景在《金匮要略·妇人杂病脉证并治》指出："妇人之病，因虚、积冷、结气。"把"结气"列为妇产科疾病的重要病因。《傅青主女科》有"郁结血崩""多怒堕胎""大怒小产""气逆难产""郁结乳汁不通"等记载。

情志致病主要影响脏腑之气机，使气机升降失常，气血紊乱。《灵枢·寿夭刚柔》认为："忧恐忿怒伤气，气伤脏，乃病脏。"《素问·举痛论》说："百病生于气也。"情志因素之中，以怒、思、恐对冲任之影响较明显。

1. 怒

肝藏血，主疏泄。抑郁忿怒，则肝气郁结，疏泄失常。《万氏女科·一月而经再行》说："如性急多怒者，责其伤肝以动冲任之脉。"可致月经不调、闭经、崩漏、痛经、经行吐衄、胎动不安、堕胎、缺乳、癥瘕等。肝气横逆，则伤脾气，使胃失和降，导致妊娠恶阻。

2. 思

脾主运化，统血，为气血生化之源。忧思不解，则气结。《妇科玉尺·崩漏》说："思虑伤脾，不能摄血，致令妄行。"脾虚血失统摄，则可引起月经过多、月经先期、崩漏、胎漏、胎动不安、产后恶露不绝等。脾失运化，气血生化乏源，可致月经过少、闭经、缺乳等。脾虚不能运化水湿，则水湿内停，或流注冲任，可导致经行泄泻、经行肿胀、子肿、子满、带下病等。

3. 恐

肾主封藏，藏精气；主水，司开合。惊恐过度，则气下、气乱，肾封藏失职，冲任不固，可导致崩漏、闭经、经行泄泻、经行肿胀、带下病、胎动不安、滑胎、子肿、不孕症等。

七情内伤可导致妇产科疾病，而妇产科疾病也可引起情志变化。如闭经、崩漏、滑胎、不孕症等患者常有情绪低落、抑郁、悲伤等反应，使病情倍加难以治疗。故《景岳全书·妇人规》说："妇人之病不易治也……此其情之使然也。"

随着社会的发展，医学模式已由"生物-医学"模式向"生物-心理-社会医学"模式转变，社会心理因素引起的心身疾病日益增多。中医学强调"形神合一"，其对于诊断、辨证与治疗均有重要的指导意义。

（三）生活因素

生活失于常度，或生活环境突然改变，在一定条件下，也可使脏腑、气血、冲任的功能失调而导致妇产科疾病。常见的有房劳多产、饮食不节、劳逸不当、跌仆损伤等。

1. 房劳多产

（1）性生活不节制

适时、适度的性生活是健康成年人的需要。而性生活过早、过频，则耗损肾精，损伤冲任。《褚氏遗书·本气》说："合男子多则沥枯虚人，产乳众则血枯杀人。"《景岳全书·妇人规》曰："妇人因情欲房室，以致经脉不调者，其病皆在肾经。"在经期、产后血室正开之时房事，邪毒易乘虚而入，邪气蕴留阴户、阴道、子门，或直入胞宫，流注于冲任，导致妇产科疾病。《陈素庵妇科补解·经行入房论》指出："经正行而男女交合，败血不出，精射胞门，精与血搏，入于任脉，留于胞中，轻则血沥不止，阴络伤则血内溢，重则瘀血积聚，少腹硬起作痛。"孕期不节房事，易伤动胎气，发生胎漏、胎动不安，甚或堕胎、小产。

（2）孕产频多

《经效产宝》指出："若产育过多，复自乳子，血气已伤。"生育过多或堕胎、小产过频，均可影响脏腑气血，导致月经不调、阴挺等。

2. 饮食不节

（1）饥饱失常

饮食均衡是人生命活动的基本保证。若饮食不足，或偏食、厌食，气血生化之源匮乏，后天不能充养先天，肾精不足，天癸、冲任失养，导致月经过少、闭经、胎萎不长等。若饮食过度，暴饮暴食，膏脂厚味损伤脾胃，脾失运化，中焦积滞乃生。《素问·痹论》说："饮食自倍，肠胃乃伤。"脾虚痰饮内蕴，引起月经后期、闭经、不孕症等。

（2）饮食偏嗜

若过食辛辣燥热之品，则热从内生，迫血妄行，引起月经先期、月经过多、崩漏、经行吐衄、胎漏、产后恶露不绝等。若过食生冷之品，可致血脉凝滞，血行受阻，气血运行不畅，发生痛经、月经过少、闭经；《景岳全书•妇人规》谓："凡经行之际，大忌辛凉等药，饮食亦然。"妊娠期饮食过度偏嗜，或烟酒过量，或药食不慎，可影响胎元，甚或引起堕胎、小产。

3. 劳逸不当

劳逸适度有助于气血的运行；正常的休息可以舒缓疲劳，调节身体。但过劳过逸，皆可致病。妇女在月经期、妊娠期和产褥期更应注意劳逸结合。《素问•举痛论》说"劳则气耗"，经期过度劳累或剧烈运动，如参赛角逐、负重行走等，易导致气虚冲任不固，可致月经过多、经期延长、崩漏；妊娠期劳倦过度或负重劳累，气虚系胞无力，可致胎漏、胎动不安、堕胎、小产；产后过早过劳可导致恶露不绝、阴挺等。生活过于安逸也可导致气血运行不畅，《素问•宣明五气》谓："久卧伤气，久坐伤肉。"《格致余论•难产论》认为"久坐，胞胎因母气不能自运"，可致难产。

4. 跌仆损伤

跌仆及手术创伤可直接损伤冲任，引起妇产科疾病。若妊娠期起居不慎，跌仆闪挫，或挫伤腰腹，可致堕胎、小产；若遇意外撞伤，损伤下焦，可引起痛经、闭经或崩漏；若跌仆损伤阴户，可致外阴血肿；手术、金刃所伤，亦可引起妇产科疾病。

（四）环境因素

随着城市化和工业化对自然环境造成的影响，化学排放物对空气、水源和土壤的污染带来了危及人类健康的环境问题。环境污染已成为现代致病因素。环境中的某些化学物质，如农药、染料、洗涤剂、塑料制品、食品添加剂及包装材料等，具有类似体内激素或抗体的作用。这类物质可以通过食物或生物链进入动物和人体内，干扰内分泌系统功能，对生殖产生影响，被称为"环境内分泌干扰物"。其可引起月经不调、堕胎、小产和不孕症等。重金属污染可能对胎儿与儿童的神经系统发育产生不良影响。

噪声、放射线及辐射等物理因素对生殖的影响亦不容忽视。严重或长期的噪声污染使孕妇焦虑、惊恐，易引起各种并发症，影响胎儿发育。接触大剂量放射线可导致胎儿畸形、流产。

环境因素还可能引起一些"胎源性疾病"。《素问•奇病论》指出："病名为胎病，此得之在母腹中时，其母有所大惊，气上而不下，精气并居，故令子发为颠疾也。"出生缺陷的原因复杂，包括遗传、环境因素等。

环境因素有时潜伏在体内，待机而发，并与体质因素、生活因素、情志因素等相互影响，必须注重综合预防。

（五）病理产物

疾病演变过程中可产生瘀血、痰饮等病理产物。而病理产物稽留体内，又可以直接或间接影响冲任，阻滞胞宫、胞脉、胞络而导致妇产科疾病。

1. 瘀血

《黄帝内经》有"恶血""血实""留血"等论述，并提出了"疏其血气，令其调达""血实宜决之"等治则。张仲景在《金匮要略·惊悸吐衄下血胸满瘀血病脉证治》首先提出了"瘀血"之词，并详述了瘀血产生的原因、主要症状和治法。

瘀血可因外感邪气、内伤七情、生活所伤、跌仆损伤而成，具有"浓、黏、凝、聚"的特点。邪气与血相搏结，寒凝、热灼、湿阻均可致瘀；七情所伤，气机郁滞，血脉不畅，亦可成瘀；脏腑之气虚弱，血脉滞碍，也可致瘀；跌仆创伤，血溢脉外，便成瘀血。瘀血阻滞冲任，血不归经，则引起月经过多、经期延长、崩漏、产后恶露不绝等；若冲任不畅，气血壅滞，则导致痛经、闭经、癥瘕等；若阻滞胞脉、胞络，冲任不能相资，两精不能相合，或胎无所居，则可致不孕症、异位妊娠等。

2.痰饮

张仲景《伤寒杂病论》首先提出"痰饮"之名。痰饮是由于肺、脾、肾的气化功能失常，津液敷布失常，以致水湿停聚而成。其性黏腻，可阻遏气机。痰饮又可随脏腑、经络流动，变化多端。若痰饮下注，影响任带，使任脉不固，带脉失约，则发生带下病；痰饮壅阻冲任，使胞宫藏泄失常，则致月经后期、闭经、不孕症等；痰饮积聚日久，或与瘀血互结，则成癥瘕。

（六）体质因素

体质，中医称为"禀赋"。清代《通俗伤寒论》始有"体质"之词。体质禀受于父母，并受到后天环境、生活条件等因素的影响而逐渐形成。在疾病的发生、发展、转归以及辨证论治过程中，体质因素均不可忽视。体质的差异，往往影响对某种致病因素的易感性，亦可影响发病后的证候表现及疾病的传变。清代吴德汉《医理辑要·锦囊觉后篇》云："要知易风为病者，表气素虚；易寒为病者，阳气素弱；易热为病者，阴气素衰；易伤食者，脾胃必亏；易劳伤者，中气必损。"指出体质与发病类型有密切关系。

妇产科疾病与体质关系密切。如先天禀赋不足，可发生月经不调、闭经、崩漏、胎动不安、滑胎、不孕症等；素性抑郁者，易受七情内伤，发生肝郁、脾虚，引起月经先后不定期、痛经、月经前后诸证、不孕症、绝经前后诸证等。由于阴阳偏盛、偏衰而导致的体质偏寒或偏热，亦可影响到发病后的寒化或热化。

然而，体质并不等同于中医证候。某些体质到绝经前后期，体内气血阴阳发生变化时而引发疾病，如绝经前后诸证、绝经前后骨质疏松症；某些体质平素阴虚阳亢，如遇妊娠气血下聚以养胎则阳亢更加严重，故容易发生子晕、子痫；某些体质容易发生痛经、月经前后诸证，但在非行经期可如常人，只是在月经期或月经前后阴阳气血变化较剧烈之时，又受到情志因素、生活因素等致病因素的影响，体质因素才会成为发病条件之一而引发疾病。

（谷玥儒）

第二节 妇产科疾病常见病机

病机，即疾病发生、发展与变化的机理。妇产科疾病的发生，是致病因素在一定的条件下，导致脏腑、气血功能失常，直接或间接损伤冲任的结果。

一、妇产科疾病的生理病理特点

1. 自稳调节功能紊乱

妇女的特殊生理活动是在神经、内分泌、体液的调节下进行的，并能在正常情况下保持相对稳定，称为自稳调节下的自稳态。当机体遭受内、外各种致病因素的影响和侵害时，可致机体的自稳调节功能紊乱，从而引起妇产科疾病。如精神过度紧张、环境改变、营养不良等因素，通过大脑皮质的神经传递，影响下丘脑-垂体-卵巢轴的协调性，引起卵巢的生殖和内分泌功能失调、排卵功能异常和性激素分泌异常，使子宫内膜不能如期发生相应变化，终致出现一系列月经紊乱之象。

2. 损伤与抗损伤反应

致病因素造成的损伤包括组织结构损伤、功能障碍和代谢紊乱，病情的轻重及预后的好坏与损伤的程度及抗损伤能力的强弱有直接关系。如生殖系统防御机制下降、细菌经阴道黏膜上行感染子宫内膜，当细菌毒力较强时，可形成严重的宫内感染，并迅速波及输卵管、卵巢及盆腔结缔组织，甚至导致脓毒血症或败血症的发生。

3. 疾病过程中的因果转化

在疾病过程中，有时原始病因使机体发生病变后形成某些病理产物，这些病理产物反过来又成为新的致病因素，即反果为因引起新的病变，并使病情不断加重。

4. 疾病过程中局部与全身的关系

人是一个有机整体，局部病变可以累及全身，全身病变也可影响局部。如肺结核患者，病变虽在肺部，但可随血行感染输卵管和子宫，使其遭受不同程度的破坏，引起月经不调和不孕症。

二、中医学对妇产科疾病发病机理的认识

（一）脏腑功能失调

脏腑功能失调，以肾、心、肝、脾和肺的病机与妇产科疾病的关系尤为密切。

1. 肾的病机

若先天禀赋不足，或房劳多产，或久病大病，均可致肾虚而影响冲任。主要有肾精亏虚、肾气虚、肾阴虚、肾阳虚和肾阴阳俱虚等病机。

（1）肾精亏虚

肾精不足，天癸不能按期而至，冲任不盛，血海不充，胞宫失于濡养，可发生月经过少、闭经、痛经、不孕症、胎萎不长等。

（2）肾气虚

肾气概指肾的功能活动。肾气的盛衰亦直接影响天癸的至与竭，从而影响月经与妊娠。肾

气虚，则封藏失职，冲任不固，胞宫藏泻失常，可致月经先期、月经过多、崩漏、闭经、产后恶露不绝等；冲任不固，胎失所系，可致胎漏、胎动不安、滑胎；任脉不固，带脉失约，导致带下过多；冲任不固，系胞无力，则致阴挺；冲任不能相资，不能摄精成孕，可致不孕症。

（3）肾阴虚

肾阴亏损，冲任亏虚，胞宫、胞脉失养，可发生月经后期、月经过少、闭经、胎萎不长、绝经前后诸证等；若阴虚带脉失约，则可致带下病、阴痒等；若阴虚生内热，热伏冲任，迫血妄行，则可致月经先期、经间期出血、崩漏、经行吐衄、胎漏、胎动不安等；若素体肾阴不足，孕后阴血下聚冲任以养胎元，则阴虚益甚，阳气偏亢，可发为子晕、子痫。若肾阴虚不能上制心火，亦可致心肾不交，出现绝经前后诸证。

（4）肾阳虚

肾阳不足，则冲任虚寒，胞宫失于温养，可发生月经后期、闭经、妊娠腹痛、胎萎不长、不孕症等；阳气虚微，封藏失职，以致冲任不固，则发为崩漏、带下病等；肾阳虚，气化失司，湿聚成痰，痰浊阻滞冲任、胞宫，可致闭经、不孕症；若肾阳不足，不能温煦脾阳，致脾肾阳虚，可发生经行浮肿、经行泄泻、子肿等；肾阳虚，血脉失于温运，则发生肾虚血瘀，导致更为错综复杂的妇产科病证。

（5）肾阴阳俱虚

阴损可以及阳，阳损可以及阴，病程日久可导致肾阴阳两虚。若时值七七之年，肾气渐衰，阴损及阳，阳病及阴，均可出现肾阴阳两虚，导致冲任气血不调，可发生崩漏、绝经前后诸证、带下病等。

2. 心的病机

心藏神，主血脉，胞脉者属心而络于胞中，心的病机与妇产科疾病有着极大的关系。

（1）心气虚

积想在心，忧思不解，心气不得下通，导致胞脉不通，冲任失常，可发生月经后期、月经过少、闭经、不孕症等。

（2）心阴虚

心阴不足，心火偏亢，心火与肾水不能相济，心肾不交，可发生经行口糜、绝经前后诸证或产后郁证等。若心阴虚，虚热外迫，津随热泄，可发生产后盗汗。

3. 肝的病机

肝藏血，主疏泄。肝体阴而用阳。妇人以血为本，经、孕、产、乳均以血为用。肝的病机主要有肝气郁结、肝火上炎、肝血不足、肝阳上亢等。

（1）肝气郁结

肝气失于疏泄，冲任气机不畅，可发生月经先后无定期、痛经、闭经、经行乳房胀痛、经行情志异常、缺乳、产后郁证、不孕症等；若肝气横逆犯脾，致肝郁脾虚，可发生月经过多或过少等；肝气上逆，经期、孕期冲脉之气较盛，挟胃气上逆，可发生经行呕吐、妊娠恶阻。

（2）肝火上炎

肝郁化热，冲任伏热，扰动血海，可出现月经先期、月经过多、崩漏、胎漏、产后恶露不绝；若肝火随冲气上逆，可发生经行头痛、经行吐衄、经行情志异常、子晕、乳汁自出等；若肝郁脾虚，湿热内生，肝经湿热下注，使任脉不固，带脉失约，可发生带下病、阴痒。湿热蕴结胞中，或湿热瘀结，阻滞冲任，冲任不畅，可发生不孕症、盆腔炎、癥瘕等。

（3）肝血不足

肝血耗损，久则肝阴不足，冲任失养，可致月经过少、闭经、不孕症等；肝血不足，经期、孕期阴血不足下注冲任血海，以致妊娠腹痛、产后腹痛；阴血益虚，血虚化燥生风，则发生经行风疹块、妊娠身痒等。

（4）肝阳上亢

肝阴不足，阴不维阳，则肝阳上亢，可发生经行头痛、经行眩晕、经行吐衄、子晕、乳汁自出等；肝阴不足，肝风内动，则发为子痫。

4. 脾的病机

脾主运化，为气血生化之源，后天之本。脾主升，有统摄之功。若素体虚弱，或饮食不节，或劳倦、思虑过度，则可导致脾虚而产生妇产科疾病。脾的病机主要是脾气虚弱、脾阳不振。

（1）脾气虚弱

脾虚化源不足，冲任失养，血海不能按时满盈，可出现月经后期、月经过少、闭经、产后缺乳等；脾虚血少，胎失所养，则胎萎不长；脾虚统摄无权，冲任不固，可出现月经过多、经期延长、崩漏、胎漏、产后恶露不绝、乳汁自出等；脾虚中气下陷，则可见带下病、阴挺等。

（2）脾阳不振

脾阳虚，不能升清降浊和运化水湿，导致水湿下注冲任，可致经行泄泻、经行肿胀、带下病、子肿、子满等；若湿聚成痰，痰饮壅滞冲任，可导致月经过少、闭经、不孕症、癥瘕等；若脾阳不足，损及肾阳，亦可致脾肾阳虚而发生妇产科疾病。

5. 肺的病机

肺主气，主肃降，朝百脉，通调水道。若肺阴不足，阴虚火旺，经行阴血下注冲任，肺阴益虚，虚火灼伤肺络，则出现经行吐衄；若肺气虚，失于肃降，导致冲任气血升降失调，可发生子肿、子嗽、妊娠小便不通、产后小便不通等。

人体是一个整体，脏腑之间具有相生、相克的关系，其发病亦可相互影响而出现复杂的病机。临床上常出现肾虚肝郁、肝郁脾虚、脾肾阳虚、肝肾阴虚、肾虚血瘀等，当情况错综复杂时，应找出主要的病机，并动态观察其变化。

（二）气血失常

经、孕、产、乳均以血为用，易耗伤阴血，导致气血相对不平衡的状态。《灵枢·五音五味》云："妇女之生，有余于气，不足于血，以其数脱血也。"气血失常是导致妇产科疾病的重要病机。

导致气血失常的原因很多。淫邪因素往往影响血分，而情志因素则主要影响气分，跌仆损伤则常常导致气血紊乱而形成瘀血，这些都是常见的病机。

1. 气分病机

（1）气虚

素体羸弱，或久病重病、忧思劳倦等，均可导致气虚。气虚冲任不固，则月经先期、月经过多、崩漏、带下病、胎漏、产后恶露不绝、乳汁自出、阴挺等；气虚卫外不固，易致产后发热、产后自汗等；若气虚血行不畅，则血脉涩滞，而产生血瘀诸疾。

（2）气滞

情志抑郁，则肝气不舒，气机郁滞，冲任不畅，致月经先后无定期、痛经、闭经、不孕症等；气机不畅，津液、水湿不化，则痰湿内生，可发生经行肿胀、子肿等；若气郁化火，火热上扰神明，可发生经行情志异常、产后郁证等；火热下迫冲任、血海，则可致月经先期、月经过多、崩漏、胎漏等；气滞血行不畅，瘀血壅滞胞宫，可发生癥瘕、不孕症等。

（3）气逆

情志所伤，肝气疏泄过度，则肝气横逆，上扰肺胃；肺失肃降，则肺气上逆，可出现子嗽；胃失和降，胃气上逆，可致妊娠恶阻；怒则气上，肝气上逆，可致经行吐衄、经行头痛等。

（4）气陷

在气虚的基础上发展为中气下陷，冲任失于固摄，可发生阴挺。

2. 血分病机

（1）血虚

素体虚弱，久病失血，或饮食偏嗜，化源不足，或虫积为患，精血暗耗，则冲任失养，血海不盈，胞宫失于濡养，可发生月经后期、月经过少、闭经、痛经、妊娠腹痛、胎动不安、胎萎不长、产后血晕、产后发热、产后身痛、缺乳、不孕症、阴痒等。

（2）血瘀

经期、产后余血未尽，离经之血留滞冲任、胞宫；或外感邪气，邪气与血相搏结，瘀阻胞中；或情志所伤，气机郁结，气滞血瘀；或气虚运血无力而成瘀，或手术留瘀。瘀血阻滞冲任，留滞于胞宫或蓄积于胞中，使气血运行不畅，甚或阻塞不通，则可致痛经、闭经、异位妊娠、胎死不下、产后腹痛、产后发热、不孕症等。若瘀阻胞脉，新血不得归经，则发生月经过多、经期延长、崩漏、胎动不安、产后恶露不绝等；若瘀积日久，可结成癥瘕。

（3）血热

素体阳盛或阴虚，或过食辛辣，或误服温补之品，或肝郁化火，则热伏冲任，迫血妄行，可致月经先期、月经过多、崩漏、经行吐衄、胎漏、胎动不安、产后发热、产后恶露不绝。火性炎上，热扰清阳，可致经行头痛、经行情志异常等。

（4）血寒

经期、产后感受寒邪，或素体阳虚，寒从内生，寒邪客于冲任、胞宫，血为寒凝，冲任不畅，则发生月经后期、月经过少、闭经、痛经、妊娠腹痛、产后腹痛、产后身痛、不孕症等。

气血相互资生、相互依存，往往气病及血，血病及气，或气血同病，虚实错杂。临床常见气血俱虚、气滞血瘀、气虚血瘀等病机导致妇产科病证。故《素问·调经论》指出："血气不和，百病乃变化而生。"

（三）冲任损伤

冲任损伤是妇产科疾病最重要的病机。《徐灵胎医书全集·医学源流论》中指出："冲任二脉皆起于胞中，为经络之海，此皆血之所从生。而胎之所由系，明于冲任之故，则本源洞悉，而后所生之病，千条万绪，以可知其所从起。"凡脏腑功能失常、气血失调，均可间接损伤冲任，导致冲任、胞宫、胞脉、胞络损伤，肾-天癸-冲任-胞宫轴失调；而先天禀赋不足、痰饮、瘀血、金刃手术等，亦可直接影响冲任、胞宫，从而发生妇产科疾病。

冲任损伤的主要病机有冲任虚衰、冲任不固、冲任失调、冲任阻滞、热蕴冲任、寒凝冲任和冲气上逆等。

胞宫、胞脉、胞络的病机主要有胞宫藏泻失司和胞宫闭阻。

总而言之，妇产科的病机是复杂的。脏腑、气血、经络之间具有密切的关系。气血来源于脏腑，经络是气血运行的通道，脏腑又需要气血的濡养。因此，脏腑功能失常、气血失调、冲任及胞宫的损伤亦可相互影响，出现气血同病、多脏受累、诸经受损的病机。临证须根据妇女经、孕、产、乳等不同阶段的生理变化与病机特点，把握主要的病因病机，全面辨析，才能作出正确的判断。

（谷玥儒）

第二章

妇产科疾病与脏腑经络的辩证关系

妇产科疾病的辨证以脏腑辨证和气血辨证为主要辨证方法，个别疾病如产后发热的感染邪毒证采用卫气营血辨证。临床上应根据月经、带下、恶露等期、量、色、质、气味异常的特点，生殖系统局部临床表现的特征，结合全身证候表现和舌脉征象进行综合分析，以辨明疾病的病性、病势、病位、病因和病机，为正确论治、选方用药提供可靠依据。

一、脏 腑 辨 证

脏腑辨证是以脏腑的生理、病理为基础进行的辨证分析。

（一）肾病辨证

肾病主要表现为虚证，包括肾气虚、肾阴虚、肾阳虚、肾阴阳两虚，可导致多种妇产科疾病，如月经先期、月经后期、月经先后无定期、崩漏、闭经、经断前后诸证、带下、胎漏、胎动不安、堕胎、小产、滑胎、子肿、阴挺、不孕症等。肾虚证必有"头晕耳鸣，腰酸腿软"。肾气虚常兼小便频数，精神不振，舌淡苔薄，脉沉细弱；肾阴虚常兼口燥咽干，手足心热，舌红苔少，脉细数；肾阳虚常兼畏寒肢冷，小便清长，夜尿多，舌淡苔白，脉沉细而迟或沉弱。

（二）肝病辨证

肝病主要表现为实证和虚中夹实证，包括肝气郁结、肝郁化火、肝经湿热、肝阳上亢、肝风内动等，可引起月经先期、月经先后无定期、痛经、闭经、崩漏、带下病、阴痒、妊娠恶阻、妊娠眩晕、妊娠痫证、缺乳、不孕症等疾病。肝实证多有"胸胁、乳房、少腹胀痛，烦躁易怒"。肝气郁结者常兼时欲太息，食欲不振，脉弦；肝郁化火（热）者常兼头晕胀痛，目赤肿痛，或头晕目眩，口苦咽干，舌红苔薄黄，脉弦数；肝经湿热者常兼口苦咽干，便秘溲赤，带下色黄、臭秽，舌红苔黄腻，脉弦滑而数。肝阳上亢为虚中夹实证，可见头晕头痛，目眩心烦，舌红苔少，脉弦细或弦而有力；肝风内动是肝阳上亢的进一步发展，常兼四肢抽搐，角弓反张，甚至昏厥，舌红或绛，无苔或花剥，脉弦细而数。

（三）脾病辨证

脾病主要表现为虚证或虚中夹实证，包括脾气虚（胃虚）、脾阳虚（痰湿）等，可导致月经先期、月经后期、月经过多、崩漏、闭经、经行泄泻、带下病、妊娠恶阻、胎动不安、子肿、阴挺、不孕症等。脾虚证多有"脘腹胀满，不思饮食，四肢无力"。脾气虚常兼口淡乏味，面色淡黄，舌淡，脉缓弱；脾阳虚常兼畏寒肢冷，大便溏泄，甚则浮肿，舌淡，苔白腻，脉缓滑无力；脾虚湿盛者常兼头晕头重，形体肥胖，舌淡胖嫩，苔腻，脉滑。

（四）心病辨证

心病在妇产科较少见，可见于月经过少、闭经、经断前后诸证、子淋、脏躁等。心病多有"心悸心烦，少寐多梦，神志失常"。心气虚、心阴虚、心火偏亢等证各有不同兼症。

（五）肺病辨证

肺病在妇产科也较少见，可见于经行吐衄、子嗽、妊娠小便不通、产后小便不通等。肺病多有"咳嗽喘满"。阴虚肺燥，肺失宣降等各有相应兼症。

二、气血辨证

气血辨证是以气、血的生理、病理为基础进行的辨证分析。气血由脏腑所化生并使之运行，又是脏腑功能活动的物质基础，故脏腑、气血的病变可相互影响。气和血关系密切，二者的病变也是互相影响，气病及血，或血病及气。

（一）气病辨证

1. 气虚证

气虚证以全身功能活动低下为主要特征。气虚可以导致月经先期、月经过多、崩漏、胎动不安、恶露不绝、阴挺等。气虚证常见"气短懒言，神疲乏力，舌淡苔薄，脉缓弱"的证候。气虚证与脾虚证有一定联系，但在证候上有所区别。

2. 气滞证

气滞证以全身或局部的气机不畅与阻滞为主要特征。气滞可引起月经后期、痛经、经行乳胀、子肿、难产、缺乳、癥瘕等。气滞证常见"胸闷不舒，小腹胀痛，脉弦"。气滞证与肝郁证有一定联系，但证候上也有所区别。

3. 气逆证

气滞进一步发展可出现气逆证，可引起妊娠恶阻等。在气滞证的基础上，兼见咳逆喘息，或恶心呕吐，或头晕胀痛等症。

4. 气陷证

气虚证进一步发展可引起气陷证，可导致崩漏、阴挺等。在气虚证的基础上，兼有头晕目眩、小腹空坠等症。

（二）血病辨证

1. 血虚证

血虚证以血虚不荣，全身虚弱为主要特征。血虚可以导致月经后期、月经过少、闭经、胎动不安、胎萎不长、产后腹痛、不孕症等。血虚证常见"头晕眼花，心悸少寐，皮肤不润，面色萎黄或苍白，舌淡苔少，脉细无力"。

2. 血瘀证

血瘀可引起崩漏、闭经、痛经、产后腹痛、恶露不绝、胞衣不下、癥瘕等。血瘀证常见"刺痛拒按，痛有定处，腹内积块，舌紫暗或有瘀斑瘀点，脉沉涩或弦涩"。

3. 血热证

血热可导致月经先期、月经过多、崩漏、胎动不安、恶露不绝等。血热证常见"心胸烦闷，渴喜冷饮，小便黄赤，大便秘结，舌红苔黄，脉滑数"。

4. 血寒证

血寒可引起经行后期、量少、痛经、闭经、胞衣不下、不孕症、癥瘕等。血寒证常见"小腹绞痛或冷痛、得温痛减，畏寒肢冷，面色青白，舌暗苔白，脉沉紧"。

三、月经病、带下病、妊娠病、产后病的辨证要点

（一）月经病的辨证要点

月经病的辨证，主要依据月经的期、量、色、质、气味及伴随月经周期性出现的突出症状特点，结合全身证候与舌脉征象进行分析。一般来讲，月经提前，多为血热或气虚；月经推后，多为血虚、肾虚或血寒、气滞、痰湿；月经先后无定期，多为肝郁或肾虚；经期延长，多为气虚、血热和血瘀。月经量多者，多见血热、气虚和血瘀；量少者，多见血虚、肾虚、血寒、血瘀；量或多或少者，多见肝郁、肾虚。经色鲜红或紫红者属热，暗红或暗黑者属瘀，淡红者为虚，暗淡为虚寒。质地黏稠者多属热属实，清稀者多属寒属虚，有血块者为血瘀。气味臭秽者多属热（毒），气味腥者多属寒，恶臭难闻者多属瘀血败浊成毒为患，病多险恶。伴随月经周期的症状在经前或行经之初出现者，多属实证；在经后或行经末期出现者，多属虚证；平时持续存在，经期加重者，多属湿热蕴结或气滞血瘀。

（二）带下病的辨证要点

带下病的辨证，主要是根据带下的量、色、质、气味的变化，结合阴户、阴道的局部症状和全身脉症进行分析。一般带下量多，色白质稠，如唾如涕，绵绵不断，多属脾虚；量多质薄，清稀如水，兼腰膝酸软，多属肾虚；量多质稠，色黄，有臭味，多属湿热；兼阴中瘙痒，属湿热蕴结酿虫生风。带下量多，色黄如脓，臭秽难闻，多为湿毒重症。赤白相兼者，多属湿热或虚热为患。带下五色杂见，如脓如酱，秽液下注者，应警惕为恶性癌瘤晚期。带下量明显减少，甚至阴道干涩，多责之于肾精亏虚，天癸早竭，任带虚损。

（三）妊娠病的辨证要点

妊娠病的辨证，首先要分辨是胎病及母还是母病动胎；其次要辨明胎儿情况，以明确可安胎还是下胎益母；再者根据妊娠病不同临床主症的特点，结合全身兼症、舌脉征象和体质等因

素进行辨证。如妊娠恶阻应根据主症呕吐的特点，即呕吐物的颜色、气味、性状进行分析，一般呕吐清涎，色浅味淡，多属脾虚；呕吐物夹有痰涎，伴中脘痞满，舌苔厚腻，多为脾虚夹痰；呕吐物酸苦，伴口干、舌苔黄腻，多属肝胃郁热。又如子肿应根据肿胀发生的部位、范围、程度等特点辨证，一般肿胀延及大腿、外阴和胸腹部，程度较重，皮薄而光亮，按之凹陷，即时难起，为水肿，属脾虚、肾虚或脾肾阳虚；肿胀部位不定，程度不重，皮厚而色不变，按无明显凹陷，随按随起，为气肿，属气滞湿阻。

（四）产后病的辨证要点

产后病的辨证，应注重"产后三审"，即一审小腹痛与不痛，以辨恶露有无停滞；二审大便通与不通，以验津液之盛衰；三审乳汁与饮食多少，以察胃气的强弱。此外，亦应根据产后病不同临床主症的特点，结合全身脉症进行综合分析。即以恶露的量、色、质和气味，乳汁的量、色、质，饮食、二便、腹痛状况等为辨证依据。如恶露量多或少，色紫暗、有血块，腹痛拒按，多属血瘀；恶露量多，色红，有臭气，多属血热；恶露量多，色淡质稀，神疲乏力，多属气虚。大便干涩难下，多属津血不足。产后小便不利，多为气虚或肾虚。乳汁甚少、稀薄，乳房柔软，多属气血虚弱；乳汁少、质稠，乳房胀硬，多属肝郁气滞。

（赵　颜）

第三章

中西医结合治法治则与康复治疗

第一节　妇产科疾病中医治法概要

一、内　治　法

内治法是中医妇产科学治疗妇产科疾病的主要治疗方法，是针对妇产科疾病辨证分型后所确立的治疗法则。首先要分清先病后病，其次要分清标本缓急。拟定调理脏腑、气血、奇经及月经周期等治疗方法，斟酌选药，以达到预期疗效。同时兼顾病因，审因论治，针对导致妇产科疾病的六淫邪气、生物因素、病理产物等病因确立相应的治法。

（一）调理脏腑

1. 肾

肾为先天之本，主藏精，主生殖，对天癸的"至"与"竭"起到决定作用。若肾阳虚衰或肾阴亏损，可导致天癸、冲任功能失调，引发经、带、胎、产诸疾。因此滋肾补肾是妇产科疾病常用的治疗方法，临证时要注意调补肾的阴阳平衡。同时，因肾与肝精血相生，乙癸同源；肾与脾为先天、后天，互相滋生，故要注意肾与肝、脾、气血、冲任的相互关系。

（1）补益肾气

若肾气不足，失于封藏，可导致月经失调、崩漏、胎动不安、滑胎等疾病。治疗宜选用补肾固肾。

常用药：菟丝子、杜仲、巴戟天、覆盆子、益智仁、续断、桑寄生等。

代表方：寿胎丸、补肾固冲丸等。

（2）温补肾阳

若肾阳不足，命门火衰，可导致月经后期、月经过少、痛经、闭经、崩漏、带下病、不孕症及绝经前后诸证等妇产科疾病。治疗宜温补肾阳。

常用药：淫羊藿、巴戟天、覆盆子、益智仁、桑寄生、续断等。

代表方：肾气丸、内补丸等。

（3）滋肾养阴

肾阴不足或肾精亏损者，治疗宜滋养肾阴，填精益髓，补益冲任。

常用药：熟地黄、枸杞子、制何首乌、肉苁蓉、女贞子、墨旱莲、龟甲、桑椹等。

代表方：六味地黄丸、左归丸（饮）、养精种玉汤等。

2. 心

心主神明，为君主之官，五脏六腑之大主，又主血脉，而胞脉者属心而络于胞中，故心在妇女生理活动中具有重要作用。因此，补益心血、宁心安神对于调摄月经周期、固护胎元等起统摄作用。

（1）养血安神

素体阴血不足，心神失养不宁者，治宜养血安神。

常用药：当归、丹参、枸杞子、女贞子、桑椹、茯神、酸枣仁、红花等。

代表方：四物汤、酸枣仁汤、归脾汤等。

（2）清心安神

若心火上炎，内扰神明，可出现心失所养，心神不宁，治拟清心、降火、安神。

常用药：钩藤、莲子心、炒黄连、茯神、生地黄。

代表方：二齿安神汤、天王补心丹等。

3. 肝

肝主疏泄、藏血，体阴而用阳，喜条达而恶抑郁。女性有余于气而不足于血，若情志不舒，或忿怒伤肝，致肝失条达，疏泄失司，冲任失调，可致经、带、胎、产、杂诸病。因此，疏肝养肝也是妇产科疾病的重要治法之一。

（1）疏肝解郁

若肝郁气滞，疏泄失常，使冲任气血失调可致月经不调、痛经、闭经、经行乳房胀痛、妊娠腹痛、妊娠期高血压疾病、缺乳、不孕症等。

常用药：柴胡、香附、郁金、川楝子、青皮等。

代表方：逍遥散、下乳涌泉散。

若肝郁气盛，克伐脾土，可致月经不调、崩漏、经行泄泻、妊娠肿胀等，治宜疏肝实脾。

常于上述疏肝之品中配伍健脾之药如党参、白术、怀山药、薏苡仁、茯苓等。

代表方：逍遥丸、痛泻要方。

（2）清肝泻火

若肝郁化火，热扰冲任可致月经不调、崩漏、胎漏等，治宜疏肝清热。

常用药：川楝子、青蒿、牡丹皮、栀子、黄芩等。

代表方：丹栀逍遥散。

若肝经湿热下注冲任，可致经期延长、经间期出血、带下、阴痒等，治宜清热利湿。

常用药：龙胆、野菊花、栀子、黄芩、夏枯草、黄柏等。

代表方：龙胆泻肝汤、清肝止淋汤。

（3）养血柔肝

若肝阴不足，肝血衰少可致月经不调、闭经、绝经前后诸证等，治宜养血柔肝。

常用药：熟地黄、白芍、当归、制首乌、枸杞子、墨旱莲等。

代表方：杞菊地黄丸、二至丸。

若肝血不足，肝阳上亢，甚至肝风内动而致妊娠眩晕、妊娠痫证、经行头痛、绝经前后诸证等，治宜平肝潜阳，或镇肝息风。于养阴补血药中加平肝之品如代赭石、白芍、龙骨、牡蛎、刺蒺藜等，或配伍镇肝息风之品如羚羊角、地龙、钩藤、僵蚕、天麻、龟甲等。

代表方：天麻钩藤饮、镇肝熄风汤。

4. 脾胃

妇人以血为本，脾胃为气血生化之源，而冲脉隶于阳明。妇女脾胃健运，血海充盈，则经候如期，胎孕正常，乳汁充沛。若脾胃失调，影响冲任，则可发生妇产科病证。因此，健脾和胃，资其化源亦为妇产科疾病的重要治法。

（1）健脾益气

若脾胃虚弱，化源不足，血海不盈，可致月经后期、月经过少、闭经、胎漏、胎动不安、胎萎不长、缺乳等，治宜健脾益气。

常用药：人参、党参、白术、黄芪、怀山药。

代表方：四君子汤等。

若脾虚中气下陷，甚或统摄无权，可致月经过多、崩漏、经期延长、胎动不安、子宫脱垂等，治宜补中益气、升阳举陷。

常用药：党参、黄芪、升麻、柴胡、桔梗等。

代表方：补中益气汤、固本止崩汤。

（2）健脾和胃

若脾胃素弱，胃失和降，或肝旺伐胃，冲气上逆，可致妊娠恶阻，治宜健脾和胃、降逆止呕。

代表方：香砂六君子汤、苏叶黄连汤。

因热而上逆者，宜清热降逆。

常用药：麦冬、石斛、玉竹、沙参、竹茹、黄连等。

代表方：加味温胆汤。

因寒而上逆者，宜温中降逆。

常用药：砂仁、吴茱萸、干姜、苏梗、半夏等。

代表方：小半夏加茯苓汤、干姜人参半夏汤。

（二）调理气血

妇人以血为本，血赖气行，气血调和，则五脏安和，经脉通畅，冲任充盛。若气血失调，影响冲任，便可产生经、带、胎、产诸疾。因此，调理气血在治疗妇产科疾病中十分重要。调理气血的原则，在于辨清病在气或在血，调气者必佐理血，理血者必兼调气。

血病者有血虚、血瘀、血寒、血热之别。

1. 血虚

因血虚可致月经过少、闭经、妊娠腹痛、胎漏、胎动不安、产后腹痛、产后身痛等，治宜补血养血。

常用药：当归、熟地黄、首乌、阿胶、龙眼肉、山茱萸、鸡血藤、黄精等。

代表方：四物汤、胶艾汤。

2. 补益气血

气血两虚所致的闭经、痛经、胎漏、胎动不安、产后血晕、缺乳，治宜气血双补。

代表方：八珍汤、人参养荣汤、通乳丹。

3. 理气导滞

气病者有气虚、气陷、气郁、气逆之不同。

气虚、气陷可致月经先期、月经过多、崩漏、胎漏、胎动不安、滑胎、恶露不绝、子宫脱垂等，治宜健脾益气，或补脾升陷。

常用药：人参、党参、黄芪、白术、柴胡、升麻、桔梗等。

代表方：补中益气汤、举元煎。

气郁、气逆可致月经后期、月经先后无定期、闭经、痛经、妊娠腹痛、妊娠恶阻、缺乳、癥瘕、不孕症等，治宜理气行滞或顺气降逆。

常用药：香附、乌药、柴胡、青皮、陈皮、川楝子、小茴香、郁金、佛手等。

代表方：加味乌药汤、柴胡疏肝散。

4. 活血化瘀

血瘀冲任，可致月经不调、闭经、崩漏、痛经、异位妊娠、产后腹痛、产后恶露不绝、癥瘕等，治宜活血化瘀。

常用药：红花、牛膝、乳香、没药、益母草、王不留行、丹参、泽兰等。

代表方：生化汤、血府逐瘀汤。

若气滞血瘀所致的痛经、闭经、崩漏、癥瘕等，治宜行气活血或破瘀散结。

代表方：血府逐瘀汤、少腹逐瘀汤等，重在行气活血。

5. 温经散寒

实寒或虚寒使经脉凝滞，冲任受阻，可致月经后期、月经过少、闭经、痛经、产后腹痛、恶露不下等，治宜温经活血。

常用药：艾叶、台乌、小茴香、吴茱萸、炮姜、肉桂等。

代表方：温经汤、艾附暖宫丸。

6. 清热凉血

实热或虚热，伏于冲任，血海不宁可致月经先期、月经过多、经期延长、崩漏、胎漏、产后发热、产后恶露不绝等，治宜清热凉血或养阴清热。

常用药：泻实热用黄芩、黄柏、黄连、栀子；清虚热用地骨皮、白薇、银柴胡；凉血用生地黄、牡丹皮、赤芍、紫草等。

代表方：清经散以清实热为主；两地汤、知柏地黄丸以滋阴清热为主。

7. 祛湿化痰

痰湿有内外之分。内湿多责之脾、肾二脏。

若脾虚失运，水湿停滞，阻遏阳气，可致经行泄泻、经行浮肿、妊娠肿胀、带下病等，治宜健脾升阳除湿。

常用药：党参、白术、茯苓、怀山药、白扁豆、黄芪等。

代表方：完带汤、参苓白术散等。

若肾阳衰微，不能温化水湿，上述症状进一步加重，治宜温肾助阳化湿。

常用药：巴戟天、茯苓、附子、肉桂、桂枝、淫羊藿等。

代表方：四神丸、真武汤。

若湿郁化热者，治宜清热利湿。

常用药：茵陈、龙胆、黄柏、茯苓等。

代表方：龙胆泻肝汤、萆薢渗湿汤。

若脾失健运，痰湿停聚，可致经闭、癥瘕、不孕症、带下病等，治宜祛痰化湿。

常用药：薏苡仁、泽泻、猪苓、车前子、滑石等，或用胆南星、法半夏、橘皮、苍术、石菖蒲。

代表方：苍附导痰丸。

（三）调理奇经

冲、任、督三脉皆起于胞中，带脉约束诸经，均与胞宫关系密切。徐灵胎曰："凡治妇人，必先明冲任之脉，明于冲任之故，则本源洞悉。"目前多以入肝脾肾经药物或调理气血药物来调治奇经。

1. 补益

若冲任不足，胞脉失养可致月经后期、月经过少、闭经、胎漏、胎动不安、缺乳、不孕症等，治宜调补冲任。

常用药：枸杞子、熟地黄、紫河车、鹿角胶、续断、龟甲、女贞子、墨旱莲、当归、阿胶等。

代表方：寿胎丸、毓麟珠等。

2. 固摄

若气虚冲任不固，不能制约，可致月经量多、经期延长、崩漏、胎漏、胎动不安、滑胎、子宫脱垂等，治宜固冲任。

常用药：黄芪、杜仲、桑寄生、续断、山茱萸、益智仁、覆盆子、龙骨、牡蛎等。

代表方：补肾固冲丸、固冲汤。

3. 温通

若寒侵冲任，血行不畅，胞脉受阻，可致月经后期、月经过少、闭经、痛经、妊娠腹痛、产后腹痛、恶露不下、不孕症、癥瘕等，治宜温冲任。

常用药：艾叶、小茴香、吴茱萸、桂枝、肉桂、炮姜等。

代表方：温经汤、艾附暖宫丸。

4. 安镇

冲任气血失调所致的月经失调，或冲气上逆所致的妊娠恶阻、经行吐衄、经行头痛等，治宜调理冲任。

常用药：理气化瘀之品如香附、台乌、益母草、泽兰、丹参、牛膝、当归等；降气之药如苏梗、苏叶、吴茱萸、陈皮等。

代表方：加味乌药汤、苏叶黄连汤等。

5. 清利

热伏冲任，血海不宁，迫血妄行所致的月经先期、月经过多、崩漏、经间期出血、胎漏、胎动不安、产后发热、产后恶露不绝等，或湿热扰于冲任所致的带下病，治宜清冲任。

常用药：生地黄、地骨皮、牡丹皮、赤芍、黄芩、黄柏、栀子等。

代表方：清经散、两地汤。清利湿热之药与代表方剂见前述。

二、外治法

外治法是妇产科疾病治疗的重要组成部分。妇产科疾病的外治法最早记载于《五十二病方》。张仲景在《伤寒杂病论》中列举了熏、洗、摩、导、坐、针、灸等多种外治法。清代吴师机详细总结了前人运用外治法的经验，并且提出："外治之理，即内治之理；外治之药，即内治之药，所异者法耳。"外治法一般包括药物治疗、物理疗法和针灸疗法等。

（一）外阴熏洗法

外阴熏洗法是将药物煮沸20～30分钟，煎汤至1000～2000毫升，趁热先熏后洗患部，待药水温度适中后改为坐浴，达到对患部清热、消肿、止痛、止痒、改善循环等目的。常选用清热解毒、除湿杀虫等药物，如蒲公英、土茯苓、黄柏、白花蛇舌草、野菊花、苦参、百部、蛇床子、艾叶等。适用于治疗外阴病变，如外阴阴道炎、外阴瘙痒等。每日1剂，熏2次，分早晚熏洗，每次约20分钟。外阴破损者不宜应用，经期应停用，孕期应禁用。

（二）冲洗法

冲洗法即用药液直接冲洗外阴、阴道的方法，可起到迅速清除菌虫的作用，适用于阴道炎、宫颈炎和阴式手术前的准备。常用的药物有1∶5000的高锰酸钾液、1%乳酸溶液、3%碳酸氢钠溶液、中成药溶液或中药煎液。经期应停用，孕期应禁用。

（三）纳药法

纳药法即将药物置于阴道穹窿内或宫颈表面的方法，可达到止痒、清热、除湿、杀虫、拔毒、化腐生肌等目的，常用于各种阴道炎、宫颈炎等。常用的剂型有片剂、粉剂、栓剂、膏剂、涂剂、胶囊等。纳药前先行阴道冲洗。若为涂剂、粉剂、膏剂及宫颈局部上药均应由医务人员按操作规程进行，其他剂型可指导患者自行使用。禁忌证同冲洗法。

（四）宫腔注药法

宫腔注药法是指将药液经导管注入宫腔及输卵管腔内的方法。适用于子宫内膜炎、输卵管炎、输卵管阻塞等。可根据病情选用抗生素类、地塞米松或中药注射剂等，以达到消炎、促使组织粘连松解和改善局部血液循环等目的。在月经干净3～7天内进行，有阴道流血或急性炎症者禁用。

（五）肛门纳药法

保留灌肠将药物浓煎至 100～150 毫升，通过肛管注入直肠内（深度 10～15cm），药物经过直肠黏膜吸收可达到治疗目的。常用于盆腔炎性疾病，陈旧性异位妊娠等。药温 37℃左右，每日 1 次，在排空大便后进行，灌肠后药液需保留 30 分钟以上。经期应停用，孕期应禁用。

（六）外敷法

外敷法是将药物制成膏剂、散剂、糊剂等，直接敷贴于患处的方法，可起到解毒、消肿、止痛或拔脓生肌等作用。常用于外阴肿痛、盆腔炎性疾病及回乳等。经期应停用，孕期应禁用。

（七）针灸、推拿

1. 针灸

针灸是在人体经络腧穴上施行针刺、艾灸、注药、埋线、通电及激光辐照等，取其疏通经络、调和气血、扶正祛邪、调和阴阳的作用，以达到治病目的的方法。针灸治疗妇产科疾病已有悠久的历史，《针灸甲乙经》叙述了 53 种妇产科疾病的针灸治疗方法，如"乳子下赤白、腰俞主之""女子阴中寒，归来主之"。现代研究表明，针灸有多方面、多环节、多水平和多途径的调节作用，具有抗感染、抗休克、止疼、镇痛等效果。常用于治疗痛经、月经不调、闭经、崩漏、胎位不正、胎死不下、产后小便不通、产后缺乳、盆腔炎、不孕症、阴挺等妇产科疾病。

注意事项：妊娠期慎用针灸，禁针合谷、三阴交、骨盆，以及腹部、腰骶部腧穴。大怒、大惊、过劳、过饥、过渴、房事、醉酒时禁针。

2. 推拿

推拿作用于体表局部，通过健运脾胃、行气活血祛瘀，达到调整脏腑阴阳功能的目的。现代医学认为，推拿是机械作用、热作用、生物电作用和生物场的综合作用，可用于治疗妇产科疾病，如痛经、带下病、乳痈、阴挺、绝经前后诸证、产后腹痛、产后耻骨联合分离、胎位不正等。

注意事项：在临床应用中影响推拿疗效的因素主要是手法的熟练程度、辨证施治的准确程度。

外治法种类繁多，上述常用的妇产科外治法，各有特点，难以互相取代，临床上可交替应用，或 2～3 种一组，或外治法与内治法配合运用，对某些疾患会有相得益彰的功效。

（张　杨）

第二节　常见妇产科疾病物理治疗与康复

一、前庭大腺炎

前庭大腺炎是性交、分娩或其他原因引起外阴污染时病原体侵入腺管而引起的炎症。发生感染时，腺管出现急性化脓性炎症，腺管口肿胀，渗出物凝聚而阻塞，脓液不能外流而积存于腺管，腺体内形成脓腔。

（一）诊断要点

1）外阴一侧疼痛，行走时疼痛加重。

2）检查可见小阴唇内侧靠处女膜处红肿，可触及硬块，压痛明显，形成脓肿时有波动感，重者有发热等全身症状，局部淋巴结肿痛，有时脓肿自行破溃，流出脓液。

3）脓液引流不畅时炎症持续存在，或呈反复急性发作。

（二）康复治疗

1. 一般治疗

卧床休息。

2. 药物治疗

应用抗感染药物。

3. 物理治疗

（1）热疗法

局部热敷，温热水坐浴。

（2）电疗法

1）超短波疗法：急性炎症早期用无热量，以后改用微热量，10～15 分钟/次，1 次/天，共治疗 5～10 次。

2）厘米波疗法：炎症早期用无热量，以后改用微热量，10～15 分钟/次，1 次/天，共治疗 5～10 次。

3）毫米波疗法：20～30 分钟/次，1 次/天，共治疗 5～10 次。

（3）光疗法

1）紫外线疗法：红斑量，应用于皮肤表面红肿明显时，1 次/天，共治疗 3～5 次，可与超短波疗法综合应用。

2）红外线疗法：15～20 分钟/次，1 次/天，共治疗 5～8 次，用于炎症浸润吸收期。

4. 手术治疗

1）脓肿成熟时切开引流，并行造口术，使之引流通畅。

2）切开后继续应用抗感染药物与超短波疗法或厘米波疗法、毫米波疗法。

3）腺管阻塞形成囊肿时进行 CO_2 激光聚焦照射造口术或行手术剜除。

二、外 阴 血 肿

大阴唇皮下含有丰富的血管，外阴部受撞击容易发生出血，形成血肿。

（一）诊断要点

1）患者跌倒时外阴部受撞击后肿痛，重者影响走路。

2）检查可见大阴唇皮肤青紫肿胀，重者臀部、大腿内侧也出现青紫肿胀，形成巨大血肿时触痛明显。

3）有的外伤后皮肤破损，可发生继发感染，红肿疼痛加重甚至有脓性分泌物。

（二）康复治疗

1. 一般治疗

伤后 24 小时内局部压迫、冷敷，制止出血。24 小时后出血停止，方可改用温热治疗。

2. 药物治疗

药物治疗包括止血剂、镇痛剂、抗感染药等。

3. 物理治疗

（1）电疗法

1）超短波疗法：无热量、微热量，10～15 分钟/次，1 次/天，共治疗 5～10 次，用于停止出血后或发生继发感染时。

2）厘米波疗法：无热量、微热量，10～15 分/次，1 次/天，共治疗 5～10 次。

3）毫米波疗法：20～30 分钟/次，1 次/天。

（2）光疗法

1）紫外线疗法：红斑量，1 次/天，可促进瘀斑吸收或控制继发感染。

2）红外线疗法：15～20 分钟/次，1～2 次/天，共治疗 5～10 次，用于吸收期。

三、盆 腔 炎

盆腔炎是包括女性内生殖器及其周围结缔组织、盆腔腹膜的炎症。

（一）诊断要点

1. 急性盆腔炎

急性盆腔炎起病时患者常有高热、下腹部疼痛，伴恶心、呕吐、腹胀、腹泻、尿频、尿痛等。有的患者阴道有脓性分泌物。妇科内诊检查，在炎症区有明显压痛，有时可及包块。急性盆腔炎迁延可成为慢性盆腔炎。

2. 慢性盆腔炎

慢性盆腔炎患者经常自觉下腹坠胀、疼痛、腰酸、腰痛、白带增多，劳累、性交或月经期前后疼痛加重、月经量增多或月经不调，有的患者有低热。妇科内诊检查，在炎症区有压痛，可触及附件增厚变硬或有包块。炎症使输卵管阻塞粘连时可致不孕。

盆腔炎须注意与结核性病变、子宫内膜异位症、肿瘤等鉴别。

（二）康复治疗

1. 一般治疗

急性期患者应取半卧位卧床休息；慢性期患者应注意避免过劳，尤其要注意经期卫生。

2. 药物治疗

急性期应用大量抗感染药物，必要时输液；慢性期适当应用抗感染药物。

3. 物理治疗

（1）电疗法

1）超短波疗法：两电极对置于耻骨上及腰骶部，急性期用无热量，8～10分钟，炎症好转后改为微热量，10～15分钟/次，1次/天，共治疗15～20次，慢性期粘连增厚明显时不宜长期使用。

2）短波、分米波疗法：微热量，10～15分钟/次，1次/天，共治疗15～20次，适用于慢性期及粘连增厚明显者。

3）毫米波疗法：于炎症区，20～30分钟/次，1次/天，共治疗10～15次。

4）等幅中频电疗法或调制中频电疗法：15～20分钟/次，1次/天，共治疗15～20次，适用于慢性期及粘连增厚明显者。

5）直流电碘离子导入疗法：于下腹部，15～25分钟/次，1次/天，适用于慢性期。

（2）光疗法

1）紫外线疗法：红斑量，照射于下腹、腰骶部，1次/天，共治疗3～5次，适用于急性期。

2）CO_2激光疗法：散焦照射，15～20分钟/次，1次/1～2天，共治疗15～20次，适用于慢性期。

3）红外线疗法：于下腹部，15～30分钟/次，1次/天，共治疗15～20次，适用于慢性期。

（3）磁疗法

于下腹部，15～30分钟/次，1次/天，共治疗15～20次，适用于慢性期。

4. 手术疗法

手术疗法适用于急性盆腔炎有脓肿形成，需要切开引流者，以及慢性盆腔炎有输卵管积水、卵巢囊肿者。

5. 其他

结核性盆腔炎时，可配合抗结核药物治疗，应用下腹腰骶部的紫外线亚红斑量照射或多孔式照射、直流电钙离子或链霉素离子导入疗法。

四、产后排尿无力

产后排尿无力为产妇分娩过程中由于第二产程过长或胎头过大、胎头压迫膀胱与尿道的时间过长，膀胱尿道壁水肿、收缩无力，尿液潴留于膀胱内的疾病。

（一）诊断要点

1）产妇产后排尿不畅或完全不能排尿。

2）耻骨上膀胱区叩诊有浊音，膀胱内有尿液潴留。

（二）康复治疗

1. 一般治疗

1）产妇产后早下地活动，听流水声刺激尿意。

2）膀胱内潴留尿液过多时插导尿管导尿。导尿后仍不能排尿时留置导尿管，定时开放。

2. 物理治疗

（1）电疗法

1）超短波疗法：两电极对置于下腹、腰骶部，微热量，10～15 分钟/次，1 次/天，共治疗 2～3 次，可促进膀胱及尿道水肿消散。

2）感应电疗法：于下腹、腰骶部，15～20 分钟/次，1～2 次/天，以增强腹壁肌肉与膀胱收缩。

3）调制中频电疗法：于下腹、腰骶部，采用断调波、连调波或电脑治疗仪的电体操处方，15～20 分钟/次，1 次/天，可增强腹壁和膀胱的收缩。

4）干扰电疗法：4 个电极交叉放置于下腹两侧与腰骶部两侧，差频 0～100Hz、0～10Hz 各 10 分钟，1～2 次/天，可增强膀胱收缩。

（2）光疗法

He-Ne 激光疗法：照射关元、曲骨、三阴交、水道等穴，2～5mW，每穴 5 分钟，1 次/天，至排尿通畅为止。

五、痛　经

妇女月经期前或月经期下腹痛而影响生活、工作、学习者为痛经。生殖器官无器质性病变而有痛经者为原发性痛经，因生殖器官器质性疾病引起痛经者为继发性痛经。

（一）诊断要点

1）月经来潮前 1～2 天内或开始行经后第 1～2 天（个别于第 3～4 天）下腹坠胀不适、痉挛性疼痛，腰酸。重者疼痛放射至会阴、肛门、腰部，伴头晕、恶心、呕吐、尿频、便稀，甚至剧痛不能耐受，卧床不起，面色苍白，四肢发凉，昏厥。痛经多持续数小时至 1～2 天，经血排出通畅后疼痛逐渐缓解。

2）原发性痛经多见于月经初潮后不久的未婚或未孕的年轻妇女，多与精神紧张、体质较弱有关。

3）继发性痛经多继发于子宫内膜异位症、盆腔炎、子宫发育不良、子宫过度倾曲、宫颈狭窄或阻塞等。

（二）康复治疗

1. 一般治疗

1）消除精神紧张，避免过度疲劳。经期注意下腹保暖。

2）积极治疗盆腔疾病。

2. 药物治疗

痛经发作时应用镇痛剂、解痉剂、镇静剂、中药。

3. 物理治疗

（1）电疗法

超短波、短波疗法：于下腹部，微热量、温热量，15~20 分钟/次，1~2 次/天，也可以在不发作期间进行治疗，有解痉和治疗盆腔炎的作用。

（2）光疗法

1）红外线疗法：于下腹部，15~20 分钟/次，1~2 次/天，共治疗 1~2 天，有解痉、镇痛作用。

2）低强度激光疗法：于三阴交、足三里、血海、关元、中极等穴位，3~5mW，每穴 20~30 分钟/次，1 次/天，共治疗 15~20 次。

（3）磁疗法

采用敷磁法，将磁片敷贴于三阴交、足三里、血海、关元、中极等穴位，或磁珠敷贴于耳穴，共治疗 15~20 天。

（4）水浴疗法

采用松脂浴，37~38℃，10~20 分钟/次，1 次/天，用于精神紧张者月经来潮前。

4. 手术治疗

宫颈管狭窄者可行宫颈扩张术。

六、更年期综合征

妇女从性成熟期逐渐进入老年期的过渡时期为更年期，包括绝经前期、绝经期及绝经后期。绝经是指月经完全停止 1 年以上。部分更年期妇女由于性激素减少而出现一系列症状，是为更年期综合征。一般持续 2~5 年，严重者可达 10 年以上。

（一）诊断要点

1）妇女绝经前多有月经周期不规则，并逐渐出现面部、颈胸部皮肤阵阵发红、潮热，继而出汗，每日发作多次。多有情绪不稳定，激动易怒或抑郁多疑，不能自我控制。

2）外阴及阴道、子宫逐渐萎缩，盆底松弛，尿道括约肌松弛，骨质疏松，易于发生高脂血症、动脉硬化、冠心病。

（二）康复治疗

1. 心理治疗

治疗本病主要采用各种以放松为目的的心理治疗手段。

2. 药物治疗

治疗本病应用镇静剂、钙剂、中药。必要时用性激素。

3. 物理治疗

（1）水浴疗法

采用松脂浴，37~38℃，10~15 分钟/次，1 次/1~2 天，共治疗 15~20 次，有镇静、调节神经功能作用。

（2）磁疗法

治疗本病主要采用静磁场疗法，磁片敷贴于体穴，磁珠敷贴于耳穴。

七、盆腔器官脱垂

盆腔器官脱垂是指盆腔器官及任何阴道节段前缘达到或超过处女膜缘外 1cm。本病可单独发生，但一般情况下是联合发生。阴道前壁脱垂即阴道前壁膨出，阴道内 2/3 膀胱区域脱出称为膀胱膨出。若支持尿道的膀胱宫颈筋膜受损严重，尿道紧连的阴道前壁下 1/3 以尿道口为支点向下膨出，称尿道膨出。阴道后壁膨出常伴随子宫直肠陷凹疝，如内容为肠管，称之为肠疝。子宫从正常位置沿阴道下降，宫颈外口达坐骨棘水平以下，甚至子宫全部脱出阴道口以外，称子宫脱垂。子宫切除术后若阴道顶端支持结构缺损，则发生阴道穹窿脱垂。

（一）诊断要点

1）妇科检查前，应嘱咐患者向下屏气判断脱垂的最重程度，并予以分度。同时注意有无溃疡存在，及其部位、大小、深浅、有无感染等。嘱患者在膀胱充盈时咳嗽，观察有无溢尿情况，即压力性尿失禁情况。

2）注意宫颈的长短，行宫颈细胞学检查。

3）若为重症子宫脱垂，可触摸子宫大小，将脱出的子宫还纳，行双合诊检查子宫两侧有无包块，应用单叶窥器可辅助阴道全面检查，压住阴道前壁时嘱患者向下用力，可显示肠疝和直肠膨出。

4）妇科检查时还应注意盆底肌肉组织的检查，主要了解盆底肌肉的肌力和生殖裂隙宽度。若有大便失禁还应于肛门指诊时注意肛门括约肌功能。

（1）子宫脱垂分度

Ⅰ度轻型：宫颈外口距处女膜缘<4cm；Ⅰ度重型：宫颈已达处女膜缘处。

Ⅱ度轻型：宫颈脱出阴口，宫体仍在阴道内；Ⅱ度重型：部分宫体脱出阴道口。

Ⅲ度：宫颈与宫体全部脱出阴道口外。

（2）阴道前壁膨出分度

Ⅰ度：阴道前壁形成球状物，向下突出，达处女膜缘，但仍在阴道内。

Ⅱ度：阴道展平或消失，部分阴道前壁突出于阴道口外。

Ⅲ度：阴道壁全部突出于阴道口外。

（3）阴道后壁膨出分度

Ⅰ度：阴道后壁达处女膜缘，但仍在阴道内。

Ⅱ度：阴道后壁部分脱出阴道口。

Ⅲ度：阴道后壁全部脱出阴道口外。

（二）康复治疗

1. 盆底肌肉锻炼和物理疗法

盆底肌肉锻炼和物理疗法可增加盆底肌肉群的张力。盆底肌肉（肛提肌）锻炼适用于轻度的盆腔器官脱垂者，也可作为重度手术前后的辅助治疗方法，嘱咐患者行收缩肛门运动，用力收缩盆底肌肉 3 秒以上后放松，每次 15 分钟，每日 2 次。

2. 子宫托

子宫托是一种支持子宫和阴道壁并使其维持在阴道内而不脱出的工具。有支撑型和填充型。以下情况尤其适用子宫托治疗：

1）患者全身状况不适宜做手术。

2）妊娠期和产后。

3）膨出面溃疡手术前促进溃疡面的愈合。子宫托也可能造成阴道刺激和溃疡。子宫托应间断性地取出、清洗并重新放置，否则会出现包括瘘的形成、嵌顿、出血和感染等严重后果。

3. 中药和针灸

补中益气汤（丸）等有促进盆底肌张力恢复，缓解局部症状的作用。

4. 手术治疗

对脱垂超出处女膜的有症状的患者可考虑手术治疗。根据患者不同年龄、生育要求及全身健康状况，治疗应个体化。手术的主要目的是缓解症状，恢复正常的解剖位置和器官功能。

（张 杨）

第四章

异常子宫出血

异常子宫出血（abnormal uterine bleeding，AUB）指育龄期女性排除妊娠期及产褥期之外，与正常月经的周期频率、规律性、经期长度、经期出血量任何一项不符的、源自子宫腔的异常出血。临床上可表现为慢性和急性。前者是指近 6 个月内至少出现 3 次 AUB，不需要紧急临床处理，但需进行规范诊疗的 AUB；后者是指需要立即处理的严重的大出血，可见于有或无慢性 AUB 病史的患者。

2010 年 11 月，国际妇产科联盟（Federation International of Gynecology and Obstertrics，FIGO）月经疾病组将非妊娠育龄女性 AUB 按病因分为九个类型：子宫内膜息肉（polyp）所致简称 AUB-P、子宫腺肌病（adenomyosis）所致简称 AUB-A、子宫平滑肌瘤（leiomyoma）所致简称 AUB-L、子宫内膜恶变和不典型增生（malignancy and hyperplasia）所致简称 AUB-M、全身凝血相关疾病（coagulopathy）所致简称 AUB-C、排卵功能障碍（ovulatory dysfunction）所致简称 AUB-O、子宫内膜局部异常（endometrial）所致简称 AUB-E、医源性（iatrogenic）的简称 AUB-I、未分类（not yet classified）的简称 AUB-N。

因稀发排卵、无排卵及黄体功能不足，导致下丘脑-垂体-卵巢轴功能异常而引起的异常子宫出血，称为排卵障碍性异常子宫出血，常见于青春期、绝经过渡期。生育期也可因多囊卵巢综合征（polycystic ovary syndrome，PCOS）、肥胖、高催乳激素血症、甲状腺疾病等引起。子宫内膜不规则脱落所致的经期延长也是临床常见症状，虽无明确的归类，但多认为其与黄体功能异常有关，故包含于本节内容中。本节内容主要以 AUB-O 为主。

西医学中异常子宫出血归属于中医学中"崩漏"及"月经不调"范畴。

崩漏是指经血非时而下，或阴道突然大量流血，或持续淋漓下血不断者，前者称"崩中"，或"经崩"；后者称"漏下"，或"经漏"。崩，始见于《黄帝内经》，《素问•阴阳别论》中云："阴虚阳搏谓之崩。"漏，始见于《金匮要略方论•卷下》，其曰："妇人有漏下者，有半产后因续下血都不绝者，有妊娠下血者。"突然出血，来势急，血量多者为崩；淋漓下血，来势缓，血量少者为漏。崩与漏二者虽出血情况不同，但其发病机制相同，且二者在临床上可互相转化，久崩不止，气血耗伤，可发为漏；漏下不止，病势进展，亦可成崩。《济生方•卷六》云："崩漏之病，本乎一证。轻者谓之漏下，甚者谓之崩中。"崩为漏之甚，漏为崩之渐，故而，临床上常"崩漏"并称。

月经不调是指月经的周期、经期和经量发生异常的一组月经病的总称，包括月经先期、月经后期、月经先后无定期、月经过多、月经过少、经期延长及经间期出血等。月经先期、月经先后无定期伴有月经过多、经期延长，若不治或失治者，可发展为崩漏；月经后期如伴有月经过少，治疗不及时，可发展为闭经。另外，育龄期妇女月经不调若延治误治，可导致不孕症、流产等，故应及时进行治疗。

一、病 因 病 机

（一）西医病因病机

正常月经的发生是基于排卵后黄体生命期结束，雌激素和孕激素撤退，使子宫内膜功能层皱缩坏死而脱落出血。正常月经的周期、持续时间和血量，表现为明显的规律性和自限性。但当机体受内外各种因素，如精神紧张、营养不良、代谢紊乱、慢性疾病、环境及气候骤变、饮食紊乱、过度运动、酗酒及其他药物等影响时，可通过大脑皮质和中枢神经系统，引起下丘脑-垂体-卵巢轴功能调节或靶细胞效应异常而导致异常子宫出血。

1.无排卵性异常子宫出血

（1）病理生理

无排卵性异常子宫出血常见于青春期、绝经过渡期，也可发生在生育期。在青春期，下丘脑-垂体-卵巢轴激素间的反馈调节尚未成熟，大脑中枢对雌激素的正反馈作用存在缺陷，下丘脑和垂体与卵巢间尚未建立稳定的周期性调节，卵泡刺激素（follicle-stimulating hormone，FSH）呈持续低水平，无促排卵性的黄体生成素（luteinizing hormone，LH）峰形成，卵巢虽有卵泡生长，但卵泡发育到一定程度即发生退行性变，形成闭锁卵泡，无排卵发生；在绝经过渡期，卵巢功能不断衰退，卵泡近于耗尽，剩余卵泡往往对垂体促性腺激素的反应性低下，故雌激素分泌量锐减，以致促性腺激素水平升高，FSH常比LH更高，不形成排卵前LH高峰，故不排卵。生育期妇女有时因应激、肥胖或PCOS等因素影响，也可发生无排卵。各种原因引起的无排卵均可导致子宫内膜受单一雌激素作用而无孕酮抵抗，从而引起雌激素突破性出血。

雌激素突破性出血有两种类型：

1）低水平雌激素缓慢累积维持在阈值水平，可发生间断性少量出血，内膜修复慢，出血时间延长。

2）高水平雌激素维持在有效浓度，子宫内膜持续增厚，引起长时间闭经，但因无孕激素作用，子宫内膜增厚但不牢固，易发生急性突破性出血，血量汹涌，或内膜脆弱脱落而局部修复困难，临床表现为少量出血淋漓不断。

无排卵性异常子宫出血的另一出血机制是雌激素撤退性出血，即在单一雌激素的持久作用下，子宫内膜持续增生。此时，若有一批卵泡闭锁，或由于大量雌激素对FSH的负反馈作用，使雌激素水平突然下降，内膜因失去雌激素支持而剥脱出血，其表现与外源性雌激素撤药所引起的出血相似。

此外，无排卵性异常子宫出血还与子宫内膜出血自限机制缺陷有关。主要表现为：

1）组织脆性增加：在单纯雌激素的作用下，子宫内膜间质缺乏孕激素作用，反应不足，致使子宫内膜组织脆弱，容易自发破溃出血。

2）子宫内膜脱落不完全：由于雌激素波动，子宫内膜脱落不规则和不完整，子宫内膜某一区域在雌激素作用下修复，而另一区域发生脱落和出血，这种持续性增生子宫内膜的局灶性脱落缺乏足够的组织丢失量，使内膜的再生和修复困难。

3）血管结构与功能异常：单一雌激素的持续作用，子宫内膜破裂的毛细血管密度增加，小血管多处断裂，加之缺乏螺旋化，收缩不力造成流血时间延长，流血量增多。多次组织破损活化纤溶酶，引起更多的纤维蛋白裂解，子宫内膜纤维蛋白溶解（简称纤溶）亢进。另外增殖期子宫内膜前列腺素 E_2（prostaglandin E_2，PGE_2）含量高于 PGF_{2a}，过度增生的子宫内膜组织中的 PGE_2 含量和敏感性更高，血管易于扩张，出血增加。

（2）子宫内膜病理改变

无排卵性异常子宫出血患者的子宫内膜受雌激素持续作用而无孕激素拮抗，可发生不同程度的增生性改变，少数可呈萎缩性改变。

1）子宫内膜增生症：国际妇科病理学大会（International Society of Gynecological Pathologists，ISGP，1998 年）标准分型为：

a. 单纯型增生：为最常见的子宫内膜增生类型，发展为子宫内膜癌的概率仅约 1%。

b. 复杂型增生：只涉及腺体，通常为局灶性，约 3% 可发展为子宫内膜癌。

c. 不典型增生：只涉及腺体，通常为局灶性，发展为子宫内膜腺癌的概率为 23%。只要腺上皮细胞出现异型，即应归为不典型增生。不典型增生不属于异常子宫出血范畴。

2）增殖期子宫内膜：子宫内膜与正常月经周期中的增生期内膜无区别，只是在月经周期后半期甚至月经期仍表现为增殖期形态。

3）萎缩型子宫内膜：子宫内膜菲薄萎缩，腺体少而小，腺管狭而直，腺上皮为单层立方形或低柱状细胞，间质少而致密，胶原纤维相对增多。

2. 黄体功能不足

月经周期中有卵泡发育及排卵，但黄体期孕激素分泌不足或黄体过早衰退可导致子宫内膜分泌反应不良和黄体期缩短。子宫内膜形态一般表现为分泌期内膜，腺体分泌不良，间质水肿不明显或腺体与间质发育不同步，或在内膜各个部位显示分泌反应不均。内膜活检显示分泌反应至少落后 2 日。

3. 子宫内膜不规则脱落

由于下丘脑-垂体-卵巢轴调节功能紊乱，或溶黄体机制失常，引起黄体萎缩不全，而内膜持续受孕激素影响，不能如期完整脱落。正常月经第 3~4 日时，分泌期子宫内膜已全部脱落。黄体萎缩不全时，月经期第 5~6 日仍能见到呈分泌反应的子宫内膜，常表现为残留的分泌期内膜与出血坏死组织及新增生的内膜混合共存。

（二）中医病因病机

1. 崩漏

崩漏的主要病机是冲任不固，不能制约经血。引起冲任不固的常见原因有肾虚、脾虚、血热和血瘀等。

（1）肾虚

先天肾气不足，或少女肾气稚弱，或更年期肾气渐衰，或早婚多产，房事不节，损伤肾气。若耗伤精血，肾阴虚损，阴虚内热，热伏冲任，迫血妄行，以致经血非时而下；或命门火衰，肾阳虚损，封藏失职，冲任不固，不能制约经血，亦致经血非时而下，故成崩漏。

（2）脾虚

素体脾虚，或饮食不节，或忧思不解，或劳倦过度，损伤脾气，气虚下陷，统摄无权，冲任不固，经血失约，非时而下，故发崩漏。

（3）血热

素体阳盛，或忿怒抑郁，情志不遂，肝郁化火；或感受热邪；或过食辛辣助阳之品，火热内盛，热扰冲任，迫血妄行。或素体阴虚，或久病、失血伤阴，阴虚水亏，虚火内炽，扰动血海，经血失约而为崩漏。

（4）血瘀

经期产后，余血未尽，过食生冷，或感寒热之邪，邪与血结，寒凝或热灼而致瘀，或七情内伤，气滞血瘀，瘀阻冲任，血不循经，非时而下，而致崩漏。

2. 月经不调

月经不调主要病因病机是脏腑、冲任、气血失调，胞宫藏泻失常。其病位在冲任、胞宫，主要涉及肾、肝、脾三脏，临床上病机不外虚实两端，虚者包括肾虚、脾虚、血虚、虚热，实者包括肝郁、血瘀、血热、血寒、湿热、痰湿，或为虚实错杂的复合病机。

中医病因

（1）六淫

1）火邪：火热之邪侵入人体，热扰冲任，迫血妄行，为月经先期的致病因素。《万氏女科·卷一·济阴通元赋》中有云："一月再行兮，邪火迫而气血不藏。"

2）风寒之邪：风邪、寒邪或者风寒合邪侵入机体，寒搏于血，血为寒凝，为经血凝滞，运行不畅，为经行后期、月经量少的致病因素。《景岳全书·妇人规》中云："妇人经迟血滞等证。又凡真阴不足，或素多劳倦之辈，因而忽感寒邪，不能疏解。"

（2）七情

性情易怒、忧愁思虑、情志抑郁等因素均可导致冲任不固，经血妄行，或冲任不充，血海不能如期满溢，而发本病。

（3）劳伤

房劳过度损伤肾气，劳力过度脾气受损，均可损伤冲任，致其功能紊乱，而发月经异常。

（4）体质

平素形体瘦弱，阴液亏损，虚热内生，致月经先期；或脾胃虚衰，血海空虚，为经行后期、月经过少的致病因素。平素形体肥胖，脾虚痰盛，壅滞冲任，致月经后期；或痰郁化火，迫经妄行，为月经先期的致病因素。

中医病机

（1）血热

热入血分，扰及冲任，迫血妄行，而致月经先期、月经过多；或热搏于血，灼津伤血，水亏血少，血海不能按时满溢，故月经后期、月经量少。《景岳全书·妇人规》说："血热经迟……每过期者。此水亏血少，燥涩而然。"

（2）血寒

外感寒邪，寒入血分，或阳虚不能温煦血脉，血行凝滞不畅，而致使月经后期、月经量少。

《景岳全书·妇人规》云："凡血寒者，经必后期而至。然血何以寒？亦惟阳气不足，则寒从内生，而生化失期，是即所谓寒也。至若阴寒由外而入，生冷由内而伤，或至血逆，或为疼痛，是又寒滞之证，非血寒经迟之谓也。"

（3）血虚

脾气虚弱，气血化源不足，血海空虚，经血不能按时而下，或阴血不足，血海蓄溢失常，或固摄失权，血不归经，而致月经后期、月经过少，或经行先后无定期，或月经过多。《傅青主女科·上卷·调经》云："妇人有经水过多，行后复行，面色萎黄，身体倦怠，而困乏愈甚者，人以为血热有余之故，谁知是血虚而不归经乎……血不归经，虽衰而经亦不少。"

（4）虚热

阴血亏虚，虚热内生，热扰冲任，经血妄溢，或虚火灼津，血海不能按时满溢，致月经先期、月经后期。《景岳全书·妇人规》云："血热者，经期常早，此营血流利及未甚亏者多有之。其有阴火内烁，血本热而亦每过期者，此水亏血少，燥涩而然。治宜清火滋阴，以加味四物汤、加减一阴煎、滋阴八味丸之类主之。"

（5）血瘀

气滞、气虚、血虚、外伤、阴寒内盛等各种原因，导致血瘀阻滞冲脉，血行不畅，致月经量少，或血行受阻，新血不循常道，失于统摄，而致月经过多。《诸病源候论》曰："血瘕病，妇人月水新下，未满日数而中止。"

（6）痰湿

素体肥胖，痰湿内生，阻滞冲任，有碍血海满盈，致经行后期。《万氏女科·卷之一·调经章》曰："惟彼肥硕者，膏脂充满，元室之户不开；挟痰者，痰涎壅滞，血海之波不流。故有过期而经始行。"

（7）肾气虚

因房劳多产，损伤肾气，或久病及肾，肾气虚弱，封藏固摄失职，冲任不固，而致月经提前、量多或少；或冲任失调，血海蓄溢失常，致经行先后无定期。《景岳全书·妇人规》曰："肾虚经乱，妇人因情欲房室，以致经脉不调者，其病皆在肾经。"

（8）肾精不足

肾中阴精亏虚，精血亏少，冲任不足，血海不能按时满溢，为月经后期、月经量少的病机。《血证论·卷四·经血》中云："血虚者，行经太少，以及干枯淡薄，诸虚证，犹杂出难言，审系肾中天癸之水不足。"

（9）肾阴虚

肾阴亏虚，阴不制阳，虚火内扰，冲任、血海不宁，经血妄行，致经行先期量多；或阴虚火旺，血少经燥，血海不能按时满溢，致月经后期、经来量少。《景岳全书·经脉类》曰："血热者，经期常早，此营血流利及未甚亏者多有之。其有阴火内烁，血本热而亦每过期者。此水亏血少，燥涩而然。"

（10）脾肾两虚

脾气虚失于统摄，肾气不固，封藏失司，冲任失于制约，经血妄溢，致月经先期；或日久脾肾同时损伤较甚，精血亏虚，致月经量少。《景岳全书·妇人规》云："五脏之伤，穷必及肾。此源流之必然，即治疗之要……脾肾大伤，泉源日涸，由色淡而短少，由短少而断绝。"

总之，冲为血海，任主胞胎，冲任二脉气血不畅，功能失调，则影响妇女月经正常。《女科精要·卷一·经病诸门》中云："妇人月水不调，有因风冷乘虚客于胞中，有伤冲任之脉。盖冲任之脉起于胞中，将息顺理则血气调和，六淫不能为害。若劳伤气血，风冷乘之，脾胃一伤，饮食渐少，荣卫日衰，肌肤黄瘦，皆由冲任劳损。"

二、临 床 表 现

（一）症状

1. 无排卵性异常子宫出血

无排卵性异常子宫出血主要是不规则子宫出血，常表现为月经周期紊乱，经期长短及出血量不一，可点滴出血，亦可大量出血。出血量多或时间长时可继发贫血，伴有乏力头晕、心悸等症状，甚至出现失血性休克。

2. 黄体功能不足

月经周期缩短，有时周期虽在正常范围内，但卵泡期延长，黄体期缩短，常伴不孕症或孕早期流产。

3. 子宫内膜不规则脱落

月经周期正常，但经期延长，可长达9～10日，经量可多可少。

（二）体征

异常子宫出血或可有程度不等的贫血貌，妇科检查无明显异常。

三、诊 断

（一）病史

详细了解异常子宫出血的类型、发病时间、病程经过、流血前有无停经史及以往治疗情况。注意患者的年龄、月经史、婚育史、避孕措施、激素类药物的使用情况；既往是否患有肝病、血液病、糖尿病、甲状腺功能亢进或减退等。

（二）临床表现

异常子宫出血表现为不规则子宫出血。常表现为月经周期、经期、经量异常，或排卵期出血。

（三）妇科检查

妇科检查无明显异常。

（四）实验室及其他检查

1. 诊断性刮宫

诊断性刮宫简称诊刮。其作用是止血和明确子宫内膜病理诊断。对年龄超过 35 岁，药物治疗无效或存在子宫内膜癌高危因素的异常子宫出血患者，应通过诊刮明确子宫内膜病变。未婚患者若激素治疗无效或疑有器质性病变应经患者或家属知情同意后考虑诊刮。为确定排卵和黄体功能，应在经前期或月经来潮 6 小时内诊刮；若怀疑子宫内膜不规则脱落，应在月经第 5 天诊刮；不规则阴道流血或大出血者可随时诊刮。

2. B 型超声检查

阴道 B 型超声检查可了解子宫大小、形态、宫腔内有无赘生物、子宫内膜厚度等。

3. 宫腔镜检查

宫腔镜检查可直视宫腔内情况，选择病变区域进行活检以诊断宫腔病变。

4. 基础体温测定

基础体温测定可了解有无排卵及黄体功能。基础体温呈单相型提示无排卵；黄体功能不足时虽呈双相型，但高温相＜11 天；子宫内膜不规则脱落呈双相型，但下降缓慢。

5. 激素测定

黄体中期测血孕酮值呈卵泡期水平，为无排卵；可检查血睾酮、催乳激素水平及甲状腺功能等以排除其他内分泌疾病。

6. 妊娠试验

有性生活史者应行妊娠试验，以排除妊娠及其相关疾病。

7. 宫颈细胞学检查

宫颈细胞学检查可排除宫颈癌及癌前病变。

8. 血常规及凝血功能测定

检查血红蛋白、血小板计数、出凝血时间和凝血酶原时间、活化部分凝血酶原时间等，以了解贫血程度和排除血液系统病变。

四、鉴 别 诊 断

1. 胎漏

胎漏阴道出血量少，伴轻微腹痛，多有停经史或早孕反应，可伴有腰酸和小腹下坠感；妇科检查时，子宫体增大与停经月份相符，变软，盆腔 B 型超声检查可见宫腔内有孕囊和胚芽，或见胎心搏动。异常子宫出血无停经史和妊娠反应，妇科检查及盆腔 B 型超声检查也无妊娠征象。

2. 异位妊娠

异位妊娠多有停经史和早孕反应，妊娠试验阳性；妇科检查时，宫颈有抬举痛，腹腔内出血较多时，子宫有漂浮感；盆腔 B 型超声检查常可见子宫腔以外有孕囊或包块存在；后穹窿穿刺或腹腔穿刺阳性；内出血严重时，患者有休克，血红蛋白下降。异常子宫出血可出现阴道流血现象，但无上述妊娠征象。

3. 赤带

赤带带下呈血性，多在月经净后出现，或有小腹压痛，妇科检查可见宫颈糜烂或息肉，无月经不调病史。异常子宫出血生殖器官无器质性病变。

4. 产后出血

产后出血见阴道出血，如恶露不绝、产后血晕，妇科检查时，小腹压痛阳性，多发生于分娩后至产褥期的子宫复旧不良，或有胎盘、胎膜残留。

5. 其他

全身性疾病及其他疾病，如血液病，其他内分泌腺疾病，营养不良，心力衰竭，严重肝、肾功能障碍，生殖器官炎症，药物影响等也可诱发异常子宫出血发生，通过血常规、肝肾功能、凝血功能、心电图等辅助检查往往能发现基础疾病。

异常子宫出血与妇科血证的鉴别有时较为困难，在详细询问病史的基础上，常需借助妇科检查和临床辅助检查，并行全面分析才能最终明确诊断。

五、西医治疗

（一）治疗思路

异常子宫出血应本着"急则治其标，缓则治其本"的原则，出血阶段应迅速有效地止血及纠正贫血；血止后调整月经周期或诱发排卵。主要以中、西药物治疗为主，必要时可行手术治疗。

（二）治疗方法

1. 无排卵性异常子宫出血

无排卵性异常子宫出血的治疗原则是出血期止血并纠正贫血，血止后调整周期预防子宫内膜增生和异常子宫出血复发，有生育要求者促排卵治疗。青春期少女以止血、调整月经周期为主；生育期妇女以止血、调整月经周期和促排卵为主；绝经过渡期妇女则以止血、调整月经周期、减少经量、防止子宫内膜癌变为主。常用性激素药物止血和调整月经周期。出血期可辅以促进凝血和抗纤溶药物，促进止血。必要时手术治疗。

（1）止血

1）性激素：为首选药物，尽量使用最低有效剂量，为尽快止血而药量较大时应及时合理调整剂量，治疗过程中应严密观察，以免因性激素应用不当而引起医源性出血。

a. 孕激素：止血机制是使雌激素作用下持续增生的子宫内膜转化为分泌期，停药后内膜脱落较完全，故又称"子宫内膜脱落法"或"药物刮宫"。适用于体内已有一定水平雌激素的患者，以及血红蛋白大于 80g/L、生命体征稳定的患者。因停药后短期内必然会引起撤药性出血，故不适用于严重贫血者。具体用法：地屈孕酮片 10mg/次，口服，每日 2 次，共 10 日；微粒化孕酮 200～300mg/次，口服，每日 1 次，共 10 日；黄体酮 20～40mg，肌内注射，每日 1 次，共 3～5 日；醋酸甲羟孕酮（MPA）6～10mg/次，口服，每日 1 次，共 10 日。

b. 雌激素：也称"子宫内膜修复法"。应用大剂量雌激素可迅速提高血雌激素水平，促使子宫内膜生长，短期内修复创面而止血，适用于血红蛋白低于 80g/L 的青春期患者。止血有效剂量与患者内源性雌激素水平有关，具体用量按出血量多少决定。首选口服药物，根据出血量和患者状态决定初治用药间隔和用药剂量。如戊酸雌二醇：2mg/次，口服，每 6～8 小时 1 次；结合雌激素 1.25～2.5mg/次，口服，每 6～8 小时 1 次。不能耐受口服药物者可用苯甲酸雌二醇 3～4mg/d，分 2～3 次肌内注射。若出血量明显减少，维持剂量；若出血量未见减少则加量，每日最大量不超过 12mg。对大量出血患者，应该在性激素治疗的 6 小时内见效，24～48 小时内出血基本停止。若 96 小时仍不止血，应考虑有器质性病变存在的可能。经上述用药，患者止血后每 3 日递减 1/3 量，直至维持量，如戊酸雌二醇 1～2mg/d，或结合雌激素 0.625～1.25mg/次，维持至血止后的第 20 日以上。在此期间，应给予补血药物，或适当输血，使患者血红蛋白尽快上升。所有雌激素疗法在患者血红蛋白增加至 80～90g/L 后均必须加用孕激素，使子宫内膜转化，并在与雌孕激素同时撤退后同步脱落。

c. 复方短效口服避孕药：适用于长期而严重的无排卵出血。目前应用的是第 3 代短效口服避孕药，如去氧孕烯-炔雌醇、孕二烯酮-炔雌醇或复方醋酸环丙孕酮，用法为 1～2 片/次，每 6～8 小时 1 次，血止后每 3 日逐渐减 1/3 量至 1 片/日，维持至血止后的第 21 日停药。严重持续无规律出血建议连续用复方短效口服避孕药 3 个月等待贫血纠正。

d. 孕激素内膜萎缩法：高效合成孕激素可使内膜萎缩，达到止血目的，此法不适用于青春期患者。炔诺酮治疗出血量较多时，首剂量为 5mg，每 8 小时 1 次，血止后每隔 3 日递减 1/3 量，直至维持量为 2.5～5.0mg/d；持续用至血止后第 21 日停药，停药后 3～7 日发生撤药性出血。也可用左炔诺孕酮 1.5～2.25mg/d，血止后按同样原则减量。

e. 雄激素：雄激素有拮抗雌激素的作用，能增强子宫平滑肌及子宫血管张力，减轻盆腔充血而减少出血量，可给予丙酸睾酮 25～50mg/d，肌内注射，用 1～3 日。但大出血时雄激素不能立即改变内膜脱落过程，也不能使其立即修复，单独应用止血效果不佳。

f. 促性腺激素释放激素类似物（gonadotropin releasing hormone agonist, GnRH-a）：也可用于止血。但如应用 GnRH-a 治疗大于 3 个月，推荐应用雌激素反向添加治疗。

2）诊断性刮宫术：刮宫可迅速止血，并具有诊断价值，适用于大量出血且药物治疗无效需立即止血或需要子宫内膜组织学检查的患者。该术可了解内膜病理，除外恶性病变，对于绝经过渡期及病程长的生育期患者应首先考虑诊断性刮宫术，对无性生活史青少年除非患子宫内膜癌，否则不行诊断性刮宫术。对于超声提示宫腔内异常者可在宫腔镜下活检，以提高诊断率。

（2）调整周期

对于排卵障碍所致的异常子宫出血的患者，止血只是治疗的第一步，几乎所有患者都需要调整周期。调整月经周期是治疗的根本，也是巩固疗效、避免复发的关键。调整周期的方法根据患者的年龄、激素水平、生育要求等而有所不同。

a. 孕激素：使用范围相对广泛，适用于体内有一定雌激素水平的各年龄段的患者。可于撤退性出血第 15 日起，口服地屈孕酮 10～20mg/d，用药 10 日；或微粒化孕酮 200～300mg/d，用药 10 日；或甲羟孕酮 4～12mg/d，每日分 2～3 次口服，连用 10～14 日。酌情应用 3～6 个周期。

b. 口服避孕药：可很好地控制周期，尤其适用于有避孕需求的患者。一般在止血用药撤退性出血后，周期性使用口服避孕药 3 个周期，病情反复者酌情延至 6 个周期。生育期、有长期避孕需求、无避孕药禁忌证者可长期应用。

c. 雌、孕激素序贯法：如孕激素治疗后不出现撤退性出血，考虑是否为内源性雌激素水平不足，可用雌孕激素序贯法，常用于青春期患者。

d. 左炔诺孕酮宫内缓释系统（levonorgestrel-releasing intrauterine system，LNG-IUS）：宫腔内局部释放左炔诺孕酮 20μg/d，抑制子宫内膜生长。多种药物治疗失败且无生育要求者，选择 LNG-IUS 常有效。适用于生育期或围绝经期、无生育需求的患者。

（3）促排卵

促排卵用于生育期、有生育需求者，尤其是不孕症患者。青春期患者不应采用促排卵药物来控制月经周期。

a. 氯米芬：月经期第 5 日起，每晚服 50mg，连续 5 日。一般在停药 7～9 日排卵。若排卵失败，可重复用药，氯米芬剂量逐渐增至 100～150mg/d。若内源性雌激素不足，可配伍少量雌激素，一般连用 3 个月。

b. 人绒毛膜促性腺激素（human chorionic gonadotropin，hCG）：有类似 LH 作用而诱发排卵，适用于体内 FSH 有一定水平、雌激素中等水平者。一般与其他促排卵药联用。超声监测卵泡发育接近成熟时，可大剂量肌内注射 hCG 5000～10 000U 以诱发排卵。

c. 尿促性素（human menopausal gonadotropin，hMG）：每支含 FSH 及 LH 各 75U。月经期第 5 日每日肌内注射 hMG 1～2 支，直至卵泡成熟，停用 hMG，加用 hCG 5000～10 000U，肌内注射，以提高排卵率，此法称 hMG-hCG 促排卵法。应警惕用 hMG 时并发卵巢过度刺激综合征，故仅适用于对氯米芬效果不佳，要求生育，尤其是不孕症患者。

（4）手术治疗

手术治疗适用于药物治疗无效、不愿或不适合子宫切除术、无生育要求而药物治疗的患者，尤其是不易随访的年龄较大者，应考虑手术治疗。若刮宫诊断为癌前病变或癌变者，按相关疾病处理。

a. 子宫内膜去除术（endometrial ablation）：利用宫腔镜下电切割或激光切除子宫内膜，或采用滚动球电凝或热疗等方法，直接破坏大部分或全部子宫内膜和浅肌层，使月经减少甚至闭经。术前需排除癌或癌前病变。术前 1 个月口服达那唑 600mg，每日 1 次；或孕三烯酮 2.5mg，2 次/周，4～12 周；或用 GnRH-a 3.75mg，每 28 日 1 次，1～3 次，可使子宫内膜萎缩，子宫体积缩小，减少血管再生，使手术时间缩短，出血减少，易于施术，增加手术安全性，且可在月经周期任何时期进行。治疗优点是微创、有效，可减少月经量 80%～90%，部分患者可达到闭经。但术前必须有明确的病理学诊断，以避免误诊和误切。

b. 子宫切除术：患者经各种治疗效果不佳，并了解所有药物治疗的可行方法后，由患者和家属知情后选择接受子宫切除。

2. 黄体功能不足

黄体功能不足治疗方法包括促进卵泡发育、促进月经中期 LH 峰形成、黄体功能刺激疗法、黄体功能替代疗法等。

（1）促进卵泡发育

针对其发病原因，促进卵泡发育和排卵，首选药物为氯米芬，月经第5日口服氯米芬50mg，每日1次，连服5天。

（2）促进月经中期LH峰形成

当卵泡成熟时，肌内注射hCG 5000～10 000U，以加强月经中期LH排卵峰，并达到促进黄体形成和提高其分泌孕酮的目的。

（3）黄体功能刺激疗法

在基础体温上升后，隔日肌内注射hCG 1000～2000U，每周2次或隔日1次，共2周，可促进黄体功能。

（4）黄体功能替代疗法

治疗可选用天然黄体酮制剂，自排卵后每日肌内注射黄体酮10mg，共10～14天，也可口服天然微粒化孕酮治疗。

六、中医辨证论治

（一）崩漏

1. 出血期治疗（塞流为主，结合澄源）

崩漏属于急症，崩漏发作之时，出血量多势急，急当"塞流"止崩，以防厥脱，视病情和患者体质选择下列方法急止其血。常用止血方法有：

（1）补气摄血，固摄冲任以止崩

前人有"留得一分血，便是留得一分气"之言，补气摄血止崩之法常用西洋参10g或独参汤水煎服。

（2）温阳止崩

崩证发作，暴下如注，血压下降，胸闷泛恶，四肢湿冷，脉扎或脉微欲绝，病情危象，需急行中西医结合抢救。

（3）滋阴固气止崩

急用生脉注射液或参麦注射液20ml加入5%葡萄糖液250ml中静脉滴注。

（4）祛瘀止崩

使瘀祛血止，用于下血如注，夹有瘀血者。

a. 三七末3～6g，温开水冲服。

b. 云南白药1支，温开水冲服。

c.宫血宁胶囊，每次2粒，每日3次，温开水送服。

（5）针灸止血

艾灸百会、大敦、隐白、断红针刺治疗。

（6）西药或手术止血

主要是输液、输血补充血容量以抗休克或激素止血。对于反复发生崩漏者，务必行诊断性刮宫术并送病理检查，及早排除子宫内膜腺癌可能，以免贻误病情。

2. 辨证要点

崩漏辨证首先要根据出血的量、色、质辨明血证的属性，分清寒、热、虚、实。一般经血非时崩下，量多势急，继而淋漓不止，色淡，质稀多属虚；经血非时暴下，血色鲜红或深红，质地稠黏多属实热；淋漓漏下，血色紫红，质稠多属虚热；经来无期，时来时止，时多时少，或久漏不止，色暗夹血块，多属瘀滞。出血急骤多属气虚或血热，淋漓不断多属虚热或血瘀。

一般而言，崩漏虚证多而实证少，热证多而寒证少。即便是热亦是虚热为多，但发病初期可为实热，失血伤阴即转为虚热。

3. 治疗原则

崩漏的治疗原则应根据其病情缓急和出血时间长短的不同，本着"急则治其标，缓则治其本"的原则，灵活掌握塞流、澄源、复旧三法。

（1）塞流

塞流即是止血。暴崩之际，急当止血防脱，首选补气摄血法。如用生脉散（《内外伤辨惑论》：人参、麦冬、五味子），以人参大补元气、摄血固脱，麦冬养阴清心，五味子益气生津、补肾养心、收敛固涩。若见四肢厥逆，脉微欲绝等阳微欲脱之证，则于生脉散中加附子去麦冬，或用参附汤（《校注妇人良方》：人参、附子）加炮姜炭以回阳救逆，固脱止血。同时针刺人中、合谷、断红，艾灸百会、神阙、隐白。血势不减者，宜输血救急。血势渐缓应按不同证型塞流与澄源并进，采用健脾益气止血，或养阴清热止血，或养血化瘀止血治之。出血暂停或已止，则谨守病机，行澄源结合复旧之法。

（2）澄源

澄源即辨证求因以治本，为治疗崩漏的重要阶段，血止或病缓时应针对病因施治，使崩漏得到根本上的治疗。"塞流""澄源"两法常同步进行。

（3）复旧

复旧即调理善后，是巩固期崩漏治疗的重要阶段。临床多采用补肾、扶脾或疏肝之法。"复旧"更需兼顾"澄源"，并根据月经周期冲任、胞宫、阴阳、气血的变化调整月经周期。

治崩三法既有区别，又有内在联系，临床应用不能截然分开，需结合具体病情灵活运用。"塞流"需"澄源"，而"澄源"当固本，"复旧"要求因。

4. 分型论治

本节分型论治着重在于崩漏出血阶段的中医药治疗，即塞流结合澄源的治法和方药，复旧固本、善后调理的方药应与月经不调类病、闭经等病证的辨证论治相互参照学习。

（1）血热证

1）实热证

主要证候：经血非时暴下，或淋漓不净又时而增多，血色深红或鲜红，质稠，或有血块；唇红目赤，烦热口渴，或大便干结，小便黄；舌红苔黄，脉滑数。

证候分析：阳盛血热，实热内蕴，热扰冲任，血海不宁，迫血妄行，故血崩暴下或淋漓不净；血热则色鲜红或深红，热灼阴津则质稠或有块。舌脉均为实热之象。

治法：清热凉血，止血调经。

代表方：清热固经汤（《简明中医妇科学》）。

常用药：黄芩、栀子、生地黄、地骨皮、地榆炭、阿胶、生藕节、棕榈炭、龟甲、牡蛎粉、生甘草。

原方主治虚热证兼肾阴虚，崩漏量多，色殷红。方中以龟甲、阿胶为君药，滋阴潜阳、补肾养血；生地黄、黄芩、栀子清热凉血，合地骨皮以增养阴、清热、凉血之力；生藕节、地榆炭、棕榈炭功专清热凉血、收涩化瘀，牡蛎粉兼可育阴潜阳；生甘草清热解毒，调和诸药。诸药配伍，共奏清热凉血、止血调经之功。

2）虚热证

主要证候：经血非时而下，量少淋漓，血色鲜红而质稠；心烦潮热，小便黄少，或大便干燥；舌质红，苔薄黄，脉细数。

证候分析：阴虚失守，冲任不固，故经血非时而下；阴虚生热，虚热扰血，热迫血行，阴虚血少则量少淋漓，质地黏稠；心烦潮热，尿黄便结，舌红苔黄，脉细数，均为虚热之象。

治法：养阴清热，止血调经。

代表方：上下相资汤（《石室秘录》）。

常用药：人参、沙参、玄参、麦冬、玉竹、五味子、熟地黄、山茱萸、车前子、怀牛膝。

原方主治血崩之后，口舌燥裂，不能饮食。方中熟地黄、山茱萸滋阴补肾为君药，车前子强阴益精，怀牛膝补益肝肾，增益补肾之力；人参、玄参、麦冬、玉竹益气、滋肺、降火，金水相资；佐以五味子，仿生脉散之意，益气养阴、清心安神。诸药配伍，共奏养阴清热、止血调经之功。

（2）肾虚证

1）肾阴虚证

主要证候：月经紊乱无期，出血淋漓不净或量多，色鲜红，质稠；头晕耳鸣，腰膝酸软，或心烦；舌质偏红，苔少，脉细数。

证候分析：肾阴亏虚，阴虚失守，封藏失司，冲任不固，故月经紊乱，经量多或淋漓不尽；阴虚生内热，热灼阴血，则血色鲜红、质稠；阴血不足，不能上荣于脑，故头晕耳鸣；阴精亏虚，外府不荣，作强无力，则腰腿酸软；水不济火，故心烦；舌红，苔少，脉细数亦为肾阴亏虚之象。

治法：滋肾益阴，止血调经。

代表方：左归丸（《景岳全书》）加川牛膝。

常用药：熟地黄、山药、枸杞子、山茱萸、川牛膝、菟丝子、鹿角胶、龟甲胶。

左归丸原方主治真阴肾水不足证。二至丸原方主治肝肾阴虚，眩晕耳鸣，咽干鼻燥，腰膝酸痛。方中重用熟地黄滋肾填精，大补真阴，为君药；山药补脾益阴，滋肾固精；枸杞子补肾益精，养肝明目；山茱萸养肝滋肾，涩精敛汗；龟、鹿二胶，为血肉有情之品，峻补精髓，龟甲胶偏于补阴，鹿角胶偏于补阳，在补阴之中配伍补阳药，取"阳中求阴"之义；菟丝子、川牛膝益肝肾、强腰膝、健筋骨，俱为佐药。两方合而用之，共奏滋肾益阴、止血调经之功。

2）肾阳虚证

主要证候：月经紊乱无期，出血量多或淋漓不尽，色淡质清；畏寒肢冷，面色晦暗，腰腿酸软，小便清长；舌质淡，苔薄白，脉沉细。

证候分析：肾阳虚弱，肾气不足，封藏失司，冲任不固，故月经紊乱、量多或淋漓；阳虚火衰，胞宫失煦，故经血色淡质清。余证均为阳虚失煦之象。

治法：温肾固冲，止血调经。

代表方：右归丸（《景岳全书》）去肉桂，加补骨脂、淫羊藿。

常用药：制附子、肉桂、熟地黄、山药、山茱萸、枸杞子、菟丝子、鹿角胶、当归、杜仲。

右归丸原方主治肾阳不足，命门火衰证。方中以制附子、淫羊藿、鹿角胶为君药，温补肾阳，填精补髓；臣以熟地黄、枸杞子、山茱萸、山药、补骨脂滋阴益肾，养肝补脾；佐以菟丝子补阳益阴，固精缩尿；杜仲补益肝肾，强筋壮骨；当归养血和血，助鹿角胶以补养精血。诸药配合，共奏温补肾阳，填精止遗之功。

（3）脾虚证

主要证候：经血非时而至，崩中暴下继而淋漓，血色淡而质薄；气短神疲，面色㿠白，或面浮肢肿，四肢不温；舌质淡，苔薄白，脉弱或沉细。

证候分析：脾虚气陷，统摄无权，故忽然暴下，或日久不止而成漏下；气虚火不足，故经血色淡而质薄；中气不足，清阳不升，故气短神疲；脾阳不振，则四肢不温、面色㿠白；脾虚水湿不运，泛溢肌肤，则面浮肢肿；舌淡，脉弱均为脾虚阳气不足之象。

治法：补气升阳，止血调经。

代表方：举元煎（《景岳全书》）合安冲汤（《医学衷中参西录》）加炮姜炭。

常用药：举元煎：人参、黄芪、白术、炙甘草、升麻。

安冲汤：黄芪、白术、生地黄、白芍、续断、海螵蛸、茜草、龙骨、牡蛎。

举元煎原方主治气虚下陷，血崩血脱，亡阳垂危等。安冲汤原方主治妇女经水行时多而且久，过期不止，或不时漏下。方中人参、黄芪、白术、炙甘草补中益气、健脾固摄以治其本；白芍、生地黄、续断补肾固冲、敛阴止血以治其标；佐以升麻升阳举陷，海螵蛸、茜草、龙骨、牡蛎、炮姜炭收涩止血。两方合用共奏补气升阳、止血调经之效。

（4）血瘀证

主要证候：经血非时而下，时下时止，或淋漓不净，色紫黑有块；或有小腹不适；舌质紫暗，苔薄白，脉涩或细弦。

证候分析：胞脉瘀滞，旧血不去，新血难安，故月经紊乱，离经之血时停时流，故经血时来时止；冲任瘀阻，新血不生，旧血蓄极而满，故经血非时暴下；瘀阻则气血不畅，故小腹不适；血色紫黑有块，舌紫暗，脉涩均为有瘀之征。

治法：活血化瘀，止血调经。

代表方：四草汤（《实用中医妇科方剂》）加三七、蒲黄。

常用药：鹿衔草、马鞭草、茜草炭、益母草。

四草汤原方主治血热夹瘀崩漏。方中鹿衔草、马鞭草清热利湿，化瘀止血，为君药；益母草活血调经、祛瘀生新，合三七、蒲黄、茜草炭则活血化瘀、固冲止血之力增。诸药配伍，共奏活血化瘀、止血调经之功。

5. 血止后治疗（复旧为主，结合澄源）

（1）辨证求因、循因论治

在崩漏发病过程中常因病机转化而气血同病，多脏受累，甚而反为因果，故在治疗过程中除要辨证求因、审因论治外，更要抓住本病肾虚为主的基本病机，始终不忘补肾治本调经。一般来说，可在血止后根据患者不同的年龄阶段应用调整月经周期疗法。如青春期因其肾气初盛，天癸刚至，冲任未实，胞宫发育尚欠，多以调补肝肾佐以理气和血之法，方用大补元煎合二至丸等方加减治疗；如周期测量基础体温，未见双相体温时，酌加巴戟天、肉苁蓉、补骨脂等温补肾阳，或者用加减苁蓉菟丝子丸（《中医妇科治疗学》）化裁。育龄期则常见肝肾不足、心脾两虚、脾肾虚弱、心肾不交等证，治疗宜对应各种证候施行。若绝经前后期患者，则多肾衰，阴阳俱虚，兼夹阴虚火旺，阴虚阳亢，阴虚风动，以及夹瘀血、痰湿等，治疗则根据其具体辨证施治。

（2）调整月经周期疗法

采用中医药调整月经周期疗法简称"调周法"，该法根据月经周期中脏腑阴阳气血的生理性变化，按照月经周期不同时段采用相应的治法，因势而治，以达到调整月经周期节律和恢复排卵的目的。调周法各阶段用药的原则为：行经期着重活血调经，有利经血排出；经后期着重补益肝肾，固护阴血，促进卵泡发育成熟和子宫内膜修复；经间期着重重阴转阳，促进排卵；经前期着重补肾助阳，维持黄体功能。一般连续治疗3～6个周期，可逐渐建立规律的月经周期，恢复排卵功能。临床运用调周法时，应根据患者的证候与体质特点，辨病与辨证结合，因人、因证、因时制宜，以补肾、养肝、扶脾和宁心安神为治疗大法，调周以治本。

（3）确定复旧的目标

治疗崩漏还应结合患者的年龄与生育情况来确定治疗所要达到的最终目标。如治疗青春期崩漏的目标是使肾气充盛，冲任气血充沛，逐渐建立规律的月经周期；治疗育龄期崩漏的目标是使肾气平均，肝肾精血旺盛，阴阳平衡，恢复卵巢排卵功能与月经的周期，保持生殖功能正常；治疗围绝经期崩漏的目标则是重在控制出血，补益脾气固摄经血，以后天养先天，促使肝肾、脾肾、心肾功能协调，恢复阴阳平衡，延缓衰老进程。

（二）月经不调

1. 治疗原则

治疗月经不调应以补肾健脾、疏肝理气、调理气血为主，同时应根据月经周期各阶段阴阳气血的变化规律而灵活用药。

2. 分型论治

（1）肾气虚证

主要证候：周期延长，量少，色淡红，质清稀，或小腹绵绵作痛；或头晕眼花，心悸少寐，面色苍白或萎黄；舌质淡红，苔薄，脉细弱。

证候分析：营血亏虚，冲任不充，血海不能如期满溢，故月经周期延后；营血不足，血海虽满而所溢不多，故经量少；血虚赤色不足，精微不充故经色淡红，经质清稀；血虚胞脉失养，故小腹绵绵作痛；血虚不能上荣头面，故头晕眼花，面色苍白或萎黄；血虚不能养心，故心悸少寐；舌淡，苔薄，脉细弱为血虚之征。

治法：补血填精，益气调经。

代表方：大补元煎（《景岳全书》）。

常用药：人参、山药、熟地黄、杜仲、当归、山茱萸、枸杞子、炙甘草。

大补元煎原方治男、妇气血大坏，精神失守等证。方中人参大补元气为君，气生则血长；

山药、甘草补脾气，佐人参以滋生化之源；当归养血活血调经；熟地黄、枸杞子、山萸肉、杜仲滋肝肾，益精血，乃补血贵在滋水之意。诸药合用，大补元气，益精养血。

（2）脾气虚证

主要证候：月经提前，或经量多，色淡红，质清稀；神疲肢倦，气短懒言，小腹空坠，纳少便溏；舌淡红，苔薄白，脉细弱。

证候分析：脾主中气而统血，脾气虚弱，统血无权，冲任不固，故月经提前而量多；气虚火衰，血失温煦，则经色淡，质清稀；脾虚中气不足，故神疲肢倦，气短懒言，小腹空坠；运化失职，则纳少便溏；舌淡红，苔薄白，脉细弱均为脾虚之征。

治法：补脾益气，摄血调经。

代表方：补中益气汤（《脾胃论》）。

常用药：人参、黄芪、甘草、当归、陈皮、升麻、柴胡、白术。

补中益气汤原方治饮食劳倦所伤，始为热中之证。本方以人参、黄芪益气为君药；白术、甘草健脾补中为臣药；当归补血，陈皮理气为佐药；升麻、柴胡升阳为使药。共奏补中益气，升阳举陷，摄血归经之效，使月经自调。

（3）虚热证

主要证候：经期提前，量少或量多，色红，质稠；或伴两颧潮红，手足心热，咽干口燥；舌红，苔少，脉细数。

证候分析：阴虚内热，热扰冲任，冲任不固，经血妄行，故月经提前；阴虚血少，冲任不足，故经血量少；若虚热伤络，血受热迫，经量可增多；血为热灼，故经色红而质稠；虚热上浮则两颧潮红，虚热伤阴则手足心热，咽干口燥；舌红，苔少，脉细数，均为阴虚内热之征。

治法：养阴清热调经。

代表方：两地汤（《傅青主女科》）。

常用药：生地黄、地骨皮、玄参、麦冬、阿胶、白芍。

两地汤原方治月经先期、量少，属火热而水不足者。方中生地黄、玄参、麦冬养阴滋液，壮水以制火；地骨皮清虚热，泻肾火；阿胶滋阴补血；白芍养血敛阴。全方重在滋阴壮水，水足则火自平，阴复而阳自秘，则经行如期。

（4）血虚证

主要证候：经期错后，量少，色淡质稀，头晕眼花，心悸失眠，皮肤不润，面色苍白或萎黄。舌淡，苔薄，脉细无力。

治法：补血益气调经。

代表方：人参养荣汤（《太平惠民和剂局方》）。

常用药：人参、白术、茯苓、炙甘草、当归、白芍、熟地黄、肉桂心、黄芪、五味子、远志、陈皮、生姜、大枣。

人参养荣汤原方治心脾气血两虚证。方中熟地黄、当归、白芍，为养血之品。人参、黄芪、茯苓、白术、甘草、陈皮，为补气之品，血不足而补其气，此阳生则阴长之义。且人参、黄芪补益肺气。甘草、陈皮、茯苓、白术健脾。当归、白芍养肝。熟地黄滋肾。远志能通肾气上达于心。肉桂心能导诸药入营生血。五脏交养互益，故能统治诸病，而其要则归于养荣也。

（5）肝郁证

主要证候：经行或先或后，经量或多或少，色暗红，有血块；或经行不畅，胸胁、乳房、少腹胀痛，精神郁闷，时欲太息，嗳气食少；舌苔薄白或薄黄，脉弦。

证候分析：肝郁气结，气机逆乱，冲任失司，血海蓄溢失常，故月经或先或后，经血或多或少；肝气郁滞气机不畅，经脉不利，故经行不畅，色暗有块；肝郁气滞，经脉涩滞，故胸胁、乳房、少腹胀痛；气机不利，故精神郁闷，时欲太息；肝强侮脾，脾气不舒，失于健运，故嗳气食少；苔薄黄，脉弦，为肝郁之征。

治法：疏肝解郁，和血调经。

代表方：逍遥散（《太平惠民和剂局方》）。

常用药：柴胡、当归、白芍、白术、茯苓、甘草、薄荷、炮姜。

方中柴胡疏肝解郁，薄荷助柴胡疏肝；当归、白芍养血柔肝；白术、茯苓、甘草健脾和中；炮姜温胃行气。全方重在疏肝理脾，肝气得舒，脾气健运，则经自调。

（6）血瘀证

主要证候：经行时间延长，量或多或少，经色紫暗，有块；经行小腹疼痛，拒按；舌质紫暗或有瘀点，脉弦涩。

证候分析：瘀血阻于冲任，新血难安，故经行时间延长，量或多或少；瘀阻冲任，气血运行不畅，不通则痛，故经行小腹疼痛拒按，经色紫暗，有块；舌暗或有瘀点，脉涩亦为血瘀之征。

治法：活血祛瘀，理冲止血。

代表方：桃红四物汤（《医宗金鉴》）合失笑散（《太平惠民和剂局方》）。

常用药：当归、熟地黄、白芍、川芎、桃仁、红花。

失笑散：五灵脂、蒲黄。

方中桃红四物汤养血活血祛瘀；失笑散祛瘀止痛止血。全方共奏活血化瘀止血之功。

（7）血寒证

主要证候：月经周期延后，量少，色暗有块，小腹冷痛拒按，得热痛减；畏寒肢冷，或面色青白；舌质淡暗，苔白，脉沉紧。

证候分析：外感寒邪，或过食寒凉，血为寒凝，冲任滞涩，血海不能按时满溢，故周期延后，量少；寒凝冲任，故经色暗有块；寒邪客于胞中，气血运行不畅，故小腹冷痛；得热后气血稍通，故小腹痛减；寒邪阻滞于内，阳不外达则畏寒肢冷，面色青白；舌淡暗，苔白，脉沉紧均为实寒之征。

治法：温经散寒，活血调经。

代表方：温经汤（《妇人大全良方》）。

常用药：当归、川芎、白芍、肉桂心、牡丹皮、莪术、人参、甘草、牛膝。

温经汤原方治经道不通，绕脐寒疝痛彻，其脉沉紧者。方中肉桂心温经散寒，当归、川芎活血调经，三药配伍有温经散寒调经的作用；人参甘温补气，助肉桂心通阳散寒；莪术、牡丹皮、牛膝活血祛瘀；白芍、甘草缓急止痛。全方共奏温经散寒，活血祛瘀，益气通阳调经之效。

（8）血热证

主要证候：经来先期，量多，色深红或紫红，质黏稠；或伴心烦，面红口干，小便短黄，大便燥结；舌质红，苔黄，脉数或滑数。

证候分析：阳盛则热，热扰冲任、胞宫，冲任不固，经血妄行，故月经提前来潮、经量增多；血为热灼，故经色深红或紫红，质黏稠；热邪扰心则心烦、面赤；热甚伤津则口干，小便黄，大便燥；舌红，苔黄，脉数，均为热盛于里之象。

治法：清热凉血调经。

代表方：清经散（《傅青主女科》）。

常用药：牡丹皮、地骨皮、白芍、熟地黄、青蒿、黄柏、茯苓。

清经散原方治月经先期量多者。方中牡丹皮、青蒿、黄柏清热泻火凉血；地骨皮、熟地黄清血热而滋肾水；白芍养血敛阴；茯苓行水泻热。全方清热泻火，凉血养阴，使热去而阴不伤，血安则经自调。

（9）湿热证

主要证候：经间期出现少量阴道流血，色深红，质稠，可见白带中夹血，或赤白带下，腰骶酸楚；或下腹时痛，神疲乏力，胸胁满闷，口苦纳呆，小便短赤；舌红，苔黄腻，脉濡或滑数。

证候分析：湿邪阻于冲任胞络之间，蕴蒸生热，得经间期重阴转阳，阳气内动，引动内蕴之湿热，而扰动冲任血海，影响固藏，而见阴道出血，湿热与血搏结，故血色深红，质稠，湿热搏结，瘀滞不通，则下腹时痛；湿热蕴蒸，故口苦纳呆；湿邪阻络，故胸胁满闷；舌红，苔黄腻，脉濡或滑数，均为湿热之象。

治法：清利湿热，固冲止血。

代表方：清肝止淋汤（《傅青主女科》）去阿胶、红枣，加小蓟、茯苓。

常用药：白芍、当归、生地黄、阿胶、粉丹皮、黄柏、牛膝、红枣、香附、小黑豆。

方中白芍、当归、阿胶、小黑豆养血补肝；生地黄、粉丹皮凉血清肝；黄柏、牛膝清利湿热；香附理气调血。配合同用，使血旺而火自抑，火退则赤带自愈。

（10）痰湿证

主要证候：月经后期，量少，经血夹杂黏液；形体肥胖，脘闷呕恶，腹满便溏，带下量多；舌淡胖，苔白腻，脉滑。

证候分析：痰湿内盛，滞于冲任，气血运行不畅，血海不能如期满溢，故经期错后，量少，色淡，质黏，痰湿下注胞宫则经血夹杂黏液；痰湿阻于中焦，气机升降失常，则脘闷恶心；痰湿壅阻，脾失健运，则形体肥胖、腹满便溏；痰湿流注下焦，损伤任带二脉，带脉失约，故带下量多；舌淡胖，苔白腻，脉滑均为痰湿之征。

治法：燥湿化痰，理气调经。

代表方：苍附导痰丸（《叶天士女科全书》）。

常用药：茯苓、半夏、陈皮、甘草、苍术、香附、南星、枳壳、生姜、神曲。

方中二陈汤化痰燥湿，和胃健脾；苍术燥湿健脾；香附、枳壳理气行滞；南星燥湿化痰；神曲、生姜健脾和胃，温中化痰。全方有燥湿健脾，化痰调经之功。

3. 针灸疗法

临床研究表明，针灸治疗可以调节下丘脑-垂体-卵巢轴功能，有效调理月经周期，积极止血，且其长期疗效明显，安全无不良反应，从而治疗多种与女性相关的月经疾病及生殖疾病。

针灸治疗可基于女性月经周期的气血阴阳消长变化特点进行选穴。经后期阴长阳消，机体血海空虚，此期胞宫只藏不泻，治疗当健脾养阴，兼以助阳，多选用脾经及其他阴经的穴位，加之少量阳经之穴，采用补法，穴取血海、三阴交、太溪、关元、气海、足三里、章门；经间期重阴转阳，机体阴阳状态由极阴转化为阳，治疗当因势利导，以利机体排卵，以健脾行气、温煦经脉为主，多选用脾经、肝经及背部之穴位，采用平补平泻法，穴取太冲、合谷、腰阳关、膈俞、肝俞、三阴交、脾俞；经前期阳长阴消，胞宫气血蓄积，此期阳长尚需气的温煦推动，治疗当健脾助阳，兼养阴血，以使阳生至极，多选用脾经、督脉及阳经的穴位，治疗采用补法，穴取百会、肾俞、腰阳关、膈俞、三阴交、足三里、公孙；行经期重阳转阴，体内阴阳俱盛，其盛由经血而消减，不予针灸。

七、康 复 疗 法

（一）灸法

1）治法：调理冲任，固崩止漏。以任脉及足太阴经穴为主。

2）主穴：关元、三阴交、隐白。

3）配穴：血热配血海、行间、曲池；血瘀配血海、太冲；脾虚配脾俞、足三里；肾阳虚配肾俞、命门；肾阴虚配肾俞、太溪。

（二）生活习惯调理

1. 生活起居护理的基本原则

顺应自然、平衡阴阳、起居有常、劳逸适度、形神供养。

2. 饮食调护及辨证施膳原则

1）饮食有节、按时定量。

2）调和四气、谨和无味。

3）饮食清淡、吃忌厚味。

4）卫生清洁、习惯良好。

5）辨证施食、相因相宜。

6）辨药施食、特殊忌口。

7）因人施食、因时施食。

（三）心理治疗

女性较容易受各种因素影响致心理失衡。当处于愤怒、抑郁、悲伤、恐惧时，机体则通过心理-神经-内分泌-免疫系统进行调整，有人研究表明 70％～80％功能失调性子宫出血患者有情绪障碍和性生活问题。

因此保持良好心态也是很重要的，中医认为情绪紧张，工作压力大等状况就非常容易伤及肝气，导致肝气郁结或者是肝阳上亢，从而导致月经失调，内分泌失调，甚至不孕症的发生。崩漏患者易出现烦躁、忧郁、恐惧心理，应加强情志护理，多关心体贴、安慰患者。针对患者不同的心理特点，讲解疾病的相关知识，在病情有变化时要耐心解释，消除其不良的思想顾虑和恐惧，树立信心，安心静养，积极配合治疗和护理，以利脏腑、气血功能的恢复。

此外，适当运动、氧疗、刮痧等方式也可以作为康复疗法，提高疗效。

（李　娜）

第五章

子宫内膜异位症与子宫腺肌病

子宫内膜异位症（endometriosis，EMT）简称内异症，是指子宫内膜组织（腺体和间质）出现在子宫体以外的部位。异位内膜可侵犯全身任何部位，但绝大数位于盆腔器官和壁腹膜，以卵巢、宫骶韧带最常见，其次为子宫及其他脏腹膜、阴道直肠隔等部位，故有盆腔子宫内膜异位症之称。

卵巢型子宫内膜异位症形成囊肿者，陈旧性的血液聚集在囊内形成咖啡色黏稠液体，似巧克力样，称为卵巢子宫内膜异位症（俗称"巧克力囊肿"）。卵巢是最易被异位内膜侵犯的器官，约80%病变累及一侧，约50%累及双侧。生育期是内异症的高发时段，本病多发于25～45岁。发病率为10%～15%，是常见的妇产科疾病。

子宫腺肌病是指子宫内膜腺体及间质侵入子宫肌层中，伴随周围肌层细胞的代偿性肥大和增生，形成弥漫性病变或局限性病变的一种良性疾病。少数子宫内膜在子宫肌层中呈局限性生长形成结节或团块，称为子宫腺肌瘤、子宫腺肌病。多发于30～50岁经产妇，约15%同时合并内异症，约半数患者合并子宫肌瘤。子宫腺肌病与内异症病因不同，但均受女性体内雌激素的调节。

中医学古籍中没有"子宫内膜异位症"及"子宫腺肌病"的病名记载，根据其临床表现，可归属在"痛经""月经过多""经期延长""癥瘕""不孕症"等病证中。

一、病因病机

（一）西医病因病机

1. 种植学说

（1）经血逆流

该学说由 Sampson 于 1921 年提出，经期脱落的子宫内膜腺上皮与间质细胞，可随经血通过输卵管逆流至盆腔内，种植在邻近腹膜及卵巢表面，并在此处继续生长、蔓延，形成盆腔内异症。临床中，任何使经血排出受阻的原因，如先天性阴道闭锁、处女膜闭锁、宫颈狭窄或粘连等均可导致经血的逆流，增加内异症发病的概率。

（2）经淋巴及静脉播散

子宫内膜也可以通过淋巴及静脉向远处播散，发生异位种植。

（3）医源性种植

剖宫产术后腹壁切口或分娩后会阴切口会出现内异症，可能是手术时将子宫内膜带至切口直接种植所致。

2. 体腔上皮化生学说

卵巢表面上皮、盆腔腹膜均由胚胎期具有高度化生潜能的体腔上皮分化而来，在受到持续卵巢激素或经血及慢性炎症反复刺激后，这些组织被激活，并转化为子宫内膜组织。

3. 诱导学说

未分化的腹膜组织在内源性生物化学因素诱导下，可以发展成为子宫内膜组织，其释放的某些物质，可促使子宫内膜异位组织产生。

4. 其他因素有关学说

（1）遗传因素

内异症和子宫腺肌病具有一定的家族聚集性，某些患者的发病可能与遗传有关。

（2）免疫与炎症因素

免疫调节异常在内异症的发生和发展环节中起到重要作用。腹腔内免疫活性细胞有一定的免疫应答能力和清除能力，面对逆流入盆腔的子宫内膜细胞，若机体免疫能力降低，失去清除能力，即可发生内异症。

（3）内分泌因素

内异症和子宫腺肌病是激素依赖性疾病。异位内膜同在位子宫内膜一样，有 ER（雌激素受体）、PR（孕激素受体）。而异位内膜的 ER 与 PR 含量、变化周期与在位内膜不同，这可能致异位内膜的发育与在位内膜不同步，使患者的月经出现异常。

（二）中医病因病机

异位内膜在女性激素周期性作用下脱落出血，即为"离经之血"。此血及脱落之内膜不能排出体外或及时吸收化解，即成瘀血，血液流通受阻留结于下腹，阻滞冲任、胞宫、胞脉、胞络而发病。现代中医学家对内异症研究日趋深入，认为血瘀是本病的最基本病机。本病常见病因为气滞、气虚、寒凝、湿热、痰瘀、肾虚和手术损伤。

本病病机多为气滞则血瘀，瘀血停留胞宫、胞脉；虚则无力运血，冲任气血运行迟滞；寒湿邪气直入冲任胞脉，寒主收引，湿阻气机；湿热与经血相搏结，阻滞于经脉；痰浊内生，与离经之血相搏，痰瘀互结；肾虚血瘀；直接损伤子宫胞脉，余血内流，离经之血蓄于胞中而留瘀。内异症病位多在下焦，涉及脏腑多为肾、肝、脾，病变本质则多本虚标实。

1. 气滞血瘀

育龄期妇女，容易情志内伤，肝气郁结，气机阻滞，气滞则血瘀，瘀血停留胞宫、胞脉，经行之际，血不下行，留结于下腹，瘀阻冲任，不通则痛，故可致内异症的发生，故而见经行腹痛或持续性下腹疼痛。

2. 寒凝血瘀

妇女若在经期或产后淋雨、感寒，或过食生冷等，感受寒湿之邪，则寒湿邪气直入冲任胞脉，寒主收引，湿阻气机，则致血瘀。异位内膜周期性出血为"离经之血"，蓄于胞宫和胞脉，瘀血阻滞，离经之血流通受阻，不通则痛而出现痛经；寒邪客于冲任，与血相搏，气血凝滞不畅而发病。

3. 湿热瘀阻

患者素有湿热内蕴，或经期、产后摄生不慎感受湿热之邪，稽留于冲任，蕴结于胞中，与血相搏，阻滞气血，热壅血瘀，"不通则痛"，瘀热阻于冲任而发病。

4. 气虚血瘀

患者素体脾虚，或因饮食、劳倦、思虑所伤，或大病久病耗气，气虚运血无力而发病。

5. 肾虚血瘀

肾主月经和生殖，由于异位的子宫内膜受卵巢激素周期性变化的影响，先天不足，或后天损伤，大病久病，房劳多产，损伤肾气，肾阳不足则血失温煦，运行迟滞，肾阴不足，虚火内生，热灼血瘀，瘀血结于胞宫而发病。再加之异位病灶多在胞脉、子宫下焦，病程日久，更伤及肾，出现肾虚血瘀之腰膝酸软、痛经、月经不调、癥瘕、不孕症等本虚标实之证。

6. 痰瘀互结

外感湿邪，水湿停聚冲任胞脉、胞宫，素有痰湿内蕴，或肝旺克脾，脾阳不振，饮食不节，脾失健运，水湿不化，凝而为痰，痰浊内生，与离经之血相搏，痰瘀互结，凝滞气血，痰湿瘀结，积聚不散，壅滞冲任而发病。

7. 手术所致

妇女的堕胎、小产、人工流产、上（取）节育环、剖宫产等手术，均可直接损伤子宫胞脉，余血内流，离经之血蓄于胞中而留瘀，瘀血留结于下腹，阻滞冲任胞脉而发病。

二、诊　断

（一）内异症

1. 病史

注意月经史、孕产史，询问有无生殖器炎症和生殖器肿瘤病史，有无使用避孕药物、宫内节育器及输卵管结扎术史，或有无不孕史，或有无剖宫产、人工流产术等手术史。

2. 症状

（1）下腹痛和痛经

本病表现为继发性、进行性加剧的痛经，表现为疼痛固定不移，且多随局部病变加重而逐年加剧，多位于下腹深部和腰骶部，可放射至会阴、肛门或大腿内侧。常于月经来潮前 1～2天开始，经期第 1 天最剧，之后逐渐减轻。若子宫直肠凹陷及子宫骶骨韧带有病灶时可伴有性交痛、肛门坠胀感，经期加剧。疼痛程度与病灶大小不一定成正比，病变粘连严重的如较大的卵巢巧克力囊肿患者可能疼痛较轻甚至无疼痛，盆腔内小的散在腹膜小结节病灶甚至可导致剧烈疼痛。偶有周期性腹痛出现稍晚而与月经不同步者。少数晚期患者自诉长期下腹痛，至经期更剧。若卵巢内膜异位囊肿破裂时，可引起突发性剧烈腹痛，伴恶心、呕吐和肛门坠胀。

（2）月经异常

15%～30%本病患者有经量增多、经期延长、月经淋漓不净或经前期点滴出血的表现。这可能与卵巢实质病变、无排卵、黄体功能不足、合并有子宫腺肌病或子宫肌瘤有关。

（3）不孕

50%的患者伴有原发或继发性不孕。内异症患者妊娠亦有约40%发生自然流产。

（4）性交不适

本病因直肠子宫陷凹有异位病灶或因局部粘连使子宫后倾固定，性交时引起疼痛，一般表现为深部性交痛，月经来潮前性交痛最明显。发生率约为30%。

（5）其他特殊症状

盆腔外任何部位有异位内膜种植灶均可在局部出现周期性疼痛、出血或经期肿块明显增大，月经过后又缩小。肠道内异症可见腹痛、腹泻或便秘，甚至周期性少量便血，严重者可因肿块压迫肠腔而出现肠梗阻症状。膀胱内异症可在经期出现尿痛、尿频和血尿，但多被痛经症状掩盖而被忽视。呼吸道内异症可见经期咯血及气胸。瘢痕内异症可见瘢痕处结节于经期增大，疼痛加重。异位病灶侵犯和（或）压迫输尿管时，引起输尿管狭窄、阻塞，出现腰痛和血尿，甚至形成肾盂积水和继发性肾萎缩。手术瘢痕内异症结节经期包块增大，疼痛加剧。

3. 体征

巨大的卵巢子宫内膜异位囊肿可在腹部扪及囊块，囊肿破裂时可出现腹膜刺激征，而一般腹部检查均无明显异常。

4. 检查

（1）妇科检查

本病子宫多后倾固定，宫颈后上方、子宫后壁、宫骶韧带或子宫直肠陷凹处可扪及硬性触痛性结节，一侧或双侧附件触及囊实性肿块，活动度差，有轻压痛。

（2）辅助检查

a. 血液检查：血清CA125、人附睾蛋白4（HE4）值测定可提高内异症的诊断率，并可作为药物疗效评价的指标。血清CA125值可能升高，重症患者升高得更为明显。

b. 影像学检查：B超检查有助于发现盆腔或其他部位病变，了解病灶位置、大小和形状，对诊断卵巢内膜异位囊肿和膀胱内异症、直肠内异症有重要意义，其具有很强诊断敏感性和特异性。

c. 腹腔镜检查：是目前内异症诊断的金标准。除了阴道或其他部位的肉眼可见的病灶外，腹腔镜检查是确诊盆腔内异症的标准方法。

（二）子宫腺肌病

1. 病史

注意月经史、孕产史，有无月经量多、进行性加剧的痛经病史，询问有无生殖器炎症或多次妊娠、反复宫腔操作、分娩时子宫壁创伤和慢性子宫内膜炎病史。

2. 症状

本病主要表现为经量增多和经期延长，以及逐渐加剧的进行性痛经，部位多位于下腹正中，经前或经后某一固定时间内下腹疼痛、腰骶不适进行性加剧，至月经结束。

3. 检查

（1）妇科检查

本病可触及子宫呈均匀性增大或表面不规则、有局限性结节隆起，质硬有压痛，经期子宫增大，压痛尤为明显，月经后可缩小；合并内异症时子宫活动度较差。后穹窿、子宫骶骨韧带或子宫峡部有触痛性结节；附件活动度差与周围组织关系密切。合并子宫肌瘤时，则依肌瘤的大小、数目、部位而异。双附件无明显异常。

（2）辅助检查

a. 血液检查：血清 CA125、EMAb 值测定可协助诊断子宫腺肌病。子宫腺肌病患者的血清 CA125 值升高，多由异位灶及子宫内膜上皮细胞共同分泌增加所致。多数研究表明，随着子宫腺肌病的加重，CA125 抗原浓度值升高及临床症状会明显加重。EMAb 是内异症的标志抗体，患者血液中检测出该抗体，表明体内有异位内膜刺激及免疫内环境改变。

b. 影像学检查：盆腔 B 超和 MRI 检查有助于子宫腺肌病的诊断及鉴别。

三、鉴　别　诊　断

内异症主要与原发性痛经、盆腔炎性包块、卵巢恶性肿瘤、子宫腺肌病和子宫肌瘤相鉴别（表 5-1）。

表 5-1　内异症的鉴别诊断

病证	病史及主症	妇科检查	辅助检查
内异症	有继发性、进行性加剧的痛经史，放射至阴道、会阴、肛门或大腿内侧，可伴性交痛、肛门坠胀感。	子宫正常或稍大，多后倾固定，可触及包块，不活动。	影像学检查可见一侧或双侧附件包块。
子宫腺肌病	可合并内异症，痛经症状与内异症相似，但多位于下腹正中且更剧烈。	子宫呈球形增大，质硬，经期触痛。	影像学检查和腹腔镜检查可助鉴别。
原发性痛经	经行小腹疼痛，呈阵发性、痉挛性或胀痛下坠感，常于 1～2 天内消失。	可无阳性体征。	影像学检查无异常。
子宫肌瘤	表现为月经量多，一般无明显痛经及进行性加剧的腹痛史，可有压迫症状。	子宫增大或有不规则突出，浆膜下肌瘤可扪及肌瘤质硬、活动，表面光滑。	影像学检查肌瘤结节为边界清晰的局限性低回声区。但部分子宫腺肌病患者可合并子宫肌瘤。
卵巢恶性肿瘤	早期无症状但病情发展迅速，腹痛、腹胀为持续性，与月经周期无关，患者一般情况差。	除扪及盆腔内包块外，常有腹水。凡诊断不明确时应尽早剖腹探查。	影像学提示：包块以实性或混合性居多，形态多不规则。血 CA125 值多大于 200U/L。
盆腔炎性包块	多有盆腔炎性疾病反复发作史，疼痛无周期性，平时亦有下腹部隐痛，可伴有发热和白细胞增高等。抗炎治疗有效。	子宫活动度差，附件区可扪及边界不清包块，有压痛。	血常规：白细胞增高及 C 反应蛋白增高。

四、西　医　治　疗

（一）一般治疗

若患者病变、症状轻微或没有明显症状，鼓励妊娠和辅助助孕技术是对患者最好的期待治疗。

（二）药物治疗

1. 假孕疗法

长期口服避孕药或单一运用高效孕激素，可造成类似妊娠的高效孕激素状态，此疗法为人工闭经。该机制是通过抑制垂体促性腺激素释放，并直接作用于子宫内膜及异位内膜，致使内膜蜕膜化和萎缩来发挥作用。

2. 假绝经疗法

达那唑与孕三烯酮（内美通）为假绝经疗法的常用药物。二者为雄激素衍生物，具有轻度雄激素的作用，可阻断促性腺激素的释放，增加游离睾酮水平，促使子宫内膜萎缩而最终出现闭经，即假绝经疗法。

3. 促性腺激素释放激素激动剂（GnRH-a）

它是当前公认的治疗内异症最有效的药物，其同体内 GnRH 作用相同，但活性却较天然 GnRH 高出百倍。GnRH-a 通过对垂体的负调节，减少垂体促性腺激素的分泌，造成卵巢低激素水平和暂时闭经，亦被称作"药物性卵巢切除"。

4. 孕激素受体拮抗剂

米非司酮具有较强的抗孕激素作用，可以造成闭经，使内异病灶萎缩，副作用较轻，无雌激素样影响和骨质丢失风险，但是长期疗效有待证实。

（三）手术治疗

在内异症和子宫腺肌病的治疗中，手术治疗疗效稳定，预后良好，术中可明确病灶的范围和性质。手术目的是切除病灶、恢复解剖关系。

（四）手术联合药物治疗

内异症手术方式应根据年龄、症状、期别、生育情况和患者的愿望而选择，手术方式分为保守性手术、半根治性手术、根治性手术和辅助性手术等。术前、术后联合药物治疗原则为手术前给予药物缩小病灶，软化组织，降低异位内膜活性，避免术中医源性播散。术后给予药物巩固治疗，易于消除残留病灶，降低术后复发率。

五、中医辨证论治

（一）辨证要点

应根据疼痛发生的时间、性质、部位、程度、伴随症状、体征，结合月经的量、色、质以及舌脉辨别寒热虚实。一般痛在经前多属实，痛在经后多属虚。本病以实证居多，虚证较少，也有虚实夹杂者，临证需仔细区分辨别。辨虚实，胀甚于痛者多为气滞疼痛多为实证，隐痛多为虚痛；不通则痛，拒按者，多为实证；痛经时喜揉喜按者多为虚证。辨寒热，寒邪、湿邪入侵，损伤机体的阳气，导致胞脉气血凝滞阻塞，不通则痛，从而引起痛经，多属寒；血瘀且病程较长，易瘀久化热，或长时间气郁，五志化火，或热邪入侵，热灼血脉，瘀热蕴藏于体内，热瘀相互纠结，不通则痛，从而引起痛经，多属热。

不同的病因可以引起气虚、寒凝、气滞、肾虚等不同的证型，但最终均可以形成血瘀的病理状态。因此，本病治疗以活血化瘀为总则，根据辨证结果，分别佐以理气行滞、温经散寒、清热除湿、补气养血、补肾、化痰等治法。结合病程长短及体质强弱决定祛邪扶正之先后，病程短，体质较强，属实证，以祛邪为主；病程较长，体质较弱，多为虚实夹杂证，或先祛邪后扶正，或先扶正后祛邪，亦可扶正祛邪并用。还应结合月经周期不同阶段治疗，一般经前宜行气活血，经期以理气止痛、活血祛瘀为主，经后兼顾正气，在健脾补肾的基础上活血化瘀。同时注意辨病与辨证相结合，以痛经为主者重在祛瘀止痛；月经不调或不孕者要配合调经、助孕；伴癥瘕结块者，要散结消癥。

（二）证治分型

1. 气滞血瘀证

主要证候：经前或经期小腹胀痛或刺痛，拒按，甚或前后阴坠胀欲便，经行量或多或少，或行经时间延长，色暗有血块，块下而痛稍减，盆腔有包块或结节；经前心烦易怒，胸胁乳房胀痛，口干便结；舌紫暗或有瘀斑瘀点，苔薄白，脉弦涩。

证候分析：素性抑郁，肝失条达，气血郁滞，冲任二脉不利导致经血不畅，不通则痛，故经前或经期小腹胀痛或刺痛；肝郁气滞，入络不畅，故乳胀胸闷；舌脉均为血瘀之象。

治法：理气活血，化瘀止痛。

代表方：膈下逐瘀汤（《医林改错》）。

常用药：当归、川芎、赤芍、牡丹皮、桃仁、红花、五灵脂、香附、乌药、枳壳、延胡索、甘草。

方中重用赤芍、川芎逐瘀破结；配延胡索、五灵脂加强化瘀止痛之功；枳壳、香附、乌药疏肝理气止痛，使气行则血行。

2. 寒凝血瘀证

主要证候：经前或经期小腹冷痛或绞痛，拒按，得热痛减，经行量少，色紫暗有块，或经血淋漓不净，或见月经延后，盆腔有包块或结节；形寒肢冷，或大便不实；舌淡胖而紫暗，有瘀斑瘀点，苔白，脉沉迟而涩。

证候分析：寒邪凝滞于胞宫、冲任，导致气血运行受阻，故经前或经期小腹冷痛或绞痛且拒按；寒得热则化，血行渐畅，故得热痛减；寒凝血瘀，冲任不调则月经延后，经色暗有块；寒邪盛于内，阳气被遏，则形寒肢冷；舌脉均为寒凝血瘀之象。

治法：温经散寒，化瘀止痛。

代表方：少腹逐瘀汤（《医林改错》）。

常用药：当归、川芎、赤芍、延胡索、没药、五灵脂、蒲黄、小茴香、干姜、官桂。

方中当归、川芎、赤芍、延胡索、没药、五灵脂、蒲黄行气活血，化瘀止痛；小茴香、干姜、官桂温暖冲任，通阳止痛，使血得热则行，血行瘀去而痛止。

3. 湿热瘀阻证

主要证候：经前或经期小腹灼热疼痛，拒按，得热痛增，月经量多，色红质稠，有血块或经血淋漓不净，盆腔有包块或结节，带下量多，色黄质黏，味臭；身热口渴，头身肢体沉重刺痛，或伴腰部胀痛，小便不利，便溏不爽；舌质紫红，苔黄而腻，脉滑数或涩。

证候分析：湿热之邪，盘踞冲任、胞宫，气血失畅，湿热与血热胶结，故小腹灼热疼痛；湿热扰血，故血稠有块；湿热壅遏下焦，稽留难祛，则带下量多色黄，便溏不爽；舌脉均为湿热瘀阻之象。

治法：清热除湿，化瘀止痛。

代表方：清热调血汤（《古今医鉴》）加败酱草、红藤。

常用药：当归、川芎、生地黄、白芍、桃仁、红花、延胡索、莪术、牡丹皮、香附、黄连、败酱草、红藤。

方中当归、川芎、生地黄、白芍养血和血；桃仁、红花、延胡索、莪术、牡丹皮祛瘀通经止痛；配伍香附行气调经止痛；黄连清热泻火；加败酱草、红藤清热解毒，活血行瘀。

4. 气虚血瘀证

主要证候：经期腹痛，肛门坠胀不适，经量或多或少，或经期延长，色暗淡，质稀或夹血块，盆腔有结节或包块；面色淡而晦暗，神疲乏力，少气懒言，纳差便溏；舌淡胖边尖有瘀斑，苔薄白，脉沉涩。

证候分析：素体虚弱或久病伤正气，气不足则无力推动血行，渐成瘀血内阻，不通则痛，故经期腹痛，肛门坠胀；色暗淡、质稀或加夹血块乃气虚瘀血之象；气虚则见面淡而晦暗，神疲乏力，少气懒言；脾气亏虚则纳差便溏；舌脉均为气虚血瘀之象。

治法：益气活血，化瘀止痛。

代表方：血府逐瘀汤（《医林改错》）加党参、黄芪。

常用药：桃仁、红花、当归、生地黄、川芎、赤芍、柴胡、枳壳、甘草、桔梗、牛膝。

方中桃红四物汤活血化瘀养血；四逆散行气活血疏肝；桔梗开肺气，载药上行，合枳壳则升降上焦之气而宽胸；牛膝通利血脉，引血下行；加党参、黄芪补中益气。

5. 肾虚血瘀证

主要证候：经前或经期腹痛，月经先后不定期，经量或多或少，色暗有块，盆腔有结节或包块；腰膝酸软，腰脊刺痛，神疲肢倦，头晕耳鸣，面色晦暗，性欲减退，夜尿频；舌质暗淡，苔白，脉沉细涩。

证候分析：肾气亏损，无力推动血行，则血行迟滞，故经前或经期腹痛；腰为肾之外府，肾气虚故见腰膝酸软，气虚血瘀内阻见腰脊刺痛；肾开窍于耳，气虚则头晕耳鸣，面色晦暗；舌脉均为肾虚血瘀之象。

治法：补肾益气，活血化瘀。

代表方：归肾丸（《景岳全书》）加桃仁、生蒲黄。

常用药：熟地黄、枸杞子、山茱萸、菟丝子、杜仲、山药、茯苓、当归、桃仁、生蒲黄。

方中熟地黄补肾填精养血；枸杞子、山茱萸助熟地黄滋养肝肾，补益精血；菟丝子、杜仲既能滋肾阴而填精血，又可补肾气而助阳，还可强壮腰膝；山药、茯苓补脾益肾；当归补血调经；加桃仁、生蒲黄活血化瘀止血。

6. 痰瘀互结证

主要证候：经前或经期小腹痛，拒按，盆腔有包块或结节，月经量多，有血块，带下量多，色白质稠；形体肥胖，头晕，肢体沉重，胸闷纳呆，呕恶痰多；舌紫暗，或边尖有瘀斑，苔腻，脉弦滑或涩。

证候分析：痰瘀结于下腹，气血运行不畅，则腹痛拒按，经行有血块；痰湿下注，故带下量多质稠；脾肾阳气不足，故胸闷纳呆；舌脉均为痰瘀互结之象。

治法：化痰散结，活血化瘀。

代表方：苍附导痰丸（《叶天士女科全书》）加三棱、莪术。

常用药：苍术、香附、茯苓、陈皮、枳壳、生姜、神曲、胆南星、甘草、三棱、莪术。

方中苍术燥湿健脾；香附疏肝解郁，理气调经；茯苓渗湿健脾；陈皮、枳壳理气行滞，和胃化痰；生姜和胃；神曲消滞；胆南星燥湿化痰，甘草调和诸药；加三棱、莪术破血逐瘀，行气止痛。

（三）针灸疗法

针灸疗法即通过针刺或艾灸腧穴，以疏通经络气血，扶正祛邪，调节脏腑阴阳，达到治疗疾病的目的。因此在治疗妇产科疾病时具有改善微循环、调节内分泌、提高机体免疫力、分解粘连组织、消散包块、镇痛解痉等功效。

1. 毫针

内异症和子宫腺肌病属于久病耗气伤正，气血运行不畅，瘀血阻滞胞宫、冲任，治以通调冲任、调气活血，祛瘀止痛。主穴取公孙、列缺、三阴交、太冲、气海、归来、子宫。血瘀重者加血海、天枢，活血化瘀；血海擅长活血行血，为妇产科病证常用穴；天枢与三阴交、子宫配伍活血散瘀止痛力强。痰湿邪重者加阴陵泉、丰隆，利水祛痰；阴陵泉为健脾祛湿要穴，为水湿之患首选。"痰多宜向丰隆取"，丰隆为祛痰化痰第一要穴。体虚畏寒者加关元、足三里，健脾益肾、补气温阳；关元为元阴元阳交关之所，为强壮要穴，培肾固本、补益元气、调血暖宫；足三里为强壮要穴，健脾补气，可治一切虚证。痛达腰骶者加次髎，行气活血止痛；次髎为治疗痛经效穴，止痛力强，对经行腹痛剧烈的患者疗效显著。月经过多者加百会、地机；闭经者加双侧合谷、双侧内关。在针刺时，古人注意手法，"虚则补之，实则泻之"。对于虚实夹杂者，则采用补泻结合的方法。祖国医学主张用针刺法或艾灸法治疗本病，所选用的穴位以腹部局部取穴及背部、四肢的远部取穴为主。

2. 温针灸

艾灸内异症患者下腹部，可以通过艾草的芳香发散之力，渗透肌肤，祛邪通络，温经散寒止痛。艾灸下腹部诸穴位治疗内异症，此范围相当于在下腹部一个正方形，此范围覆盖了任脉、肾经、胃经下腹部的十六个腧穴，如任脉腧穴关元、三阴交、气海、中极，肾经腧穴肓俞、中注、四满、气穴，胃经腧穴天枢、水道、归来等十二个腧穴。取关元、中极、双侧天枢、足三里、三阴交、太冲，得气后点燃艾条插在针柄上，直到艾条燃尽。每日 1 次，15 日为 1 个周期，停针 2 日，循环 4 次为 1 个疗程。其中，艾灸天枢和关元，为治疗内异症和子宫腺肌病的要穴。关元，是足三阴与任脉之交会穴，又是三焦之气所生之处，艾灸关元具有补肾固元、补益元气、温经散寒、调血暖宫的作用；艾灸关元、气海，偏于补益，温煦肾阳，补气活血，散寒止痛，化湿祛痰，消瘀散结，温阳散寒以止痛，益气活血以消瘀，以达治标。天枢为胃经腧穴，为本经脉气所发，艾灸天枢有调中和胃、理气健脾、扶土化湿之功，同时温肾益气，推动血行以达治本，标本兼顾。中医学认为任脉起于胞宫，气海、关元、中极为任脉经穴，是足三阴经与任脉的交会穴，能温养冲任，是治经行腹痛、少腹疼痛的要穴，气海、水道、归来还可调理气血、通经止痛。借艾灸的温热之力刺激腧穴，不但可以起到治疗痛经的目的，且可以直达寒邪病所，使寒凝得散，瘀血得行，达到温阳散寒、活血止痛之功。

3. 耳针治疗

寒凝血瘀证者配耳穴肾、肾上腺，在操作上予耳穴埋点，隔日 1 次，两耳交替使用。痛经甚者取毫针刺法，中等刺激，每日 1 次。耳穴与脏腑经络关系密切，当针刺耳廓穴位时，能调节脏腑经络而治病。选耳穴中的内分泌、皮质下、肾穴等穴，可通过改善循环，调节内分泌及神经体液，对内异症及其引起的痛经起到治疗作用。

4. 药饼灸

中药磨成粉末与面粉混合形成药饼，将其放在穴位上，再用艾条或艾炷在药饼上熏烤，借助热力将药物的药力作用于穴位，起到治疗的作用。但在治疗内异症上一般作为辅助疗法起到增效作用。将制附子、鹿角霜、肉桂、乳没、五灵脂按比例打粉混匀调和，分别置于关元、命门，随针刺体位交替使用，缓解内异症疼痛效果明显。借助中药药饼温热力量在下腹部局部外敷，通过脏腑与经络相表里的关系，使药性由表入里，温经通络、化瘀止痛，达到促进病灶消散吸收的作用。

5. 刺络放血疗法

《黄帝内经》认为刺络可以泄热祛邪，以刺破皮肤出血治病。"络以通为用"，经络疏通，瘀血去，新血生，气血运行通畅，则疼痛之症自消。现代医学认为疼痛时局部组织受到创伤刺激，致使损伤细胞释放一些致痛物质，这些致痛物质作用于游离神经末梢，进而导致痛觉冲动的产生。刺络放血疗法起到"祛瘀生新"的作用，能够有效缓解腹痛。次髎及十七椎穴位于腰骶部，两穴分别与子宫和卵巢位置相邻，对于此处穴位进行点刺放血，可加强督脉诸阳温煦、推动作用，利于祛除寒邪，活血化瘀，胞宫温暖，瘀络得通，则疼痛自缓。

6. 穴位埋线疗法

穴位埋线是针灸疗法的一种发展，将可吸收的羊肠线或者蛋白线用埋线针埋置于选取的穴位，其长时间刺激穴位能够引起免疫反应，在治疗内异症时，选取相应穴位，既能达到针刺活血化瘀之功止痛，同时又维持长期刺激，还能加强疗效，其不仅镇痛效果好，还能够有效地改善患者的月经情况，降低血清 CA125 水平。

（四）中药外治法

古代医家治疗本病以外治为主的方法主要包括中药灌肠、热敷法、肚脐纳药、拔罐、阴道纳药等，中药外治可使药物直达病灶，以收速效。

口服药物治疗盆腔内散在的、浸润较深的异位病灶效果慢，由于直肠壁渗透作用好，可以采用清热解毒、活血化瘀、软坚散结的中药，通过灌肠给药的方式给药，可使药物逐渐渗透到邻近子宫后壁、直肠静脉，使盆腔脏器微循环得以改善。这些药物可直接改善内异症的盆腔内环境，促进局部血液循环，对平滑肌有松弛作用，达到化瘀散结、活血止痛的效果。药效不仅直达病灶，而且减轻了药物对胃肠道的刺激，且无明显不良反应。

热敷法：将桂枝、吴茱萸、当归、丹参、三棱、莪术、艾叶、乌药隔水蒸，然后热敷于下腹正中 15 分钟，每日治疗 1~2 次。该法可以直达病所，通过局部吸收，减少药物对胃肠的刺激，能够有效缓解内异症腹痛症状。

肚脐纳药：用蒲黄、血竭、乳香、没药、吴茱萸等药物于月经前 3 天开始，将诸药打粉，用醋或黄酒调为糊状或为膏状，纳入脐中，盖胶布固定，每日 1 次，经净即停药，3 个月为 1 个疗程，治疗内异症，收效甚好。

拔罐疗法：可取肾俞、命门、腰骶部及次髎，在操作上肾俞、命门留罐 10 分钟，腰骶部闪罐后，次髎留罐 10 分钟。

阴道纳药：对于有后穹窿结节或子宫直肠凹陷包块的内异症患者，可采用阴道纳药治疗。将钟乳石、乳香、没药、血竭、三棱、莪术各等份压面过筛成粉末，消毒备用，每次取粉末 5～10g，纳入阴道后穹窿处再用有尾部的棉球填塞，24 小时后再取出，每 3 日 1 次，于经净后开始，1 个月经周期为 1 个疗程，一般连用 2～4 个疗程。

六、康 复 治 疗

（一）心理治疗

内异症和子宫腺肌病可引起腹痛，是一种反复发作、逐渐加重的疾病，会严重影响妇女的身体健康和生活质量。研究发现，40%～60%慢性疼痛患者会因难以耐受疼痛而产生不良情绪反应，表现为睡眠障碍、焦虑状态及抑郁情绪。心理治疗可有效缓解内异症痛经患者紧张、焦虑、抑郁情绪。耐心倾听患者的述说，使其情感得以宣泄，通过通俗易懂的讲解，使患者认识到情绪变化与病情发生发展是密切相关的，从而舒缓紧张焦虑情绪，有利于患者疼痛缓解。指导患者丰富自己的业余生活，不要将过多的关注点放在疾病上。

（二）生活习惯调理

对患者病情进行全面准确的评估，配合中药及西药治疗，有效缓解和控制疼痛，满足患者的心理需求使其生活质量得以提高，是本病治疗的最终目的。痛经较重者，生活起居要规律，注意劳逸结合，身体力行，寒温适宜。应向患者宣传保健知识，提倡合理饮食，避免长期居住在阴暗、寒冷及潮湿地区，保持经期卫生。患者在日常生活中学会使用放松术，如听音乐、看书、运动等以转移或分散注意力，减轻疼痛。同时，鼓励家属给予内异症患者生活上的关心、体贴与精神上的安慰，增强其战胜疾病的信心。在调摄方面，加强饮食管理，给予易于消化而且营养丰富的食物，可以多食用牛奶、新鲜蔬菜、肉类、蛋类等食物。忌食辛辣刺激之品；血瘀患者忌食生冷酸涩性食物。

（三）运动

患者在应用药物及家庭康复治疗的同时，应选择适宜的运动疗法，如游泳、打球、慢跑、快走、跳绳、俯卧撑等，加强腰腹部肌肉锻炼及提高全身抵抗力。

（赵 颜）

第六章

多囊卵巢综合征

多囊卵巢综合征（polycystic ovary syndrome，PCOS）是青春期及育龄期女性最常见的妇科内分泌疾病之一，在育龄期妇女中的发病率为 6%～10%，占无排卵性不孕患者的 30%～60%，以持续无排卵、雄激素过多和胰岛素抵抗为主要特征并伴有生殖功能障碍及糖脂代谢异常。临床表现有月经紊乱、肥胖、多毛、痤疮、黑棘皮、不孕或孕后流产等，日久可致子宫内膜癌、心血管疾病、2 型糖尿病等疾病。患有 PCOS 的妊娠期妇女，其妊娠期糖尿病、妊娠高血压综合征、早产的风险发生率远高于健康女性。

中医学无此病名，根据其临床特征及表现，归属于"不孕症""月经过少""月经后期""闭经""癥瘕"等范畴。

一、病 因 病 机

（一）西医病因病机

1. 病因

本病病因至今尚未阐明，目前研究认为，可能是由于某些遗传基因与环境因素相互作用所致，使内分泌代谢功能紊乱，出现雄激素及雌酮过多，黄体生成素/卵泡刺激素（LH/FSH）值增大。产生这些变化可能的机制涉及：

（1）下丘脑-垂体-卵巢轴调节功能异常

由于垂体对促性腺激素释放激素（GnRH）敏感性增加，分泌过量 LH，刺激卵巢间质、卵泡膜细胞产生过量雄激素，从而抑制卵泡成熟，不能形成优势卵泡。此外，卵巢中的小卵泡仍能分泌相当于早卵泡期水平的雌二醇（E_2），加之雄烯二酮在外周脂肪组织芳香化酶作用下转化为雌酮（E_1），体内雌酮多于雌二醇，形成高雌酮血症。持续分泌的雌酮和一定水平雌二醇作用于下丘脑及垂体，对 LH 分泌呈正反馈，使 LH 分泌幅度及频率增加，呈持续高水平，无周期性，不形成月经中期 LH 峰，故无排卵发生。雌激素又对 FSH 分泌呈负反馈，使 FSH 水平相对降低，LH/FSH 值增大。高水平 LH 又促进卵巢分泌雄激素；低水平 FSH 持续刺激，使卵巢内小卵泡发育停止，无优势卵泡形成，从而形成雄激素过多、持续无排卵的恶性循环，导致卵巢多囊样改变。

（2）胰岛素抵抗和高胰岛素血症

外周组织对胰岛素的敏感性降低，胰岛素对糖代谢调节效能降低，称为胰岛素抵抗。约50%患者存在不同程度的胰岛素抵抗及代偿性高胰岛素血症。过量胰岛素作用于垂体的胰岛素受体，可增强LH释放并促进卵巢和肾上腺分泌雄激素，又通过抑制肝脏性激素结合球蛋白合成，使游离睾酮增加。

（3）肾上腺内分泌功能异常

50%患者存在脱氢表雄酮（DHEA）及硫酸脱氢表雄酮（DHEAS）升高，可能与肾上腺皮质网状带P450c17a酶活性增加、肾上腺细胞对促肾上腺皮质激素（ACTH）敏感性增加和功能亢进有关。脱氢表雄酮硫酸盐升高提示过多的雄激素部分来自肾上腺。

2. 病理

（1）卵巢变化

双侧卵巢较正常增大2～5倍，呈灰白色，包膜增厚、坚韧。镜下见卵巢白膜增厚、硬化，较正常厚2～4倍，皮质表层纤维化，细胞少，血管显著存在。白膜下可见大小不等≥12个囊性卵泡，直径多<1cm。

（2）子宫内膜变化

因持续无排卵，子宫内膜长期受雌激素刺激，呈现不同程度增殖性改变，如单纯型增生、复杂型增生、不典型增生，甚至可能提高子宫内膜癌的发生率。

（二）中医病因病机

本病主要是以脏腑功能失调为本，痰浊、瘀血阻滞为标，故临床表现多为虚实夹杂、本虚标实之证。其发病多与肾、脾、肝关系密切，但以肾虚、脾虚为主，加之痰湿、瘀血等病理产物作用于机体，导致"肾-天癸-冲任-胞宫"生殖轴功能紊乱而致病。

1. 肾虚

若禀赋不足，素体屡弱，或早婚房劳，肾气受损，致天癸乏源，血海空虚，月经稀少，甚至经闭不行而难以受孕。肾阳充足，蒸腾、温煦、推动经血的周期性运行。先天或者后天造成肾阳不足，不能正常气化蒸腾，阻滞气血运行，天癸化生不足，可导致月经稀发、痛经、闭经、月经后期等，甚至导致不孕症。肾主水，如果肾气不足，水液代谢受阻，造成痰湿内阻、气机紊乱、气滞血瘀，也可导致月经不调、不孕症等。

2. 脾虚痰湿

素体肥胖，痰湿内盛，或饮食劳倦，或忧思过度，损伤脾气，脾失健运，痰湿内生，阻滞冲任胞脉，而致月经稀少或经闭不来，不能摄精成孕。

3. 气滞血瘀

精神抑郁，或暴怒伤肝，情志不畅，肝气郁结，气滞则血瘀；或经期、产后调摄不慎，余血未尽复感邪气，寒凝热灼而致血瘀，瘀阻冲任，闭阻胞脉，经血不能下达，而致闭经或不孕症。

4. 肝郁化火

素性抑郁，或七情内伤，情志不遂，郁久化火，热扰冲任，冲任不调，气血失和，而致面部多毛、痤疮、月经紊乱、不孕症。

二、诊　　断

（一）病史

本病多起病于青春期，初潮后渐现月经稀发或稀少，甚则闭经，或月经频发、淋漓不尽等，渐可转为继发闭经、不孕症、肥胖、多毛等症状。

（二）症状

1. 月经失调

本病主要表现为月经稀发与闭经；也有表现为月经频发或淋漓不净等崩漏征象者。

2. 不孕症

该症状主要与月经失调和无排卵有关，而妊娠也易出现不良妊娠结局。

（三）体征

1. 多毛

本病可出现毛发增粗、增多，尤以性毛为主，还可见口唇细须。亦有部分患者出现脂溢性脱发。

2. 痤疮

本病多见油性皮肤及痤疮，以颜面、背部较著。

3. 黑棘皮

本病常在阴唇、项背部、腋下、乳房下和腹股沟等皮肤褶皱部位出现对称性灰褐色色素沉着，皮肤增厚，质地柔软。

4. 肥胖

40%～60%的 PCOS 患者出现肥胖，且多始于青春期前后，其脂肪分布及体态并无特异性，常见腹部肥胖（腰围/臀围≥0.80），体重指数（BMI）≥25。

（四）检查

1. 全身检查

全身检查常有多毛、痤疮及黑棘皮病等。

2. 妇科检查

外阴阴毛较长而浓密，可布及肛周、腹股沟及腹中线；阴道通畅；子宫体大小正常或略小；双侧或单侧卵巢增大，较正常卵巢大 1～3 倍，呈圆形或椭圆形，但质坚韧。也有少数患者卵巢并不增大。

3. 辅助检查

根据病史及临床表现疑似 PCOS 者，可行下列检查。

（1）基础体温（BBT）

不排卵患者表现为单相型。

（2）B 型超声检查

B 型超声检查见双侧卵巢均匀性增大，包膜回声增强，轮廓较光滑，间质内部回声增强。一侧或双侧卵巢各可见 12 个以上直径为 2～9mm 无回声区围绕卵巢边缘，呈车轮状排列，称为"项链征"。连续监测未见优势卵泡发育和排卵迹象。

（3）内分泌测定

1）血清雄激素：睾酮水平通常不超过正常范围上限 2 倍（如果睾酮水平高于正常范围上限 2 倍，要排除卵巢和肾上腺肿瘤的可能）。雄烯二酮浓度升高，脱氢表雄酮（DHEA）、硫酸脱氢表雄酮（DHEAS）浓度正常或者轻度升高。性激素结合球蛋白（SHBG）低于正常值提示患者血清中睾酮水平增加。

2）血清 FSH、LH：卵泡早期血清 FSH 值偏低或者正常，而 LH 值升高，LH/FSH>2～3。

3）血清雌激素：雌酮（E_1）升高，雌二醇（E_2）正常或者轻度升高，恒定于早卵泡期水平，无周期性变化，$E_1/E_2>1$，高于正常周期。

4）血清泌乳素：部分患者可出现血清泌乳素水平轻度增高。

5）尿 17-酮类固醇：正常或者轻度升高。正常时提示雄激素来源于卵巢，升高时提示肾上腺功能亢进。

6）口服葡萄糖耐量试验（OGTT）：测定空腹胰岛素水平（正常<20mU/L）及葡萄糖负荷后血清胰岛素最高浓度（正常<150mU/L）。注意结合糖尿病家族史。

7）促甲状腺素水平：排除甲状腺功能异常引起的高雄激素血症。

8）抗米勒管激素：血清抗米勒管激素多为正常人的 2～4 倍。

（4）诊断性刮宫

月经前或者月经来潮 6 小时内行诊断性刮宫，子宫内膜呈增生期或增生过长，无分泌期变化。对 B 型超声检查提示子宫内膜增厚的患者或者年龄>35 岁的患者应进行诊断性刮宫，以除外子宫内膜不典型增生或子宫内膜癌。

（5）腹腔镜检查

通过腹腔镜可见卵巢增大，包膜增厚，表面光滑，呈灰白色，有新生血管，包膜下显露多个卵泡，但无排卵征象（排卵孔、血体或黄体）。腹腔镜下取卵巢组织送病理检查，诊断即可确定。在诊断的同时可进行腹腔镜治疗。

（五）诊断标准

PCOS 的诊断为排除性诊断。目前较多采用 2003 年的鹿特丹诊断标准，具体内容如下。

1）为稀发排卵或无排卵。

2）具有雄激素水平升高的临床表现和（或）高雄激素血症。

3）卵巢呈多囊性改变。

上述 3 条中符合 2 条，并排除其他致雄激素水平升高的病因，如具有先天性肾上腺皮质增生、库欣综合征、分泌雄激素的肿瘤等，即可诊断为 PCOS。

三、鉴 别 诊 断

1. 卵泡膜细胞增殖症

卵泡膜细胞增殖症临床表现与内分泌检查和 PCOS 的相似但比 PCOS 更加严重，而且肥胖与男性化的程度比 PCOS 更明显。血清睾酮值增高，硫酸脱氢表雄酮水平正常，LH/FSH 值可正常。卵巢活检，镜下可见卵巢皮质黄素化的卵泡膜细胞群，皮质下无类似 PCOS 的多个小卵泡。

2. 肾上腺皮质增生或肿瘤

血清硫酸脱氢表雄酮值超过正常范围上限 2 倍时，应与肾上腺皮质增生或肿瘤相鉴别。肾上腺皮质增生患者的血 17α-羟孕酮明显增高，ACTH 兴奋试验反应亢进，地塞米松抑制试验抑制率≤0.70，肾上腺皮质肿瘤患者则对这两项试验均无明显反应。

3. 卵巢分泌雄激素的肿瘤

卵巢睾丸母细胞瘤、门细胞瘤、肾上腺残迹肿瘤等均可产生大量雄激素，但多为单侧性、实性，进行性增大明显，可通过 B 超、CT 或 MRI 协助鉴别。

4. 甲状腺功能异常

甲状腺功能异常临床上也可出现月经失调或闭经，可通过检测血清促甲状腺激素鉴别。

5. 高催乳素血症伴发 PCOS

高催乳素血症伴发 PCOS 临床可出现月经失调，多毛，伴溢乳。血清睾酮正常，血清 PRL、硫酸脱氢表雄酮升高，LH/FSH≥2～3。经服溴隐亭治疗，在泌乳素下降的同时，硫酸脱氢表雄酮值也随之降低。

四、西 医 治 疗

1. 调整生活方式

体重控制是 PCOS 促排卵的优先步骤，肥胖除了伴发其他的风险，如冠心病和糖尿病外，还影响卵母细胞质量和妊娠结局，对肥胖型 PCOS 患者，应控制饮食和增加运动以降低体重和缩小腰围，可增加胰岛素敏感性，降低胰岛素、睾酮水平，从而恢复排卵及生育功能。此外，应调整饮食，避免服用高雄激素制剂或食品，饮食清淡，戒除烟酒，起居有节，调畅情志。

2. 药物治疗

（1）调节月经周期

定期合理应用药物。

1）口服避孕药：为雌孕激素联合周期疗法，孕激素通过负反馈抑制垂体 LH 异常高分泌，减少卵巢产生雄激素，并可直接作用于子宫内膜，抑制子宫内膜过度增生和调节月经周期。

2）孕激素后半周期疗法：可调节月经并保护子宫内膜。对 LH 过高分泌同样有抑制作用。亦可达到恢复排卵的效果。

（2）降低血雄激素水平

1）糖皮质类固醇：适用于 PCOS 的雄激素过多为肾上腺来源或肾上腺和卵巢混合来源者。常用药物为地塞米松，每晚 0.25mg 口服，剂量不宜超过每日 0.5mg。

2）醋酸环丙孕酮（cyproterone acetate）：为 17-羟孕酮类衍生物，具有很强的抗雄激素作用，能抑制垂体促性激素的分泌，使体内睾酮水平降低。与炔雌醇组成口服避孕药，对降低高雄激素血症和治疗高雄激素体征有效。

3）螺内酯（spironolactone）：是醛固酮受体的竞争性抑制剂，抗雄激素机制是抑制卵巢和肾上腺合成雄激素，增强雄激素分解，并有在毛囊竞争雄激素受体作用。剂量为每日 40～200mg，治疗多毛需用药 6～9 个月。

（3）改善胰岛素抵抗

二甲双胍（metformin）可抑制肝脏合成葡萄糖，增加外周组织对胰岛素的敏感性。通过降低血胰岛素水平达到纠正患者高雄激素状态，改善卵巢排卵功能，提高促排卵治疗的效果。常用剂量为每次口服 500mg，每日 2～3 次。

（4）诱发排卵

对有生育要求者在生活方式调整、抗雄激素和改善胰岛素抵抗等基础治疗后，进行促排卵治疗。氯米芬（clomifene）为传统一线促排卵药物，可以获得每周期 75%～80% 的排卵率，22% 的妊娠率，但是仍然有 15% 的患者存在氯米芬抵抗，50% 的患者仍然不能获得妊娠。连服 3 个周期后，未出现双相 BBT 者为氯米芬抵抗，可给予来曲唑或二线促排卵药物如促性腺激素（gonadotropins，Gn）等。Gn 应用的主要副作用是高取消率，多胎妊娠和卵巢过度刺激综合征风险，因此作为第二线治疗；在促排卵方案的比较中，Gn 仍然是最有效的药物，但是因为其过度刺激的风险，治疗剂量的调整必须是基于每天监测的；低剂量 FSH 方案的妊娠率与高剂量相似，但是多胎妊娠和卵巢过度刺激综合征的风险是有限的。诱发排卵时易发生，需严密监测，加强预防措施。

3. 手术治疗

（1）腹腔镜下卵巢打孔术（laparoscopic ovarian drilling，LOD）

在腹腔镜下对多囊卵巢应用电针或激光打孔，每侧卵巢打孔 4 个为宜，并且注意打孔深度和避开卵巢门，可获得 90% 排卵率和 70% 妊娠率。LOD 可能出现的问题有治疗无效、盆腔粘连及卵巢功能低下。手术适应证：氯米芬治疗无效的 PCOS 患者；LH 持续增高的 PCOS 患者；需要进行腹腔镜检查的 PCOS 患者；不能进行促性腺激素治疗的 PCOS 患者。

（2）卵巢楔形切除术

将双侧卵巢各楔形切除 1/3 可降低雄激素水平，减轻多毛症状，提高妊娠率。术后卵巢周围粘连发生率较高，临床已不常用。

4. 辅助生殖技术

（1）人工授精

人工授精（artificial insemination，AI）是将精子通过非性交方式注入女性生殖道内，使其受孕的一种技术，包括使用丈夫精液人工授精（artificial insemination with husband sperm，AIH）

和供精者精液人工授精（artificial insemination by donor，AID）。按国家法规，目前 AID 精子来源一律由国家卫生健康委员会认定的人类精子库提供和管理。

人工授精可在自然周期和促排卵周期进行，在促排卵周期中应控制优势卵泡数目，当有 3 个及以上优势卵泡发育时，可能增加多胎妊娠发生率，建议取消本周期 AI。

（2）体外受精-胚胎移植

临床上输卵管性不孕症、原因不明的不孕症、子宫内膜异位症、男性因素不育症、排卵异常及宫颈因素等不孕症患者，在通过其他常规治疗无法妊娠者，均为体外受精-胚胎移植的适应证。

体外受精是一个合理选择，合理的体外受精促排卵方案仍然存在争议，需要临床的随机对照试验研究比较 FSH+GnRH-a 或 GnRH-a 方案的优劣。现有文献表明，对 PCOS 或非 PCOS 患者，体外受精治疗的妊娠率相似，提示 PCOS 并未累及胚胎种植的环节。

辅助生殖技术因涉及伦理、道德和法规问题，需要严格管理。但近年来辅助生殖新技术发展日新月异，如胞浆置换、核移植、治疗性克隆和胚胎干细胞体外分化等胚胎工程技术的建立，也必将会面临伦理和法律问题。

五、中医辨证论治

（一）辨证要点

本病以肾、脾、肝三脏功能失调，痰湿、血瘀为主，且二者互为因果作用于机体而致病，故临床以虚实夹杂证多见。辨证主要根据临床症状，体征与舌脉；辨治分青春期和育龄期两个阶段：青春期重在调经，以调畅月经为先，恢复周期为根本；育龄期以助孕为要。根据体胖、多毛、卵巢增大、包膜增厚的特点，临床常配以祛痰软坚、化瘀消癥之品治疗。

（二）证治分型

1. 肾虚

（1）肾阴虚证

主要证候：月经初潮迟至、月经后期、量少、色淡质稀，渐至闭经，或月经延长，崩漏不止；婚久不孕，形体瘦小，面额痤疮，唇周细须显现，头晕耳鸣，腰膝酸软，手足心热，便秘溲黄；舌质红，少苔或无苔，脉细数。

证候分析：肾阴亏虚，精血不足，冲任亏虚，则天癸延迟不至；月经后期或量少，甚则闭经，亦不能凝精成孕；肾虚精亏血少，不能上荣清窍，则面色无华，头晕耳鸣；内不荣脏腑，则腰膝酸软；手足心热，便秘溲黄，舌质红，少苔或无苔，脉细数均为阴虚内热之象。

治法：滋肾填精，调经助孕。

方药：左归丸（《景岳全书》）去牛膝。

熟地黄、山药、枸杞子、山茱萸、鹿角胶、龟甲胶、菟丝子、川牛膝。

方中重用熟地黄滋肾填精，大补真阴，为君药。山药补脾益阴，滋肾固精；枸杞子补肾益精，养肝明目；山茱萸养肝滋肾，涩精敛汗；龟、鹿二胶，为血肉有情之品，峻补精髓，龟甲胶偏于补阴，鹿角胶偏于补阳，在补阴之中配伍补阳药，取"阳中求阴"之义，均为臣药。菟丝子、川牛膝益肝肾，强腰膝，健筋骨，俱为佐药。诸药合用，共奏滋阴补肾，填精益髓之效。

如胁胀痛者加柴胡、香附、白芍疏肝解郁柔肝；咽干、眩晕者，加玄参、牡蛎、夏枯草养阴平肝清热；心烦、失眠者，加五味子、柏子仁、夜交藤养心安神。

（2）肾阳虚证

主要证候：月经初潮迟至、月经后期、量少、色淡、质稀，渐至闭经，或月经周期紊乱，经量多或淋漓不净；婚久不孕，形体较胖，腰痛时作，头晕耳鸣，面额痤疮，性毛浓密，小便清长，大便时溏；舌淡，苔白，脉沉弱。

证候分析：禀赋素弱，肾阳不足，天癸至而不盛，血海不满，则经行量少；腰为肾之外府，肾阳不足，外府失荣，则腰痛时作；膀胱失于温煦，气化不利，则小便清长，大便溏薄；舌淡，苔白，脉沉弱为肾阳虚之征。

治法：温肾助阳，调经助孕。

方药：右归丸（《景岳全书》）去肉桂，加补骨脂、淫羊藿。

附子、肉桂、鹿角胶、熟地黄、枸杞子、山茱萸、山药、菟丝子、当归、杜仲。

方中以附子、肉桂、鹿角胶为君药，温补肾阳，填精补髓。臣以熟地黄、枸杞子、山茱萸、山药滋阴益肾，养肝补脾。佐以菟丝子补阳益阴，固精缩尿；杜仲补益肝肾，强筋壮骨；当归养血和血，助鹿角胶以补养精血。诸药配合，共奏温补肾阳，填精止遗之功。肾中阳气温运脾土，使后天之精得以化生，先天之精化生的天癸，在后天之精的充养下最后成熟，通过天癸作用，形成月经，起到调经助孕的功效。

若患者肾阴亏虚，致肾阴阳两虚，恐其辛热伤肾，去肉桂、附子，加阿胶。兼有月经不至或愆期，为痰湿阻滞脉络所致，可加半夏、陈皮、贝母、香附以理气化痰通络；兼见少腹刺痛不适，月经有血块而块出痛减者，为血滞，可酌加桃仁、红花以活血行滞。

2. 脾虚痰湿证

主要证候：月经后期、量少色淡，或月经稀发，甚则闭经，形体肥胖，多毛；头晕胸闷，喉间多痰，肢倦神疲，脘腹胀闷，带下量多，婚久不孕；舌体胖大，色淡，苔厚腻，脉沉滑。

证候分析：痰湿脂膜阻滞于冲任，气血运行受阻，血海不能按时满盈，则月经后期、量少，甚则闭经；痰湿内阻胞宫，则不能摄精成孕；脾虚痰湿不化，下注冲任则带下量多；痰湿内困，清阳不升，浊阴不降则头晕胸闷，喉间多痰；痰湿溢于肌肤，则肥胖；流滞于经遂，则四肢倦怠，疲乏无力；舌体胖大，色淡，苔厚腻，脉沉滑为痰湿内盛之象。

治法：化痰除湿，通络调经。

方药：苍附导痰丸（《叶天士女科全书》）。

半夏、胆南星、茯苓、苍术、陈皮、香附、枳壳、生姜、神曲、甘草。

方中半夏、胆南星、茯苓、苍术共为君药，四药配伍化痰燥湿健脾；陈皮、香附、枳壳为臣药，行气化痰解郁；生姜散寒，神曲健脾和胃共为佐药；甘草调和诸药为使药。脾虚痰湿，导致月经后期甚则痰湿内阻胞宫，不能摄精成孕，方中四味君药化痰燥湿健脾，陈皮、香附、枳壳行气化痰，君臣配合，冲任气血调和，月经来潮，摄精成孕。全方共奏化痰除湿、通络调经之功。若月经不行，为顽痰闭塞，可加浙贝母、海藻、石菖蒲软坚散结，化痰开窍；痰湿已化，血滞不行加川芎、当归活血通络；脾虚痰湿不化加白术、党参以健脾祛湿；胸膈满闷加郁金、薤白以行气解郁。

3. 气滞血瘀证

主要证候：月经后期量少或数月不行，经行有块，甚则经闭不孕；精神抑郁，烦躁易怒，胸胁胀满，乳房胀痛；舌体暗红有瘀点、瘀斑，脉沉弦涩。

证候分析：情志内伤，或外邪内侵，气机郁结，冲任气血郁滞，经行不畅，则月经后期，量少有血块，或经闭不孕；情志伤肝，肝失调达，气机郁滞，则精神抑郁，心烦易怒，胸胁、小腹满闷，乳房胀痛；舌体暗红有瘀点、瘀斑，脉沉弦涩均为气滞血瘀之象。

治法：理气活血，祛瘀通经。

方药：膈下逐瘀汤（《医林改错》）。

当归、川芎、赤芍、牡丹皮、桃仁、红花、五灵脂、香附、乌药、枳壳、延胡索、甘草。

方中以当归、川芎、赤芍共为君药，养血活血，与逐瘀药同用，可使瘀血祛而不伤阴血；牡丹皮清热凉血，活血化瘀；桃仁、红花、五灵脂破血逐瘀，以消积块，共为臣药；佐以香附、乌药、枳壳、延胡索行气止痛；甘草调和诸药。全方共奏活血逐瘀，破癥消结之力。气滞伤肝，阻碍经血化生，膈下逐瘀汤中运用逐瘀药物，行气活血，瘀血祛而经血通。

若经血不行可选加牛膝、卷柏、泽兰等行血通经之品；若寒凝血瘀，见小腹凉，四肢不温，酌加肉桂、巴戟天、石楠叶以温阳通脉。

4. 肝郁化火证

主要证候：月经稀发、量少，甚则经闭不行，或月经紊乱，崩漏淋漓，毛发浓密，面部痤疮；经前胸胁乳房胀痛，肢体肿胀，大便秘结，小便黄，带下量多，外阴时痒；舌红苔黄厚，脉沉弦或弦数。

证候分析：肝气郁结，疏泄无度，则月经或先或后，或淋漓不止，或经闭不行；肝气郁结日盛不得发散，则经前胸胁乳房、肢体肿胀；肝热内盛，则面生痤疮，便秘，小便黄；舌红苔黄厚，脉沉弦或弦数为肝郁化火之征。

治法：疏肝理气，泻火调经。

方药：丹栀逍遥散（《内科摘要》）。

柴胡、当归、牡丹皮、白芍、白术、茯苓、栀子、甘草、薄荷、煨姜。

方中柴胡疏肝解郁，为君药。当归甘辛苦温，养血和血；牡丹皮清热凉血，活血祛瘀；白芍酸苦微寒，养血敛阴，柔肝缓急，为臣药。白术、茯苓健脾去湿，使运化有权，气血有源；栀子泻火除烦；甘草益气补中，缓肝之急，为佐药。用法中加入薄荷少许，疏散郁遏之气，透达肝经郁热；煨姜温胃和中，为使药。肝气郁结导致月经或先或后，甚至闭经，郁而化火，方中运用理气疏肝药物，使肝气得以调达；当归、牡丹皮、白芍、栀子清热养血柔肝，泻肝火调经血。全方共奏疏肝理气，泻火调经的作用。

若湿热之邪阻滞下焦，大便秘结，加大黄清热通便；若肝气不舒，溢乳，加夏枯草、炒麦芽以清肝回乳；胸胁满痛，加郁金、王不留行以活血理气；月经不行加生山楂、牡丹皮、丹参以活血通经；若肝经湿热而见月经不行，带下多，阴痒者，可选用龙胆泻肝汤。

（三）针灸疗法

本病可单独使用针刺或者联合中药、西药，通过调气活血等方式治疗，一方面可以调节患者下丘脑-垂体-卵巢轴功能，改善人体内分泌激素异常分泌的状态，修复卵巢局部微环境，调节人体性激素分泌，促进卵泡正常发育；另一方面还可以调节人体子宫局部受孕环境，对人体脏腑与经络的整体功能进行调节，促进人体的康复，减弱胃肠吸收功能，加快能量代谢过程，更好地减轻 PCOS 患者的体重，从而提高排卵率和妊娠率等。

1. 针刺

针刺主要选择任脉、足太阴脾经、足阳明胃经和足太阳膀胱经穴位，如取关元、中极、子宫、三阴交等穴。关元处于丹田部，可使气血和调，固本补肾，壮全身之阳气；中极为任脉经穴，善于通调冲任脉气；子宫位于前腹部胞宫及卵巢附近，为经外奇穴，可温补下元真气；三阴交是肝肾脾三阴经的交会穴，可调理肝脾肾三脏，补肾调经，健脾疏肝，理气活血，濡养胞宫。

2. 艾灸

艾灸有活血温阳散寒、补中益气的作用。艾灸可以促进局部血液循环，提高血液供给，温通经脉，有助于子宫血液流通和卵泡排出。并且艾灸的温煦作用可以有效地补肾健脾，调节脏腑功能。隔物灸有效地将腧穴、中药、艾灸结合起来，具有活血化瘀、通络止痛的作用。取关元、子宫、三阴交、足三里、脾俞、丰隆等穴。神阙、关元为任脉上重要穴位，冲为血海，任主胞胎，冲任督带与生殖及妇人的经、带、胎、产息息相关，故通过药物灸神阙、关元可调理冲任、养气和血、固精安胎。

临床上很少单独使用艾灸治疗 PCOS，一般是联合针刺法温针治疗，或者联合汤药等方法来治疗。

3. 耳针

通过刺激耳部相应脏腑穴位可有效调节脏腑失衡。取肾、肾上腺、内分泌、卵巢、神门等穴，可以调节脏腑功能失衡、活血化瘀，以达到改善 PCOS 症状的作用。有研究表明刺激内分泌、三焦、胃、脾等可以调动肝脾肾的代谢功能，增强内分泌、脾胃代谢，可达到减轻体重的目的。同艾灸一样，耳针很少单独使用，大多数与中药和针灸配合使用。

4. 穴位埋线

穴位埋线能减少针刺次数，因此近年来越来越受到欢迎，既往研究表明其在肥胖型 PCOS患者的治疗中取得了较好的临床疗效，能很好地改善血脂代谢异常。穴位埋线通过持久刺激穴位，纠正内分泌紊乱，促进脂肪分解，有效减轻体重。同时改善子宫和卵巢周围微循环，利于卵泡发育、排出及孕卵着床。针刺配合穴位埋线能更有效治疗 PCOS。

穴位埋线取穴：足三里、三阴交、子宫、关元、中脘、丰隆、脾俞、天枢等穴。足三里为胃腑下合穴；三阴交为足三阴经的交会穴，针之可疏通肝脾肾三经；子宫为经外奇穴，擅长调理妇科经带疾病；关元为足三阴经与任脉的交会穴，针之可以温通冲任，补益肾元；中脘为胃腑的腹募穴；丰隆为胃经的络穴；脾俞为脾脏的背俞穴；天枢是大肠募穴，针之可调理脾胃，调和气血，健运中焦，祛湿化痰；配合肾脏背俞穴肾俞又可补肾健脾，先天后天同调。诸穴配合，具有健脾补肾化痰之功效。因此，穴位埋线结合中药可全面、整体、多途径调理该病。

六、康复治疗

（一）心理健康

PCOS 患者抑郁和焦虑的发生率较正常人群均显著增加，甚至更严重。相关研究表明伴随年龄增长，焦虑程度升高，其原因可能是 PCOS 患者成年后存在多毛、痤疮、肥胖等，严重影响外观和自信心，婚后又可能伴随不孕症及高危流产风险，再加之来自配偶、家庭、社会的压力，产生强烈的焦虑，长期的负面情绪累积，更加重其抑郁和焦虑，以上种种致使 PCOS 患者长期处在精神压抑、紧张、忧虑中。建议通过疾病知识宣教、生活方式指导、心理护理等对 PCOS 患者进行心理健康管理，以改善患者的心理健康及生活质量水平。

（二）生活方式调理

推荐所有 PCOS 患者都应有健康的生活方式，包括健康饮食和定期健康锻炼，以达到或保持健康的体重、正常激素结果，使身体健康和生活质量提高。生活方式的治疗包括饮食干预、运动干预、肥胖和体重评估等。饮食调节联合有氧运动不但能降低雄激素及黄体生成素水平，还能调节内分泌，降低患者的体重指数，从而促进排卵，提高妊娠率。此外本方法所需费用少，简单易行，容易为患者接受。

（张　杨）

第七章

痛 经

痛经为最常见的妇科症状之一，是指妇女正值经期或行经前后出现周期性下腹部疼痛，伴腰骶酸痛，或其他不适，影响正常工作及生活。疼痛症状是痛经的主要表现，对患者的各类日常活动造成了较为严重的影响，许多女性患者深受其扰。

痛经好发于 15～25 岁及初潮后的 6 个月至 2 年内。现代医学将痛经分为原发性痛经和继发性痛经。原发性痛经（primary dysmenorrhea，PD）指即从月经初潮开始便有，不伴有器质性病变。继发性痛经指由盆腔器质性疾病引起者。其中，原发性痛经占痛经的 90% 以上，以未婚青年女性居多。原发性痛经可能与宫颈狭窄、子宫过倾或过屈等导致经血排出不畅，前列腺素、升压素、缩宫素、β-内啡肽、钙离子、内皮素、免疫等因素导致子宫局部血管收缩和舒张功能紊乱有关。继发性痛经占痛经的 10%左右。其中子宫内膜异位症、子宫腺肌病和盆腔炎性疾病是临床最常见的引起继发性痛经的病因。除此之外，伴随现代人们生活习惯的改变和快节奏生活带来的精神压力因素导致的内分泌异常引起的继发性痛经的发病率呈逐年升高趋势。痛经的高发病率，直接或间接地影响妇女的学习、生活和工作，引起了广泛关注。

《金匮要略·妇人杂病脉证并治》首次提出痛经病名，其曰："带下，经水不利，少腹满痛，经一月再见者，土瓜根散主之。"本病伴随月经周期发作，相当于中医学"经行腹痛""经期腹痛"的范畴。

一、病 因 病 机

本病的发生伴随月经周期出现，其原因与经期前后及经期女性机体特殊生理环境变化有关。若在行经期与经期前后得到合适的调理与治疗，痛经症状可减轻甚至完全根除。

（一）西医病因病机

1. 前列腺素释放增多

原发性痛经的发生主要与月经来潮时子宫内膜前列腺素（prostaglandin，PG）释放增加有关。经研究证实，痛经患者血清及腹腔液中前列腺素水平升高与痛经程度相关。子宫内膜和月经血中 $PGF_2\alpha$ 和 PGE_2 均高于正常妇女。$PGF_2\alpha$ 增高是造成原发性痛经的主要原因。它可引起子宫平滑肌过度收缩，血管痉挛，造成子宫缺血、乏氧。

2. 血管升压素

血管升压素作用于子宫肌层小血管加压素受体，引起子宫肌层活力增强和子宫收缩，引起子宫内缺血和疼痛。

3. 雌激素升高

雌激素水平的升高可直接刺激异位病灶生长，同时作用于多个细胞因子介导疼痛的发生。

4. 神经纤维分布异常

子宫内膜异位症病灶中神经纤维的数目增加和分布异常也可引发痛经。

5. 精神因素

精神刺激，恐惧，焦虑等异常情绪均可通过中枢神经系统刺激盆腔神经纤维而引起疼痛。

6. 其他

遗传因素，不良生活方式，如经期食生冷辛辣食物，生活工作精神压力过大等均能引起痛经。

（二）中医病因病机

中医对痛经病因病机的论述虽有侧重，但多数医家认为痛经主要由素体虚弱、情绪不定、外感邪气等引起，并与体质因素、月经前后及经期特殊的机体内环境有一定关系。

痛经的病位主要在于冲任、胞宫。中医认为痛经的发病机制为患者受到寒、湿、热等邪气影响，气滞血瘀、寒凝血瘀、湿热郁阻导致冲任、胞宫气血运行不畅，不通则痛；或气血虚弱、肝肾亏损致冲任、胞宫失于濡养，不荣则痛。同时，这与冲任、胞宫的周期性生理变化密切相关。若情志内伤或邪气内伏，经期冲任、胞宫气血运行受阻，不通则痛；若精血亏虚，经期冲任、胞宫失于濡养，不荣则痛；证有虚实之分。二者也可相互作用，导致冲任、胞脉失于濡养，或出现气机、血液的瘀阻，使痛经症状加重。

1. 肝肾亏虚

禀赋虚弱，或多产、房劳损伤，或久病虚损，伤及肾气。肾虚母病及子，水不涵木，冲任肝肾血虚。行经期前后，气血下注冲任胞宫，经后精血更虚，冲任、胞脉失于濡养，不荣则痛，发为痛经。

2. 气血虚弱

素体虚弱，气血不足，或大病、久病，伤精耗血，或脾胃素虚，化源匮乏。行经后血海气血愈虚，冲任、胞脉失于濡养，不荣则痛；兼之冲任气虚，无力流通血气，则血行迟滞，不通则痛亦发为痛经。

3. 气滞血瘀

女子善郁，或恚怒伤肝，气郁抑而不舒，气滞血结；经期产后，余血内留，感受外邪，邪与血搏，血瘀气滞，以致瘀阻冲任，血行不畅。经前、经期气血下注冲任，胞脉气血更加壅滞，不通则痛，发为痛经。

4. 寒凝血瘀

禀赋虚弱，肾气未盛，或气血不足，胞脉失养，加上经期产后，感受寒邪，或食寒凉生冷，或冒雨涉水，久居湿地，寒湿客于冲任、胞宫，胞脉气血壅滞，经前、经期气血下注冲任，胞脉气血更加壅滞，不通则痛，发为痛经。

5. 湿热瘀阻证

素有湿热内蕴，或经期、产后摄生不慎感受湿热之邪，与血相搏，流注冲任，蕴结胞中，气血失畅，经前、经期气血下注冲任，胞脉气血更加壅滞，不通则痛，故发痛经。

二、临 床 表 现

1）原发性痛经常在青春期女孩中于初潮后 6 个月～2 年内发病。

2）痛经多于月经来潮后出现。以行经第 1 日疼痛最剧烈，持续 2～3 日后缓解，疼痛常呈痉挛性，通常位于下腹部耻骨上，可放射至腰骶部和大腿内侧。少数经后 1～2 天仍觉腹痛或腰痛者。

3）痛经可伴恶心、呕吐、腹泻、头晕、乏力等症状，严重时面色发白，出冷汗，严重时无法进行工作和学习，甚至晕厥。

三、诊 断

根据月经期或行经前后下腹坠痛，妇科检查无阳性体征，临床即可诊断。诊断时需与子宫内膜异位症，子宫腺肌病，盆腔炎性疾病引起继发性痛经相鉴别。继发性痛经常在初潮后数年方出现症状，多有在妇科检查时可见妇科器质性疾病史或宫内节育器放置史，必要时可行腹腔镜检查加以鉴别。

（一）病史

有经行或经行前后腹痛史，痛经家族史，或有精神过度紧张，经期、产后冒雨涉水、过食寒凉，或有不洁房事史。或有盆腔炎性疾病病史及妇科手术史。

（二）症状

每遇经期或经行前后小腹疼痛，随月经周期性发作，疼痛为阵发性、痉挛性或胀痛，可伴下坠感。甚者疼痛难忍，甚或伴有恶心，呕吐，汗出，面青肢冷，以至于晕厥者。小腹疼痛有时可连及腰骶，放射至肛门或两侧股部。

（三）检查

1. 妇科检查

原发性痛经者，妇科检查多无明显病变。部分患者可有子宫体极度屈曲，宫颈口狭窄。继发性痛经者，如内异症者多有痛性结节，子宫粘连，活动受限，或伴有卵巢囊肿；子宫腺肌病者子宫多呈均匀性增大，成球形，检查时子宫压痛明显；盆腔炎性疾病可有子宫或附件压痛等征象；有妇科手术史者，多有子宫粘连、活动受限等。

2. 其他检查

盆腔 B 型超声检查对于诊断内异症、子宫腺肌病、盆腔炎性疾病、子宫发育不良和卵巢囊肿等有帮助；另外，腹腔镜、宫腔镜等检查有助于痛经诊断。

四、鉴 别 诊 断

1. 异位妊娠

异位妊娠多有停经史和早孕反应，妊娠试验阳性；妇科检查时，宫颈有抬举痛，腹腔内出血较多时，子宫有漂浮感；盆腔 B 型超声检查常可见子宫腔以外有孕囊或包块存在；后穹隆穿刺或腹腔穿刺阳性；内出血严重时，患者有休克，血红蛋白下降。痛经虽可出现剧烈的小腹痛，但无上述妊娠征象。

2. 胎动不安

胎动不安也有停经史和早孕反应，妊娠试验阳性；在少量阴道流血和轻微小腹疼痛的同时，可伴有腰酸和小腹下坠感；妇科检查时，子宫体增大如停经月份，变软，盆腔 B 型超声检查可见宫腔内有孕囊和胚芽，或见胎心搏动。痛经无停经史和妊娠反应，妇科检查及盆腔 B 型超声检查也无妊娠征象。

3. 盆腔炎性疾病

盆腔炎性疾病不仅有下腹疼痛，还伴阴道分泌物增多，宫颈举摆痛，子宫压痛，附件增厚、压痛，或触及痛性包块。

五、西 医 治 疗

1. 一般治疗

本病应重视心理治疗，说明月经期时轻度不适是心理反应，消除紧张和顾虑可以一定程度缓解疼痛。足够的休息、规律的睡眠、适度的锻炼和戒烟均对缓解疼痛有帮助。疼痛难以忍受时应适当应用镇痛、镇静、解痉药。

2. 药物治疗

前列腺素合成酶抑制剂通过阻断前列腺素合成酶的活性，减少前列腺素产生，防止过强的子宫收缩和痉挛而减轻或消除痛经。

1）苯基丙酸类：如布洛芬 200～400mg，每日 3～4 次；或酮洛芬 50mg，每日 3 次。

2）灭酸类：甲氯芬那酸 50～100mg，每 4～6 小时口服 1 次；萘普生 200mg/次，2～3 次/日；氟芬酸钠 200mg，每日 3 次，月经来潮即开始服用，连续 2～3 日。

3）吲哚美辛栓：每次 1/3～1/2 栓，置于肛内。

3. 短效避孕药

通过抑制排卵减少月经血前列腺素合成及子宫收缩，缓解疼痛，适用于要求避孕者。

六、中医辨证论治

中医药治疗方法在痛经的治疗中有着广泛的应用，且治疗方法多种多样，各具特色，能够起到较为理想的治疗效果。子宫属奇恒之腑，形态中空，平时藏而不泻，气血调和，轻度的病变不能引起冲任、子宫产生疼痛。行经期间及行经前后，气血变化较平时急剧，此时应保持机体气血充足，气机、经血以通为顺，如果素体虚弱或此间情绪起伏不定、起居不慎或外邪乘虚而入，则引起疼痛。月经干净后，冲任、子宫气血逐渐生成积聚，受损的子宫、冲任又得以荣养，则疼痛消失。但若能提高自身体质，增强免疫，内在注意调节自我，外在避免邪气干扰，从根本上克服问题，则痛经可愈。

（一）辨证要点

《景岳全书·妇人归》曰："经行腹痛，证有虚实。实者或因寒滞，或因血滞，或因气滞，或因热滞；虚者有因血虚，有因气虚。然实痛者，多痛于未行之前，经通而痛自减；虚痛者，于既行之后，血去而痛未止，或血去而痛益甚。大都可按、可揉者为虚，拒按、拒揉者为实。"痛经的辨证，须根据痛经发生的时间、部位、疼痛的性质及程度，结合月经的情况、全身证候与患者素体情况等，辨其虚实、寒热，在气、在血。一般而言，痛在小腹正中多为胞宫瘀滞；痛在少腹一侧或两侧，病多在肝；痛连腰骶，病多在肾。经前或经行之初疼痛者多属实，月经将净或经后疼痛者多属虚。掣痛、绞痛、灼痛、刺痛、拒按多属实；隐痛、坠痛、喜揉喜按多属虚。绞痛、冷痛，得热痛减多属寒；灼痛，得热痛剧多属热。胀甚于痛，时痛时止多属气滞；痛甚于胀，持续作痛多属血瘀。

痛经的治疗原则，以调理冲任气血为主。根据不同的证候，或行气，或活血，或散寒，或清热，或补虚，或泻实。治法分两步：经期调血止痛以治标，迅速缓解、消除疼痛。平素求因治本，分阶段治疗。若经前或正值行经时疼痛发作者，当于经前3～5日开始服药，痛止停服；若经净后疼痛发作者，可于痛前3～5日开始服药。平时应辨证求因以治本。一般需治疗2～5个月经周期。

（二）证治分型

1. 肝肾亏虚证

主要证候：经期或经后小腹绵绵作痛，月经量少，经色淡暗质稀；腰膝酸软，头晕耳鸣；舌质淡红，苔薄白，脉沉细。

证候分析：肾气本虚，精血不足，经期或经后，精血更虚，胞宫、胞脉失于濡养，故经期或经后小腹绵绵作痛，喜按；肾虚外府失荣则腰骶酸痛；肾虚日久，累及肝脏，肝藏血失司，血海不能满溢，故月经量少，色淡质稀；肝肾亏虚，肾精不能濡养髓海清窍，故头晕耳鸣；肝肾亏虚，精血不能上荣于面，故面色晦暗，舌淡苔薄，脉沉细，也为肾气亏损之征。

治法：补养肝肾，调经止痛。

代表方：益肾调经汤（《中医妇科治疗学》）。

常用药：杜仲、续断、乌药、艾叶、熟地黄、当归、白芍、巴戟天、益母草。

方中巴戟天、杜仲、续断补肾壮腰，强筋止痛；乌药、艾叶温经暖宫散寒；当归、熟地黄、白芍滋阴养血；益母草活血调经。诸药合用，肾气实、筋骨坚，阴血充沛，子宫、冲任得以濡煦，则疼痛止。

2. 气血虚弱证

主要证候：经期或经后，小腹隐痛，喜揉喜按，月经量少而质清稀，神疲乏力，心悸气短，失眠多梦，腰背酸困，舌质淡，苔薄白，脉细弱。

证候分析：气血本虚，经血外泄，气血更虚，胞宫、胞脉失于濡养，故经期或经后，小腹隐痛，喜揉喜按；气血虚冲任不足，血海满溢不多，故月经量少，色淡质稀；气虚中阳不振，故神疲乏力；血虚不养心神，故心悸，失眠多梦；气血虚不能上荣头面，故头晕，面色苍白。舌淡，苔薄，脉细弱，也为气血虚弱之征。

治法：补气养血，和中止痛。

代表方：黄芪建中汤（《金匮要略》）加当归、党参。

常用药：黄芪、白芍、桂枝、炙甘草、生姜、大枣、饴糖。

方中黄芪、党参、桂枝补气温中，通经止痛；当归、白芍、饴糖养血和中，缓急止痛；炙甘草、生姜、大枣健脾胃以生气血，欲补气血先建中州。全方共奏补气养血、和中止痛之效。

3. 气滞血瘀证

主要证候：渐进性痛经，经前或经期小腹呈胀痛，痛处固定，经来不畅，淋漓不尽，或经来多，血色紫暗有块，块下则疼痛减，胸胁、乳房作胀，或腹中有块，固定不移，经期肿块胀痛明显，舌质紫暗，舌边或有瘀点，脉弦涩或弦缓。

证候分析：肝失条达，瘀滞冲任，经血不利，经前经时，气血下注冲任，胞脉气血更加壅滞，不通则痛，故经行小腹胀痛拒按，痛处固定；冲任气滞血瘀，故经血量少，经来不畅，淋漓不尽；血块排出后，胞宫气血运行稍畅，故腹痛减轻；肝气郁滞，故胸胁、乳房作胀。舌紫暗或有瘀点，脉弦涩或弦缓，也为气滞血瘀之征。

治法：行气活血，祛瘀止痛。

代表方：膈下逐瘀汤（《医林改错》）。

常用药：当归、川芎、赤芍、桃仁、红花、枳壳、延胡索、五灵脂、乌药、香附、牡丹皮、甘草。

方中以桃红四物汤去熟地黄之滋腻，养血活血；乌药、枳壳、香附行气通络止痛；延胡索、五灵脂疏通血脉，化瘀定痛；牡丹皮凉血消瘀；甘草调和诸药。全方共奏行气活血，祛瘀止痛之功效。

若痛经剧烈，伴有恶心呕吐者，酌加吴茱萸、半夏、陈皮以降逆和胃止呕；兼寒者，小腹冷痛，酌加艾叶、小茴香以温经散寒止痛；挟热者，口渴，舌红，脉数，酌加栀子、连翘、黄柏以清热泻火。

4. 寒凝血瘀证

主要证候：经前或经期，小腹冷痛或绞痛，得热则痛减，经行不畅，或周期后延，经血量少，色暗有块，手足不温，畏寒身痛，面色青白，舌质紫暗，有瘀点或者瘀斑，苔白，脉沉紧。

证候分析：寒客冲任，血为寒凝，瘀滞冲任，气血运行不畅，经行之际，气血下注冲任，胞脉气血壅滞，不通则痛，故痛经发作；寒客冲任，血为寒凝，可见周期延长，经血量少，色暗有块；得热则寒凝暂通，故腹痛减轻；寒伤阳气，阳气不能敷布，故畏寒肢冷，面色青白。舌暗，苔白，脉沉紧，为寒凝血瘀之征。

治法：温经散寒，祛瘀止痛。

代表方：温经汤（方见月经后期）。

若痛经发作时，酌加延胡索、小茴香以理气温经止痛；小腹冷凉，四肢不温者，酌加熟附子、巴戟天以温肾助阳。若兼见经血如黑豆汁，肢体酸重，苔白腻，证属寒湿为患，宜酌加苍术、茯苓、薏苡仁以健脾除湿。

若经行期间，小腹绵绵而痛，喜暖喜按，月经量少，色淡质稀，畏寒肢冷，腰骶冷痛，面色淡白，舌淡，苔白，脉沉细而迟或细涩，为虚寒所致痛经。治宜温经养血止痛，方用大营煎（方见月经后期）加小茴香、补骨脂。

5. 湿热瘀阻证

主要证候：经前或经期，小腹灼痛拒按，痛连腰骶；或平时小腹痛，至经前疼痛加剧，经量多或经期长，经色暗红，质稠或有血块；或夹有较多黏液，黄稠臭秽；平素带下量多，黄稠臭秽，或经期延长，或伴低热，小便黄赤，舌红，苔黄腻，脉滑数或濡数。

证候分析：湿热蕴结冲任，气血运行不畅，经行之际气血下注冲任，胞脉气血壅滞，不通则痛，故痛经发作；湿热瘀结胞脉，胞脉系于肾，故腰骶坠痛，或平时小腹痛，至经前疼痛加剧；湿热伤于冲任，迫血妄行，故经量多，或经期长；血为热灼，故经色紫红，质稠或有血块；湿热下注，伤于带脉，带脉失约，故带下量多，黄稠臭秽；湿热熏蒸，故低热，小便黄赤。舌红，苔黄腻，脉滑数或濡数，为湿热瘀阻之征。

治法：清热除湿，化瘀止痛。

代表方：清热调血汤（《古今医鉴》）加红藤、败酱草、薏苡仁。

常用药：牡丹皮、黄连、生地黄、当归、白芍、川芎、红花、桃仁、莪术、香附、延胡索。

方中黄连、薏苡仁清热除湿；红藤、败酱草清热解毒；当归、川芎、桃仁、红花、牡丹皮活血祛瘀通经；莪术、香附、延胡索行气活血止痛；生地黄、白芍凉血清热，缓急止痛。全方共奏清热除湿、化瘀止痛之效。

若月经过多或经期延长者，酌加槐花、地榆、马齿苋以清热止血；带下量多者，酌加黄柏、樗根白皮清热除湿。

（三）其他疗法

1. 中成药治疗

1）元胡止痛片每次 3 片，每日 3 次，口服。适用于气滞血瘀证。

2）八珍益母丸每次 6g，每日 2 次，口服。适用于气血虚弱兼血瘀证。

2. 针灸疗法

中医外治法治疗痛经疗效显著，对胃肠刺激小，得到患者的认可和接受。目前针灸疗法治疗青年女性痛经病已被广大患者所接受，针刺穴位通过调节性激素及前列腺素，抑制子宫平滑肌的收缩，不仅能解除经期的疼痛，还能给予患者以精神安慰，同时也能减轻经期带来的各种痛苦，并对身体无毒副作用，实为一种行之有效的绿色疗法。

原发性痛经的针灸治疗以分期治疗为主，总原则为急则治其标、缓则治其本。痛经发作期针灸有即时止痛作用，发作间期针灸可以起到预防作用，在一定程度上改善患者的生活质量。

在痛经发作期，《循证针灸临床实践指南：原发性痛经》推荐方案中有单穴及多穴，选用十七椎、地机、三阴交、次髎，可单独使用，也可配合使用。其中十七椎和次髎属于近部选穴，体现"腧穴所在，主治所及"的治疗规律；地机和三阴交属于远部选穴，两穴均为足太阴脾经之穴，足太阴脾经"入腹"，与胞宫密切联系，体现"经脉所过，主治所及"的治疗规律。针刺三阴交还可以平衡与痛经有关的中枢网络，调节神经内分泌而缓解痛经。

在痛经发作间期，针刺治疗应重视整体调节及气血调理，选穴常以任脉、足太阴脾经腧穴为主，并结合虚实辨证进行配穴。主穴选用关元、三阴交、足三里、子宫，实证配太冲、地机，虚证配血海、膈俞，体现了针灸处方中的辨证取穴原则。

灸法具有温补阳气、散寒止痛、化瘀散结、强壮肌体的作用，所以治疗因内生寒邪，或外寒由表入里，或气滞血瘀等因素引起的症状有较为明显的疗效。艾叶在中药中有温中止痛、散寒调经的作用，艾灸是利用其温热性刺激，针对穴位来促进多种局部效应的诱发，从而在后续过程中，引起特定组织器官乃至全身系统的良性反应，起到治疗的作用。艾灸法是将艾叶制成艾绒、艾炷、艾条，在不同的穴位上，用各种方法燃烧，将艾叶的温热作用通过经络的传导来治疗疾病。艾灸可以温通经络、活血化瘀。艾灸所产生的近红外辐射具有较强的穿透力，不仅影响皮肤及腧穴表层，对组织内部的脏腑、经络乃至全身也有一定的影响，对治疗起到良性作用，发挥对肌体的整体调节作用。一般穴位选择关元、神阙治疗原发性痛经。《素问·举痛论》曰："冲脉起于关元。"冲脉为血海，又为十二经之海，与人体生殖密切相关。《景岳全书》曰："妇人带下瘕聚，或血冷，月经断绝，积冷虚乏皆宜灸。"《针灸大成》述："积冷虚乏，脐下绞痛，冷气结块，寒入腹痛，月经不通，灸关元。"灸关元，能够对胞宫起到温经散寒、活血止痛的作用。关元为冲脉的起始，胞宫与冲脉关系密切，对关元进行艾灸能够使冲任得到温养，同时起到调补三阴的作用。神阙又被称为"脐中"，脐为先天之结蒂，后天之气舍，位于人体的正中，属于肾间动气之所在。脐部是一个天然的热敏点，能够起到透热和传热的作用。艾灸神阙，能够将热力向体内渗透，起到温养胞宫的作用，同时通过经络传导，起到温经散寒、化瘀通络的作用。

3. 穴位贴敷

穴位贴敷主要是将药物制成特定的剂型，贴敷于穴位上，发挥药物疗效和穴位刺激的双重作用，达到治疗疾病的目的。穴位贴敷能够调节原发性痛经患者前列腺素的合成。

4. 耳穴贴压

耳朵与脏腑经络关系密切，可以刺激与痛经有关的耳穴疏通经络、调和气血来缓解痛经。耳穴贴压疗法可以持续地镇痛，缓解盆腔炎症反应，通过降低血管及子宫平滑肌的收缩频率而缓解痛经。利用耳穴贴压神门、内分泌、肝、内生殖器等穴位治疗原发性痛经效果良好。

5. 中药足浴

中药足浴是将中药熬成汤剂泡脚治疗疾病的一种方法。足与脏腑密切相关，三阴经起于足部，通过经络的作用使药物热量到达子宫，温暖胞宫，缓解痛经。可用桂枝、益母草、柴胡、当归、甘草、白芍等药物治疗，于行经前3～5天，每天泡脚30～40分钟，治疗3个月经周期。

6. 中药灌肠

中药灌肠是将中药煎剂或掺入散剂从肛门灌入，在直肠中保留一段时间，通过肠黏膜吸收缓解痛经的一种方法。中药灌肠一方面使药物直接经过肠黏膜吸收进入循环系统，另一方面通过药物的作用扩张盆腔周围的血管，促进盆腔周围血液的循环，使药物到达需要治疗的部位，缓解痛经。方药桃红四物汤合失笑散治疗痛经，在经前3～5天至经净使用，效果良好。

7. 穴位注射

穴位注射是将针刺与药物结合的一种方法，根据中医辨证将一定剂量的中药或西药注射到特定穴位来治疗疾病。穴位注射可以刺激穴位，疏通经络，从而达到治疗痛经的目的。

8. 推拿按摩手法

推拿按摩手法是用一定的手法刺激人体的体表或者穴位来治疗疾病。推拿按摩手法通过手法直接作用于盆腔、腹腔，使盆腔气血运行速度加快，缓解痛经。

9. 穴位埋线

穴位埋线是在穴位上植入羊肠线或者可以吸收性外科缝线，并通过羊肠线对穴位的持续刺激作用，达到治疗疾病的一种方法。

七、康 复 治 疗

（一）心理治疗

现代女性生活、学业、工作压力均较繁重，且无法及时释放，情绪得不到疏导，日久肝气郁结于内，多具有焦虑、抑郁等情绪，严重者有失眠心烦等神志改变。原发性痛经患者自我情志调节主要方法为保持乐观，以正确的态度对待月经，要有一定的自我情绪疏导能力，并培养一些特定兴趣爱好来转移注意力。

（二）生活习惯调理

原发性痛经发病常常与生活习惯，饮食作息规律相关，好食冷饮、就餐不规律、冷水洗漱、经期个人卫生差等均为原发性痛经发生的危险因素，且生活习惯在一定程度上可影响体质倾向，因而在原发性痛经的治疗过程中，亦不可忽视对患者的心理指导及对其生活习惯的改善。积极参加体育锻炼，对女性大学生调查研究发现，不患有痛经的女性当中，大多数人规律地参加慢跑或普拉提等运动。瑜伽可通过减少疼痛，抑制交感神经反应，有效缓解痛经。不吃正餐或节食减肥均一定程度上增加其患病概率，《黄帝内经》有云："五谷为养，五果为助，五畜为益，五叶为充。"饮食疗法对于降低原发性痛经患者疼痛程度具有较好的作用，多增加水果蔬菜及奶制品的摄入对痛经症状有较好的改善。

（陈　璐）

第八章

闭 经

闭经（amenorrhea）为常见的妇科症状，表现为无月经或月经停止。根据既往有无月经来潮，分为原发性闭经和继发性闭经。原发性闭经指年龄超过 14 岁，第二性征未发育；或年龄超过 16 岁，第二性征已发育，月经还未来潮。继发性闭经指正常月经建立后月经停止 6 个月，或按自身原有月经周期计算停止 3 个周期以上者。继发性闭经的临床发病率高达 95% 以上之多，病因繁多，发病机制复杂，治愈率低，因此成为妇科疾病中极其棘手的难题。

本病在中医文献中又称"不月""月事不来""月水不通""经水不通""经闭"等。闭经病因病机复杂，病程长，疗效差，难以在短期内治愈。中医治疗方法众多，副作用小，疗效显著，尤其是治疗功能性闭经，优势明显。因先天性生殖器官发育异常，或后天器质性损伤而闭经者，药物治疗很难奏效，不属本章讨论范围。

一、病 因 病 机

（一）西医病因病机

西医认为闭经致病原因分为功能性及器质性两种，下丘脑-垂体-卵巢轴的功能失调的闭经为功能性闭经；生殖器官发育不全、肿瘤、创伤、慢性消耗性疾病如结核等为器质性闭经。本病发病率高，病因复杂，分为下丘脑性闭经、垂体性闭经、卵巢性闭经、子宫性闭经等。在临床上，了解患者患病的诱发原因，对确诊疾病以及后期的治疗有着举足轻重的作用。

1. 原发性闭经

此种情况较少见，药物治疗效果差，多为遗传性原因或先天性发育缺陷引起。原发性闭经多见于子宫发育不全，如先天性生殖道发育异常、先天性卵巢发育不全、原发性垂体促性腺功能低下及先天性肾上腺皮质增生等疾病，少数应除外下生殖道闭锁引起的假性闭经。原发性垂体促性腺功能低下者罕见，这类患者卵巢有原始卵泡，但因垂体促性腺激素释放激素分泌低下，卵泡不能生长发育，故属于原发性闭经，表现为内外生殖器官幼稚，第二性征不发育，细胞内性染色质为阳性，核型为 46，XX，用促性腺激素治疗有效。

2. 继发性闭经

（1）下丘脑性闭经

下丘脑性闭经的发病原因，繁多复杂。

1）精神应激：包括外界环境因素（如寒冷刺激）对机体的突然或长久刺激，或消极情绪（如精神压力过大，生活环境或者工作环境的改变，婚姻或者人际关系不和谐以及过度劳累等）的突然发生或长久持续等，使神经内分泌发生紊乱、障碍，最终导致闭经的发生。

2）神经性厌食：多见于青春期女孩，是导致下丘脑性闭经的常见原因之一，当今社会，女性多以瘦为美，使得大多数女性节食，过度减肥。中枢神经系统对机体体重的改变情况极其敏感，机体出现营养缺乏、代谢紊乱、激素水平分泌异常等状态时，轻者会导致闭经，重者可致死亡。

3）运动性闭经：剧烈运动也是一种强烈的应激反应，这种强烈的刺激，通过神经体液调节，影响下丘脑和垂体反馈轴，致使生殖轴的调节出现紊乱，导致闭经。通过大量运动、减肥，机体体重下降明显，脂肪流失迅速，严重者会产生闭经。

4）药物性闭经：长期服用精神药物、避孕药、雷公藤等，会影响中枢神经系统、下丘脑或垂体，使下丘脑分泌的 GnRH 或者多巴胺受到抑制，导致在治疗疾病的过程中，出现闭经症状。该类型闭经是可逆性闭经，停药一段时间后可逐渐恢复。

（2）垂体性闭经

垂体性闭经是指由于垂体器质性病变或功能失调，影响 GnRH 的分泌，从而影响卵巢功能引起闭经。垂体瘤增大可压迫具有分泌 GnRH 功能的细胞；垂体放疗或手术后，脑外伤、颅内炎症等可破坏垂体组织；产后大出血可造成垂体血供障碍而致缺血性坏死，上述情况均可使垂体 GnRH 分泌减少而导致闭经。

（3）卵巢性闭经

卵巢性闭经是指生殖器官卵巢缺如或发育不良、卵巢损坏或早衰，使体内无性激素产生，子宫内膜不能发生周期性变化和剥脱，月经不能来潮导致的闭经。卵巢分泌的性激素水平低下，子宫内膜不发生周期性变化而导致闭经，这类闭经表现为促性腺激素升高，属于高促性腺素性闭经。

（4）子宫性闭经

继发性子宫性闭经的病因包括感染、创伤导致的宫腔粘连等。但往往女性的激素调节功能正常，第二性征也正常。

（5）其他

甲状腺、肾上腺、胰腺等功能紊乱也可以引起闭经。常见的疾病有甲状腺功能减退或亢进、肾上腺皮质功能亢进、肾上腺皮质肿瘤等。

（二）中医病因病机

闭经的病因多样，病机复杂，中医认为闭经的原因主要有精神刺激、产后或经期的严重感染、刮宫过深，导致血虚或血瘀，血虚则血海不充，月经不行；气郁或寒湿凝滞均可导致血瘀，阻碍冲任二脉的经气流通。

1. 肾虚

先天肾精不足，或后天房事不节、多产、久病及肾或惊恐伤肾，皆易致肾精耗伤，冲任气血亏虚，血海不能满溢，胞宫失于滋养，经血无源，冲任不充，遂致月经停闭。

2. 脾虚

饮食不节、暴饮暴食，思虑或劳累过度，损伤脾气，气血化生之源不足，冲任气血不充，血海无法按时充满，遂致月经停闭。

3. 精血亏虚

血虚则无血可下，冲任血少，血海不能满溢，遂致月经停闭。

4. 气滞血瘀

七情内伤，素性抑郁，或忿怒过度，肝气郁结，久则气滞血瘀，瘀阻冲任，经血不得下行，血海不能满溢，遂致月经停闭。

5. 寒凝血瘀

经产之时，血室正开，感受寒邪；过食生冷，或涉水感寒，寒邪乘虚客于冲任，血为寒凝成瘀，滞于冲任，气血运行阻隔，经血不得下行，血海不能满溢，遂致月经停闭。

6. 痰湿阻滞

素体肥胖，痰湿内盛，或饮食劳倦，脾失健运，痰湿内生下注冲任，痰湿、脂膜壅塞冲任，气血运行受阻，经血不得下行，血海不能满溢，遂致月经停闭。

二、诊　　断

闭经诊断时要了解详细病史及进行体格检查，除外妊娠、哺乳、避孕药及器质性疾病所致的闭经。

（一）病史

应询问的现病史包括有无月经初潮延迟及月经后期病史；既往史包括反复刮宫史、产后出血史、结核病史；或过度紧张劳累、过度精神刺激史；或有不当节食减肥史；或有环境改变、疾病影响、使用药物（避孕药、镇静药、抗抑郁药、激素类）、放化疗及妇科手术史等。原发性闭经应询问第二性征发育情况，了解生长发育史，有无先天性缺陷或其他疾病及家族史。

（二）症状

女子年逾 16 周岁尚无月经初潮，或月经来潮后，又停闭 6 个月及以上，是本病的典型症状。妇科检查注意内外生殖器的发育，有无先天性缺陷、畸形，腹股沟区有无肿块。

（三）检查

1. 全身检查

检查全身发育情况，有无畸形。测量体重，身高，四肢与躯干比例，五官生长特征，注意营养健康及精神状态等。注意观察患者体质和精神状态，形态特征和营养状况，全身毛发分布和身高体重，女性第二性征发育情况等。

2. 妇科检查

了解内外生殖器官发育情况，有无缺失、畸形、肿块或萎缩。先天发育不良、原发性闭经者，尤需注意外阴发育情况，常可出现子宫体小、畸形等；子宫体过早萎缩，多见于下丘脑、垂体病变或卵巢早衰；同时应注意有无处女膜闭锁及阴道、卵巢等病变。

3. 辅助检查

已婚妇女必须首先排除妊娠，通过询问病史及体格检查对闭经的病因及病变部位有初步了解，在此基础上再通过有选择的辅助检查明确诊断。

（1）血清激素测定

建议患者停用雌孕激素药物至少两周后进行促性腺激素（FSH、LH）、泌乳素（PRL）、促甲状腺激素（TSH）等激素测定，以协助诊断。

（2）基础体温（BBT）测定

宫颈黏液出现羊齿植物叶状结晶表示排卵。

（3）影像学检查

盆腔超声检查可了解子宫卵巢大小、卵泡发育情况、卵泡数目、形态及内膜厚薄等情况；子宫输卵管碘油造影可间接了解内生殖器情况及其病变；必要时可行 CT、MRI 检查。

（4）诊断性刮宫手术

诊断性刮宫手术协助判断闭经的原因。

（5）宫、腹腔镜检查

宫腔镜能够精确诊断宫腔粘连；腹腔镜下能直视观察卵巢形态、子宫大小，对诊断多囊卵巢综合征有意义。

三、鉴别诊断

1. 生理性闭经

妊娠期、哺乳期月经停闭多属于生理性闭经。年龄在 12～16 岁的女性，月经初潮一年内发生月经停闭，或 44～54 岁之间的妇女出现月经停闭，无其他不适症状，可不作闭经论。

2. 闭经状态鉴别诊断

闭经状态鉴别诊断见表 8-1。

表 8-1　闭经状态的鉴别

疾病	月经	临床表现	辅助检查
妊娠	正常	停经后多伴有厌食、择食、恶心、呕吐等早孕期妊娠反应；子宫体增大与停经月份相符	妊娠试验阳性；B超检查宫腔内有孕囊、胚芽、胎体、胎心搏动
胎死不下	阴道不规则流血	妊娠期胎动消失，阴道流血，腹痛，有下坠感，腰酸，甚至口中恶臭；子宫体小于或等于停经月份	B超检查无胎心、无胎动；胎死日久可见胎头塌陷，胎盘肿胀
暗经	无月经	极为罕见，虽终生无月经仍能生育	通过月经史、妊娠史、妊娠试验、B超等检查，可鉴别
闭经	无	体重改变，痤疮多毛，烘热汗出，阴道干涩，毛发脱落，畏寒肢冷，溢乳，头痛，失眠等	妇科和全身检查，性腺激素水平检查等完善辅助检查

3. 闭经的鉴别诊断

闭经涵盖了许多西医妇科疾病，如多囊卵巢综合征、卵巢早衰、希恩综合征、闭经溢乳综合征等，临床治疗前需要根据病史、症状体征和辅助检查加以鉴别，明确诊断（表8-2）。

表8-2 闭经的鉴别

疾病名称	常见证型	临床表现	基础体温	激素水平	影像学检查
卵巢早衰	肾精亏损，阴虚血枯	闭经，伴烘热汗出，烦躁抑郁，失眠多梦，阴道干涩，脉沉细或细弦	基础体温单相	卵泡刺激素异常升高	B超见卵巢无窦状卵泡或减少；生殖器萎缩
多囊卵巢综合征	脾肾两虚，痰湿瘀阻	闭经，痤疮多毛，带下量多，脘腹胀满，大便不爽，舌肥嫩暗，苔白腻	基础体温单相	血清睾酮异常升高	B超检查一侧或双侧卵巢内小卵泡≥12个
闭经溢乳综合征	肝郁肾虚，心肝郁热	闭经，或溢乳，头痛，复视，脉弦	基础体温单相	泌乳素异常升高	检查头颅CT或MRI，除外垂体腺瘤等病变
希恩综合征	气血大亏，阳虚血枯	产后大出血史，闭经，毛发脱落，畏寒肢冷，性欲淡漠，舌淡，脉沉	基础体温单相	促性腺激素（FSH、LH）水平降低	B超检查可见生殖器萎缩

四、西医治疗

1. 全身治疗

全身治疗在治疗闭经时，占有重要地位。主要为对症治疗以及积极治疗全身性疾病，同时给予足够的营养，提高女性身体免疫力，并使之锻炼身体，增强体质，保持标准体重。因外界环境以及情绪波动等突然或长期应激刺激或精神因素，对机体造成损伤，应解除外界环境对患者的损伤破坏，或通过某些治疗手段降低和缓解外界刺激对机体造成的损伤；可通过开导、沟通对患者进行心理治疗，消除患者的负面情绪以及心理压力等，消除一系列的消极情绪，从而治愈由情志因素导致的继发性闭经；如患有神经性厌食症应进行精神心理疏导疗法，改变不良饮食习惯，加强营养指导，纠正体液和电解质紊乱。

2. 激素治疗

性激素补充治疗包括雌激素补充法，雌、孕激素人工周期疗法以及孕激素疗法，雌、孕激素序贯周期疗法；对体内有一定内源性雌激素水平的患者可定期予孕激素治疗。多囊卵巢综合征所导致的闭经，可采用雌、孕激素人工周期治疗，伴有高雄激素血症者，可采用有抗雄激素作用的孕激素配方制剂；伴有高胰岛素血症者，还需配合双胍类药物改善胰岛素抵抗。对无生殖器官严重缺陷的原发性闭经患者往往采用雌、孕激素替代疗法以促进生殖器官和第二性征的发育并诱发月经来潮。

3. 辅助生殖技术

对于有生育要求，经过激素治疗诱发排卵未成功妊娠、合并输卵管病变患者或因男方因素不孕者可以采用辅助生殖技术治疗。

4. 手术治疗

因先天性生殖器官缺陷、肿瘤、宫腔粘连等导致的闭经主要采取手术治疗。对于子宫内膜或宫颈粘连所致的闭经，可在宫腔镜或宫腔镜、腹腔镜联合下分解粘连，并配合宫内节育器和激素人工周期治疗以修复内膜，防止再粘连。

五、中医辨证论治

（一）辨证要点

祖国医学认为月经是脏腑、天癸、气血、冲任共同作用于胞宫而产生的周期性的有规律的子宫内膜剥脱性出血。闭经的发病机制，多责之于虚和实两方面。虚者多因先天禀赋匮乏，加之后天肝肾虚损，生血不足，精血匮乏，冲任不充，血海空虚，经水无源，无血可下；实者多为有形实邪停于胞宫胞络，邪气阻隔，冲任瘀滞，冲任二脉不畅，脉道不通，经血不通，经不得下。二者常相兼为病而出现虚实错杂之证。此外，医源性因素也愈受重视，如手术所伤及反复宫腔操作不当导致瘀血内阻，且由于生活、养生不当等致肾气不足，故发为本病。闭经以经络为病，特别表现为冲、任、督、带脉的失调；在于气血为病，包括气化功能失常以及血虚、血瘀；在于脏腑为病，与肾、肝、脾胃、心肺等都有密切关系。

闭经的病因多样，病机复杂，中医认为闭经的原因主要有精神刺激、产后或经期的严重感染、刮宫过深，导致血虚或血瘀，血虚则血海不充，月经不行；气郁或寒湿凝滞均可导致血瘀，阻碍冲任二脉的经气流通。因此，在病因病机方面辨明虚实，气血亏虚、阴虚血亏为虚，气滞血瘀、寒湿凝滞为实。辨清闭经的病因病机，辨证施治是核心。闭经证型错综复杂，临证千变万化，但其病理变化总离不开邪正斗争、阴阳失调、气血失和、脏腑受伤、经络受损等一般规律。本病常由肾虚、脾虚、精血亏虚、气滞血瘀、寒凝血瘀、痰湿阻滞等所致。

1. 肾虚

先天肾精不足，或后天房事不节、多产、久病及肾或惊恐伤肾，皆易致肾精耗伤，冲任气血亏虚，血海不能满溢，胞宫失于滋养，经血无源，冲任不充，遂致月经停闭。

2. 脾虚

脾主运化，为化生气血之源，气血是月经等一系列生理活动的物质基础。饮食不节、暴饮暴食，思虑或劳累过度，损伤脾气，气血化生之源不足，冲任气血不充，血海无法按时充满，遂致月经停闭。

3. 精血亏虚

素体血虚，或数伤于血，精不化气；或大病久病，营血耗损，易致阴血相对不足，阳气偏有余，气血处于相对不平衡状态。血虚则无血可下，冲任血少，血海不能满溢，遂致月经停闭。

4. 气滞血瘀

七情内伤，素性抑郁，或忿怒过度，肝气郁结，久则气滞血瘀，瘀阻冲任，气血运行受阻，胞脉不通，经血不得下行，血海不能满溢，遂致月经停闭。

5. 寒凝血瘀

经产之时，血室正开，感受寒邪；过食生冷，或涉水感寒，寒邪乘虚客于冲任，血为寒凝成瘀，滞于冲任，气血运行阻隔，经血不得下行，血海不能满溢，遂致月经停闭。

6.痰湿阻滞

素体肥胖，痰湿内盛，或饮食劳倦，脾失健运，痰湿内生下注冲任，痰湿、脂膜壅塞冲任，气血运行受阻，经血不得下行，血海不能满溢，遂致月经停闭。

（二）证治分型

1.肾虚证

1）肾气虚证

主要证候：月经初潮来迟，或月经后期量少，渐至闭经，头晕耳鸣，腰膝酸软，小便频数，性欲降低；舌淡红，苔薄白，脉沉细。

证候分析：肾气不足，精血衰少，冲任气血不充，血海空虚，不能按时满盈，故月经初潮来迟，或后期量少，渐至停闭；肾虚不能化生精血，髓海、腰府失养，故头晕耳鸣，腰膝酸软；肾气虚则阳气不足，故性欲降低；肾气虚而膀胱失于温化，故小便频数；舌淡红，苔薄白，脉沉细，均为肾气虚之征。

治法：补肾益气，养血调经。

代表方：大补元煎（《景岳全书》）加丹参、牛膝。

常用药：人参、山药、熟地黄、当归、杜仲、山茱萸、枸杞子、炙甘草。

方中人参大补元气，与熟地黄相配补益肾之精气，与山药、当归相合充养气血，使天癸不竭，月经有源；杜仲、山茱萸、枸杞子皆入肝肾，滋冲任；炙甘草调和诸药。

2）肾阴虚证

主要证候：月经初潮来迟，或月经后期量少，渐至闭经，头晕耳鸣，腰膝酸软，或足跟痛，手足心热，甚则潮热盗汗，心烦少寐，颧红唇赤；舌红，苔少或无苔，脉细数。

证候分析：肾阴不足，精血亏虚，冲任气血不充，血海不能满溢，故月经初潮来迟，或后期量少，渐至停闭；精亏血少，不能濡养空窍、外府，故头晕耳鸣，腰膝酸软，或足跟痛；阴虚内热，故手足心热；虚热迫津外泄，故潮热盗汗；虚热内扰心神，则心烦少寐；虚热上浮，则颧红唇赤；舌红，苔少或无苔，脉细数，均为肾阴虚之征。

治法：滋肾益阴，养血调经。

代表方：左归丸（《景岳全书》）。

常用药：熟地黄、山药、山茱萸、枸杞子、川牛膝、菟丝子、鹿角胶、龟甲胶。

方中熟地黄益精填髓，滋补肾阴；山药、枸杞子兼益脾肾；山茱萸、菟丝子补肾固精；鹿角胶、龟甲胶滋养冲任，为血肉有情之品，阴阳双补；川牛膝引诸药下行，通经脉而强腰膝。

3）肾阳虚证

主要证候：月经初潮来迟，或月经后期量少，渐至闭经，头晕耳鸣，腰痛如折，畏寒肢冷，小便清长，夜尿多，大便溏薄，面色晦暗，或目眶暗黑；舌淡，苔白，脉沉弱。

证候分析：肾阳虚衰，脏腑失于温养，精血化生乏源，冲任气血不充，血海不能满溢，故月经初潮来迟，或后期量少，渐至停闭；肾阳虚衰，阳气不布，故畏寒肢冷；肾阳不足以温养髓海、外府，故头晕耳鸣，腰痛如折；肾阳虚膀胱气化失常，故小便清长，夜尿多；肾阳虚不能温运脾阳，运化失司，故大便溏薄；肾阳虚其脏色外现，故面色晦暗，目眶暗黑；舌淡，苔白，脉沉弱，均为肾阳虚之征。

治法：温肾助阳，养血调经。

代表方：十补丸（《济生方》）加当归、川芎。

常用药：熟地黄、山茱肉、炒山药、酒蒸鹿茸、白茯苓、牡丹皮、泽泻、炮附子、肉桂、五味子。

原方主治肾阳虚损，精血不足证。方中以六味地黄丸加炮附子、肉桂，温补肾脾阳气；酒蒸鹿茸助元阳，填精髓，调冲任，使天癸渐至，血海渐盈；五味子敛肺生津益肾，兼收诸药温燥之性。

2. 脾虚证

主要证候：月经停闭数月，神疲肢倦，食少纳呆，脘腹胀满，大便溏薄，面色淡黄；舌淡胖有齿痕，苔白腻，脉缓弱。

证候分析：脾虚生化无力而乏源，冲任气血不足，血海不能满溢，故月经停闭数月，面色淡黄；脾虚运化失司，湿浊内生而渐盛，故食少纳呆，脘腹胀满，大便溏薄；脾主四肢，脾虚中阳不振，故神疲肢倦；舌淡胖有齿痕，苔白腻，脉缓弱，均为脾虚之征。

治法：健脾益气，养血调经。

代表方：参苓白术散（《太平惠民和剂局方》）加泽兰、牛膝。

常用药：人参、白术、茯苓、白扁豆、甘草、山药、莲子肉、桔梗、薏苡仁、砂仁。

原方主治脾胃虚弱，肺气失司证。方中以四君子汤合山药健脾益气，使运化复常，气血有源；白扁豆、莲子肉、薏苡仁祛湿止泻；明代李中梓曰：脾为生痰之源，肺为贮痰之器，桔梗宣肺宽胸，祛痰利咽；砂仁开胃醒脾，化湿行气，以助脾胃健运。

3. 精血亏虚证

主要证候：月经停闭数月，头晕目花，心悸少寐，面色萎黄，阴道干涩，皮肤干枯，毛发脱落，生殖器官萎缩；舌淡暗或淡红，苔少，脉沉细弱。

证候分析：精血亏虚，冲任气血衰少，血海不能满溢，故月经停闭；精血乏源上不能濡养脑髓清窍，故头晕目花，下不能荣养胞宫，故生殖器官萎缩；精不化气，气不生津，故阴道干涩；血虚内不养心神，故心悸少寐；外不荣肌肤，故皮肤干枯，毛发脱落，面色萎黄；舌淡，苔少，脉沉细弱，均为精血亏虚之征。

治法：填精益气，养血调经。

代表方：归肾丸（《景岳全书》）加北沙参、鸡血藤。

常用药：熟地黄、山药、山茱萸、茯苓、枸杞子、炒杜仲、菟丝子、当归。

方中熟地黄、山茱萸、菟丝子滋肾益髓，山药、茯苓健脾益气，炒杜仲、枸杞子、当归补养精血，使冲任得养，血海渐盈，全方共奏填精益髓，滋阴养血之效。

4. 气滞血瘀证

主要证候：月经停闭数月，小腹胀痛拒按，精神抑郁，烦躁易怒，胸胁胀满，嗳气叹息；舌紫暗或有瘀点，脉沉弦或涩而有力。

证候分析：气机郁滞，气滞血瘀，冲任瘀阻，血海不能满溢，故停闭不行；瘀阻胞脉，故小腹胀痛拒按，胸胁胀满；气机不畅，肝气不舒，故精神抑郁，烦躁易怒，嗳气叹息；舌紫暗或有瘀点，脉沉弦或涩而有力，也为气滞血瘀之征。

治法：行气活血，祛瘀通经。

代表方：膈下逐瘀汤（《医林改错》）。

常用药：当归、川芎、赤芍、桃仁、红花、枳壳、延胡索、五灵脂、乌药、香附、牡丹皮、甘草。

方中以桃红四物汤去熟地黄之滋腻，养血活血；枳壳、乌药、香附行气通络；延胡索、五灵脂疏通血脉，化瘀定痛；牡丹皮凉血消瘀；甘草调和诸药。全方理气活血，使经血畅行。

若烦急，胁痛或乳房胀痛，舌尖边红者，酌加柴胡、郁金、栀子以疏肝清热；口干渴，大便结，脉数者，酌加黄芩、知母、大黄以清热泻火。

5.寒凝血瘀证

主要证候：月经停闭数月，小腹冷痛拒按，得热则痛缓，形寒肢冷，面色青白；舌紫暗，苔白，脉沉紧。

证候分析：寒邪客于冲任，与血相搏，血为寒凝而瘀塞，冲任瘀阻，血海不能满溢，故经闭不行；寒客胞中，血脉不畅，不通则痛，故小腹冷痛拒按，得热后血脉暂通，故腹痛得以缓解；寒邪伤阳，阳气不达，故形寒肢冷，面色青白；舌紫暗，苔白，脉沉紧，也为寒凝血瘀之征。

治法：温经散寒，活血通经。

代表方：温经汤（《妇人大全良方》）。

常用药：当归、川芎、芍药、桂心、牡丹皮、莪术、人参、甘草、牛膝。

方中当归、川芎、芍药养血活血以调经；人参、甘草益气和中，且芍药甘草汤缓急止痛；桂心温阳散寒，通脉调经；牡丹皮、莪术、牛膝活血祛瘀。全方可使寒瘀消散，经血畅行。

6.痰湿阻滞证

主要证候：月经停闭数月，带下量多，色白质稠，形体肥胖，胸脘满闷，神疲肢倦，头晕目眩；舌淡胖，苔白腻，脉滑。

证候分析：痰湿阻于冲任，壅遏血海，经血不能满溢，故经闭不行；痰湿下注，损伤带脉，故带下量多，色白质稠；痰湿内盛，清阳不升，故头晕目眩，形体肥胖；痰湿困阻脾阳，运化失司，故胸脘满闷，神疲肢倦；舌淡胖，苔白腻，脉滑，也为痰湿阻滞之征。

治法：豁痰除湿，活血通经。

代表方：丹溪治湿痰方（《丹溪心法》）。

常用药：苍术、白术、半夏、茯苓、滑石、香附、川芎、当归。

方中苍术、半夏化痰除湿；白术、茯苓健脾祛湿；滑石利湿而通窍；当归、川芎、香附养血行气。全方可使痰湿除而胞脉无阻，经血自通。

（三）针灸疗法

针灸疗法可以直接作用于病变局部，对患病局部的组织神经给予刺激，经神经反射使肌肉收缩，预防肌肉萎缩，使神经功能得到恢复。其通过提高下丘脑神经递质水平，调整血清激素的含量，调节卵巢功能，从而达到治疗闭经的目的。针灸疗法多以局部取穴为主，选用毫针、电针、艾灸、耳穴压豆等方法，辅以治疗。

1. 毫针

针刺治疗闭经选取经脉主要集中在足太阳经、任脉、足太阴脾经、足厥阴经、足少阴经、足阳明经、督脉。治疗闭经应当通畅任、冲二脉,取穴以任脉穴位为主,取合谷、三阴交调补气血,并结合月经周期规律,月经期加肝经穴位以疏泄,月经结束后阴血亏虚,加太溪。针刺治疗在主穴中极和子宫外,根据中医辨证不同而选择不同的配穴,以益肾固本、调补冲任为治则,气血虚弱型配足三里、三阴交、阴陵泉和太溪。肾气亏虚型取关元等,针刺用补法。血寒凝滞型取关元、命门等以温补肾阳。气血瘀滞者取行间等肝经穴位,针用泻法。治疗血瘀气滞型闭经,取任脉、肝经穴位和子宫局部穴位,疏通任冲脉,调补周身气血以通经。也可以采用针灸人工周期疗法治疗精神应激性闭经,顺应月经藏泻有时的规律,用针灸按其藏泻的特点进行治疗,取行间、三阴交、太冲。

2. 温针灸

温针灸具有阵痛、双向调节神经的作用,还可同时改善组织和器官的血运,以及机体组织营养供应,促进机体自我恢复以及自我康复能力,而且对神经内分泌以及生殖系统的调节也有影响。针刺结合温和灸的治疗手段,是将针刺的穴位效应、经络效应以及艾灸的温热效应、药物作用等共同发挥,达到治愈疾病的目的。

运用温针灸治疗人工流产后的继发性闭经,主穴为归来、关元、三阴交、血海,并根据中医辨证选取相应配穴。针刺关元,一方面可以疏通任、冲二脉,引心火心血下行,促进心气下降,温暖下焦;另一方面可以促进子宫收缩,调节卵巢功能。肾气亏虚型加太溪;气滞血瘀型加太冲、气海;气血亏虚型加足三里;寒凝血瘀型重用艾灸。主穴的选择考虑到妇女特殊的生理特点,女子以血为本,与肝脾肾及任冲二脉关系最为密切,由此则固本培元,和血益气,则冲任调畅,具体辨证加以疏肝、补肾、健脾之穴使血海充盈而经血自通。

3. 耳针治疗

耳穴是机体各脏腑器官的反射点,而继发性闭经这一疾患,为慢性疑难性疾病,通过耳穴压豆的长久刺激,可以时刻对机体进行调节,有利于机体健康的恢复。故有医家采用内分泌、内生殖器、肝、肾、皮质下、神门治疗闭经。毫针用中等刺激,或用针埋藏或用王不留行籽贴压。

4. 皮肤针法

本病可选取腰骶部相应背俞穴及夹脊穴,下腹部沿任脉、肾经、胃经、脾经、带脉等走行。用皮肤针从上而下,用轻刺激或中等刺激,循经每隔 1cm,叩打一处,反复叩刺 3 遍,隔日 1 次。

5. 耳穴压迫法

月经不调甚或闭经时,刺激耳穴,可调和气血。王不留行籽性味苦平,入肝、胃经,有行气通经、下乳消肿之力,专走血分。故采用王不留行籽贴耳穴,主穴取子宫、卵巢、内分泌、垂体前叶、下丘脑,配肾、肝、皮质下、交感,每个穴位按压 30 秒,每天按压 3 次,共治疗 90 天。

6. 推拿按摩疗法

取关元、气海、血海、三阴交、足三里、膈俞、肝俞、肾俞、内关、中脘等,采用揉法、按法、点压法，以达到行气活血、化瘀消滞、健脾益肾、疏肝养血、通调冲任的目的。

7. 拔罐法

本病取大椎、肝俞、脾俞、身柱、肾俞、命门、关元，可用刺络留罐法。

8. 穴位注射

本病选肾俞、肝俞、脾俞、气海、石门、关元、归来、足三里、三阴交，每次选 2～3 穴，用黄芪、当归、红花等注射液，或用维生素 B_{12} 注射液或注射复方丹参注射液等，每穴每次注入药液 1～2ml，隔日 1 次。

9. 穴位贴敷法

穴位贴敷法，能达到经络效应与药物刺激的双重治疗效果，具有操作简单、治疗无痛苦、作用持久等优点。将鹿茸、紫河车、黄芪、山楂、巴戟天、熟地黄、当归、鸡内金、肉苁蓉、益母草、人参研磨成细末后，用酒调成糊状后，置于肚脐中，每 3 天换药 1 次，21 天为 1 个疗程。

六、康复治疗

（一）心理治疗

越来越多的研究表明，现代女性长期处于身心紧张的状态，脑力劳动过重，生活不规律，导致情志失常。情志与五脏气血密切相关，是通过心为主导，统领各个脏腑实现的。各种原因导致心气闭郁，心血不下，则胞脉闭塞，无血可下。应根据患者的性格特点加以心理疏导，重视养心补血、清心泻火、宁心安神来治疗闭经。

（二）生活习惯调理

针对急、慢性疾病导致的闭经患者，可通过增强体质的方式改善疾病。如果患者是营养不良导致的闭经，应当适当添加营养物质，确保体重达标；如果患者是因为过度肥胖导致的闭经，则需要控制高热饮食，指导其适当参加运动锻炼，以改善体质。

（三）饮食疗法

闭经饮食疗法是使食物搭配上遵循养血活血、健脾温肾的原则，将药物与酒混合制成药酒，或将药物做成汤、或粥、或膏，以食用来达到治疗目的。常用的饮食配方有补益气血、温经行血的当归生姜羊肉汤；补血养肝、益肾活血的白鸽鳖甲汤；补肾填精、养血益气的河车人参瘦肉汤；滋补肝肾的杞子兔肉汤；温补肾阳的鹿角胶粥；健脾养血益气的山药粥；活血化瘀、理气通经的王不留行炖猪蹄；补气活血通经的鸡血藤炖肉；补血活血的苏木木耳汤、乌鸡乌贼当归汤；行血通经的山楂益母饮；活血化瘀的桃仁牛血羹；清热利湿的马鞭草瘦肉粥；祛痰化湿的薏仁根老丝瓜汤等。

（四）运动疗法

在生活中可以通过运动调节闭经，促进气血运行，使得体质得到根本的改善，变得更加健康，所以建议女性多进行运动。

（五）外治法

1. 外敷法

外敷法适用于治寒湿凝滞型、气血虚弱型、肝肾不足型闭经。常用药物有艾叶、乌药、附子、红花、益母草、党参、白术、山茱萸、当归、牛膝、菟丝子、熟地黄、枸杞子、川芎等。

2. 洗浴法

可用益母草煎水，温洗小腹；或用生地黄、当归、赤芍、桃仁、五灵脂、大黄、牡丹皮、茜草、木通煎汤淋洗脐下，此法适用于治疗热结血瘀型闭经。

七、预　后

闭经一证，病因复杂，运用中医药调理月经周期治疗闭经，具有明显的临床优势，且疗效肯定，不良反应小。中医学注重整体观念，"形神合一"，针灸疗法作为中医学中的一个组成部分，也同样强调身心的统一，在身心相关性疾病的治疗中应做到身心兼顾。因此，在闭经患者的康复治疗中，重视心理调节、身心同病的病机特点而进行整体调治，有利于更加全面地认识和把握本病特点，能够提高本病疗效。

（王　炜）

第九章

经前期综合征

经前期综合征（premenstrual syndrome，PMS）是指妇女在月经周期的后期（黄体期第14～28天）表现出的一系列生理和情感方面的不适症状，症状与精神和内科疾病无关，并在卵泡期缓解，在月经来潮后自行恢复到没有任何症状状态。其主要表现有烦躁易怒、失眠、紧张、压抑以及头痛、乳房胀痛、颜面浮肿等一系列的症状，严重者可影响妇女的正常生活。

近几年来，经前期综合征的发病率有上升趋势，据资料统计，在欧美等发达国家为30%～90%，在国内为41%～57%，发病率较妇科其他病证是比较高的。现代医学对经前期综合征的治疗尚缺乏特效的手段。本病的治疗大多数为口服促性腺激素释放激素、抗抑郁剂及抗焦虑药。但是一段时间的治疗过后，本病的复发率高，出现的副作用多，不适宜长期应用。

一、病 因 病 机

（一）西医病因病机

1. 精神社会因素

由于女性有月经周期这一特殊的生理现象，当处于卵泡晚期向黄体晚期过渡时，更容易受到压力及负性事件带来的影响，更容易引发或加重经前期综合征。精神社会因素是引起经前期综合征身心功能障碍的病因之一。

2. 卵巢激素失调

由于经前期综合征的发病时间处于卵巢周期的黄体期，雌激素、孕激素水平的波动可能会导致易感人群产生更严重的经前期综合征症状。

3. 神经递质异常

神经递质通过神经、分泌网络的精细调节来维持自身的稳态平衡，如果这个稳态平衡被打破，就可能产生焦虑、抑郁、双相情感障碍等精神类疾病。

（二）中医病因病机

1. 肝气郁滞

素有抑郁，情志不畅，经期阴血下注血海，肝血不足，肝气易郁，气机不利，而出现经行乳房胀痛。

2. 脾肾阳虚

肾阳不足，命门火衰，脾失健运。或素体脾虚，经期经血盈于任，脾气益虚，脾虚湿停，水湿下注大肠而为经行泄泻，水湿泛溢肌肤则致经行肿胀。

3. 血虚肝旺

血虚经脉失养，则出现经行身痛。阴虚火旺，虚火上炎，灼伤血络，则致经行吐衄。虚火上乘于心，心火上炎，致口舌糜烂。

4. 血瘀痰浊

经前气血下注冲任，血瘀痰浊阻滞脉络，不通则痛，则经行身痛。

二、诊　断

（一）病史

本病既往无精神疾病相关病史，无肝病、血液病、甲状腺、脑瘤等病史。需要在随后连续2个月经周期中均符合症状要求。

（二）症状

经行前两周发生头痛、发热、吐衄、口糜、浮肿、咳喘、情志异常等表现。包括胃脘胀痛、体重增加、乳房胀痛、肢体浮肿、头身疼痛、思想不集中、失眠、食欲改变等。符合上述症状在黄体期出现至少一项，经后消失即可诊断。

（三）检查

1. 妇科检查

妇科检查无异常。

2. 实验室检查

实验室检查多无明显异常改变，但对口糜较重者，应查血常规，必要时行病变局部渗出物培养及皮肤过敏实验等以除外其他疾病。浮肿者血清 E_2、PRL 水平可见增高，或 E_2 与 P 比值失调，或行肝功能、肾功能和甲状腺功能检查以排除其他疾病。

3. 其他检查

头痛者可行 CT 检查排除颅脑占位性病变。

三、鉴 别 诊 断

1. 狐惑病

狐惑病与西医学的贝赫切特综合征（又称白塞病）相似，白塞病以虹膜睫状体炎、滤泡性口腔溃疡、急性女阴溃疡为主要特征,非特异性皮肤过敏反应阳性有助诊断。本病口咽糜烂与阴部蚀烂并见,且不具备随月经周期呈规律性发作的特点。

2. 脏躁

妇人无故自悲伤,不能控制,甚或哭笑无常,呵欠频作者,但与月经周期无关,称为脏躁。虽与经行情志异常都有情志改变,但脏躁无月经周期性发作,而经行情志异常则伴随月经周期而发作。

3. 乳癖

乳癖可出现经前乳房胀痛,检查多见乳房有包块。经行乳房胀痛每随月经周期而发,经后消失,检查多无器质性改变。乳房 B 超或红外线扫描有助于鉴别诊断。

四、西医治疗

(一)心理治疗

本病首先应予以心理安慰与疏导,帮助患者调整心理状态,认识疾病和建立勇气及自信心,使之精神松弛,重新控制生活,调整生活状态。

(二)药物治疗

由于经前期综合征的临床表现超过 100 多种,病因及发病机制尚不清楚,目前还缺乏特异的、规范性的治疗方案,目前主要是对症治疗、心理治疗、饮食治疗等,在临床上药物治疗包括抗抑郁剂、抗焦虑剂、前列腺素抑制剂、促性腺激素释放激素类似物、达那唑、溴隐亭、醛固酮受体拮抗剂、维生素 B_6 等。

五、中医辨证论治

(一)辨证要点

本病症状复杂,应根据主症的性质、部位、特点,参考月经的期、量、色、质,结合全身症状及舌脉,综合分析。

(二)治疗原则

本病的治疗重在补肾、健脾、疏肝、调理气血。治疗分两步,经前、经期重在在辨证基础上控制症状,平时辨证论治以治本。

(三)针灸疗法

1. 毫针

针刺主要是通过疏通经络,扶正祛邪以及平衡阴阳,并根据不同经络位置进行针刺以调整相应的脏腑以及机体的内在功能，达到治病的目的。采用针灸的方式治疗经前期综合征，穴位常规消毒，选用 28～30 号 1.5～2 寸毫针刺入穴位，得气后留针 30 分钟，其间每 5 分钟行针 5 次，肝气郁结型用泻法，主穴：太冲、太溪、气海、肝俞、膻中、三阴交；随症配穴：发热加大椎、曲池，头痛加太阳、百会，失眠重者加神门、内关，乳房胀痛加乳根、期门。脾肾阳虚型施补法，主穴：足三里、脾俞、肾俞、太溪、三阴交、关元（灸）；随症配穴：泄泻加中脘、天枢，浮肿加水分、气海（灸）。每日治疗 1 次，10 次为 1 个疗程，月经来潮前 10 天开始治疗。

采用安神调肝针刺法，选穴神庭、四关（双侧）、三阴交（双侧）。用华佗牌 32 号 1.5 寸毫针。神庭平刺，四关、三阴交直刺。月经前 14～16 天开始治疗，每日 1 次，每次留针 30 分钟，每 10 分钟行一次针，平补平泻，至月经来潮，停止治疗，此为 1 个疗程；待下次月经前 14～16 天，开始第 2 个疗程治疗。如此治疗 3 个疗程。同时研究表明针灸疗法能有效地改善经前期综合征的精神和躯体症状，是值得推广的中医临床治疗手段之一。

2. 耳穴贴压

体针与耳穴贴压并用治疗经行头痛的临床疗效，采用经前调理和头痛发作时的分步治疗。选取耳穴卵巢、内分泌、肾、肝、脾、神口、皮质下进行贴压，直至头痛发作前；头痛发作时治疗选取百会、太阳、额厌、悬颅、三阴交等进行针刺，此治疗方法，可以缓解经行头痛。耳穴可有效治疗妇科病如经前综合征、经前紧张综合征、经行头痛等，运用方便简易，无副作用。每次在经前感觉乳房胀痛时开始治疗，到经来后乳胀消失为 1 个疗程，连续治疗 3 个疗程。耳穴贴压疗法治疗经行乳房胀痛可通过局部耳穴贴压刺激耳上的经络又可刺激耳部的穴位。通常连续治疗 3 个阶段疗效会更佳。

3. 穴位埋线

心俞为心气输注之处，心主藏神，故取心俞可益心安神，宽胸利膈。肝俞为肝气输注之处，疏肝解郁，与肾俞合用可补养肝肾，调理冲任。脾俞、胃俞为脾气、胃气输注之处，两穴合用健脾补胃以调气血生化之源，与肾俞相配温补脾肾。诸穴合用益其源、调其流，使气血充盈，脏腑功能恢复，阴阳得以平衡。穴位埋线法可以调节内分泌紊乱，从而对经前期综合征的雌激素相对过高引起的症状体征起到良好的治疗作用，具有升高黄体期孕酮水平、改善黄体功能的作用。

4. 放血疗法

经前头痛选用点刺头维放血疗法，采用"实则泻之"和"宛陈则除之"的治疗原则。点刺放血治疗经前头痛，医生用拇指和食指在患者头维穴周围向针刺处推按，常规消毒后，右手拇指和食指持三棱针针柄，中指指腹紧靠针身下端，对准头维，与皮肤呈 30°角向后斜刺入 3～5mm，挤压针孔周围，使其出血，至血色变浅为止。头维为足阳明胃经的最高点，标穴所在；经前头痛主因在血不在气。

5. 穴位注射

取三阴交、足三里注射黄芪注射针剂，选用一次性 5 号针头并 5ml 注射器，局部穴位常规消毒，进针后，以捻转手法得气并注射药物 1ml；快速出针后于穴区稍加按压。配合体针针刺气海、关元、太冲、太阳、风池、合谷，于经前 10 天起，每隔 2 日施治 1 次，经期停止。

六、康 复 治 疗

（一）心理治疗

经前期综合征是一种妇科常见的身心疾病，心理社会因素对本病的发生和发展有着重要影响。研究表明，精神安慰治疗对相当一部分患者有效。对于轻、中度的经前期综合征患者，可以培养良好个性和心理治疗为主要治疗手段，可以达到治疗目的。告知患者保持良好的情绪可使病情快速恢复，使其认识到心理情绪对自身病情的影响，并帮助患者进行心理调节，以控制不良情绪。多进行心理疏导，尽量说一些鼓励性的语言，但要注意语气柔和，同时仔细观察患者的情绪变化，及时采取有效的心理护理措施。

（二）饮食疗法

从黄体期开始，即黄体期第 14～28 天（经前 7～14 天）起，选择低蛋白高碳水化合物的食物，有助于减轻经前期综合征患者的情绪、偏食和记忆力下降等症状；控制盐分，可减少水钠潴留；应限制咖啡因的摄入，原因是咖啡因可以增加焦虑、紧张、抑郁及易怒；多吃些苦味食品，如苦瓜、苦菜、绿茶等，能使紧张的心理松弛下来，消除大脑皮质疲劳环境，具有良好的调节神经、醒脑提神的作用。均衡营养，增强机体免疫能力。

（三）生活习惯调理

经前期综合征的发生与肥胖、吸烟、饮酒及不健康的饮食习惯均有关系。因此，可以通过运动、调整作息时间、保证食物中维生素及微量元素的摄取，合理饮食。经前注意低盐低脂饮食，以及避免不健康的生活习惯如吸烟、饮酒等，来降低罹患经前期综合征的风险，从而预防经前期综合征发生或改善已有的症状。积极治疗，严格遵医嘱用药，以免症状加重或反复，适当运动，生活起居要规律，注意劳逸结合。

（谷玥儒）

第十章

围绝经期综合征

围绝经期综合征是指妇女绝经前后出现性激素波动或减少所致的一系列以自主神经系统功能紊乱为主，伴有神经心理症状的一组症候群。本病相当于中医学中经断前后诸证。经断前后诸证是指妇女在绝经期前后，出现烘热汗出，烦躁易怒，潮热面红，失眠健忘，精神倦怠，头晕目眩，耳鸣心悸，腰背酸痛，手足心热，或伴月经紊乱等与绝经有关的症状，称为"经断前后诸证"，亦称"绝经前后诸证"。

据统计资料表明，当今社会围绝经期综合征的发病率在 50%~80%。临床调查认为 51~55 岁年龄阶段的女性围绝经期综合征的发病率最高，且症状多表现为中到重度。如果患者存在慢性基础病变，则围绝经期综合征的发病率可以高达 64%。

中医药疗法以辨证论治为基础，强调标本兼治，与西医相比较中医药结合康复治疗围绝经期综合征具有独特优势。其立足于整体治疗，调节脏腑功能，改善患者的自我调节功能，具有双向调节作用，以让患者重新达到阴平阳秘的状态，且副作用少，长期服用安全可靠。

一、病 因 病 机

（一）西医病因病机

围绝经期综合征主要发病机制为女性由青壮年期步入老年期，随着年龄增长，卵巢功能逐渐衰退，其所合成分泌的雌、孕激素水平逐步下降，引致垂体前叶所分泌的促性腺激素大幅度上升。当步入围绝经期后，雌激素水平下降，对促卵泡生成素的反馈作用减弱，加速了卵泡的消耗，抑制卵泡闭锁功能，从而发展为绝经。性激素水平下降，可对身体有多方面的影响，包括降低骨密度、雌激素水平下降可引致血脂水平增高及增强胰岛素抵抗诱发型糖尿病等。

（二）中医病因病机

肾虚精亏是经断前后诸证发病的始发条件，肾气衰退引起诸脏乃至全身机能失调是造成经断前后诸证的根本原因。肾气虚是围绝经期的一个内在条件，再加上患者禀赋不充，或久病失养，及七情所伤，饮食失节，劳倦失度，外邪侵扰等因素，致脏腑失和，进一步损伤冲任。

1. 肾阴虚

肾阴素虚，精亏血少，经断前后，天癸渐竭，精血衰少；或忧思不解，积念在心，营阴暗耗；或房事不节，精血耗伤或失血大病，阴血耗伤，肾阴更虚，真阴亏损，冲任衰少，脏腑失养，遂致经断前后诸证。

2. 肾阳虚

素体肾阳虚衰，经断前后，肾气更虚；复加大惊卒恐，或房事不节，损伤肾气，命门火衰，冲任失调，脏腑失于温煦，遂致经断前后诸证。

3. 肾阴阳两虚

肾藏元阴而寓元阳，若阴损及阳，或阳损及阴，真阴真阳不足，不能濡养、温煦脏腑，冲任失调，遂致经断前后诸证。

4. 心肾不交

经断前后，肾水不足，不能上济于心，心火独亢，热扰心神，出现心肾不交，遂致经断前后诸证。

"肾为先天之本"，又"五脏相移，穷必及肾"，故肾阴阳失调，每易波及其他脏腑，而其他脏腑病变，久则必累及于肾，故本病之本在肾，常累及心、肝、脾等多脏多经，致使本病证候复杂。

二、诊　断

（一）病史

本病发病年龄多在 45～55 岁，若在 40 岁以前发病者，应考虑为"卵巢早衰"。发病前应注意有无工作、生活的特殊改变。有无精神创伤史及双侧卵巢切除手术或放射治疗史。

（二）症状

月经周期改变是围绝经期综合征最早出现的临床症状，大致分为以下 3 种类型：①月经周期延长，经量减少，最后绝经。②月经周期不规则，经期延长，经量增多，甚至大出血或出血淋漓不断，然后逐渐减少而停止。③月经突然停止，较少见。

月经紊乱，月经周期赶前错后，经量或多或少，或经期延长，甚或淋漓不断，成为崩漏，致月经绝止，随之出现烘热汗出、潮热面红、烦躁易怒、头晕耳鸣、心悸失眠、腰背酸楚、面浮肢肿、皮肤蚁行样感、情志不宁等症状。其中血管舒缩症状主要表现为潮热、出汗，这是其功能不稳定的表现，是围绝经期综合征最突出的特征性症状。约 3/4 的自然绝经或人工绝经妇女可以出现。潮热起自前胸，涌向头颈部，然后波及全身，少数妇女仅局限在头、颈和乳房。在潮红的区域患者感到灼热，皮肤发红，紧接着爆发性出汗。持续数秒至数分钟不等，发作频率每天数次至 30～50 次。夜间或应激状态易促发。此种血管功能不稳定可历时 1 年，有时长达 5 年或更长。

（三）检查

1. 妇科检查

子宫大小正常或萎缩，可见阴道分泌物减少，阴道黏膜菲薄。绝经日久者，可见外阴萎缩，阴毛稀疏，宫颈萎缩。

2. 辅助检查

1）查血清 FSH 和 E_2 值了解卵巢功能。绝经过渡期 FSH>10U/L，提示卵巢储备功能下降。闭经合并 FSH>40U/L 且 E_2<10～20pg/ml，提示卵巢功能衰竭。

2）查血清 AMH 了解卵巢功能。AMH 值低于 0.7ng/ml 时，表示卵子库存量已严重不足。AMH 值为 0ng/ml 时，提示卵巢功能衰竭。

3）分段诊刮及子宫内膜病理检查，除外子宫内膜肿瘤。

4）盆腔超声、CT、磁共振检查可展示子宫和卵巢全貌以排除妇科器质性疾病。B 型超声检查可排除子宫、卵巢肿瘤，了解子宫内膜厚度。测定骨密度等，了解有无骨质疏松。

三、鉴 别 诊 断

1. 眩晕、心悸、水肿

本病症状表现可与某些内科病如眩晕、心悸、水肿等相类似，临证时应注意鉴别。

2. 癥瘕

经断前后的年龄为癥瘕好发之期，如出现月经过多或经断复来，或有下腹疼痛，浮肿，或带下五色，气味臭秽，或身体骤然明显消瘦等症状者，应详加诊察，必要时结合西医学的辅助检查，明确诊断，以免贻误病情。

四、西 医 治 疗

（一）一般治疗

针对症状较轻的患者，给予适当的心理疏导安慰，加强宣教，解除思想顾虑，有规律的身体锻炼，以及合理的膳食调节，可以有效缓解患者的症状，使其平稳地度过围绝经期，同时尽量避免药物对患者的刺激。如若围绝经期出现明显的临床症状影响了患者的工作生活，则可以给予必要的对症处理药物。

（二）激素替代治疗

激素替代治疗是现代医学对于围绝经期综合征患者普遍使用的治疗方案。针对症状显著的患者，本方案通过给予小剂量的外源性激素类药物，如雌二醇、孕激素等，从而改善骨质疏松、心血管疾病等各种症状。激素替代治疗这一治疗方案其中最常用的是雌激素，它可以改善潮热、出汗，调整围绝经期月经紊乱，缓解神经精神症状，减少心血管疾病和骨质疏松的发生率，改善记忆力，改善和满足性功能，有助于提高围绝经期妇女的生活质量，使患者身体、精神和心理都维持良好的状态。

五、中医辨证论治

（一）辨证要点

本病发生以肾虚为本，临证应主要根据临床表现、月经紊乱的情况及舌脉辨其属阴、属阳，或阴阳两虚，或心肾不交。月经周期紊乱，量少或多，经色鲜红，舌红，苔少，脉细数，为肾阴虚；月经不调，量少或多，色淡质稀，精神萎靡，面色晦暗，舌淡，苔白滑，脉细沉而迟，为肾阳虚。

（二）证治分型

1.肾阴虚证

主要证候：经断前后，头晕耳鸣，腰酸腿软，烘热汗出，五心烦热，失眠多梦，口燥咽干，或皮肤瘙痒，月经周期紊乱，量少或多，经色鲜红；舌红苔少，脉细数。

证候分析：经断前后，天癸渐竭，肾阴不足，精血衰少，髓海失养，故头晕耳鸣；腰为肾府，肾主骨，肾之精亏血少，故腰酸腿软；肾阴不足，阴不维阳，虚阳上越，故烘热汗出；水亏不能上制心火，心神不宁，故失眠多梦；肾阴不足，阴虚内热，津液不足，故五心烦热，口燥咽干；精亏血少，肌肤失养，血燥生风，故皮肤瘙痒；肾虚天癸渐竭，冲任失调，血海蓄溢失常，故月经周期紊乱，经量少或多，色鲜红；舌红，苔少，脉细数，也为肾阴虚之征。

治法：滋肾益阴，育阴潜阳。

代表方：六味地黄丸（《小儿药证直诀》）加生龟甲、生牡蛎、石决明。

常用药：熟地黄、山药、山茱萸、茯苓、牡丹皮、泽泻。

方中熟地黄、山萸肉、龟甲滋阴补肾，山药、茯苓健脾和中，生牡蛎、石决明平肝潜阳，牡丹皮、泽泻清泻虚热。全方共奏滋阴补肾、育阴潜阳之功效。

2.肾阳虚证

主要证候：经断前后，头晕耳鸣，腰痛如折，腹冷阴坠，形寒肢冷，小便频数或失禁，带下量多，月经不调，量多或少，色淡质稀，精神萎靡，面色晦暗；舌淡，苔白滑，脉沉细而迟。

证候分析：经断前后，肾气渐衰，肾主骨生髓，腰为肾府，肾虚则髓海、外府失养，故头晕耳鸣，腰酸腿软；肾阳虚下焦失于温煦，故腹冷阴坠；膀胱气化失常，关门不固，故使小便频数或失禁；气化失常，水湿内停，下注冲任，损伤带脉，约固无力，故带下量多；肾阳虚冲任失司，故月经不调，量多或少；血失阳气温化，故色淡质稀；肾阳虚命火衰，中阳不振，故形寒肢冷，精神萎靡；肾主黑，肾阳虚肾水上泛，故面色晦暗；舌淡，苔白滑，脉沉细而迟，也为肾阳虚衰之征。

治法：温肾壮阳，填精养血。

代表方：右归丸（《景岳全书》）。

常用药：肉桂、附子、山药、枸杞子、熟地黄、杜仲、山萸肉、鹿角胶、菟丝子、当归。

方中附子、肉桂、鹿角胶、杜仲、菟丝子温肾补阳；熟地黄、山萸肉、枸杞子滋肾益阴；山药健脾益气；当归养血和血。全方共奏温肾壮阳、滋养精血之功。

3. 肾阴阳俱虚证

主要证候：经断前后，乍寒乍热，烘热汗出，月经紊乱，量少或多，头晕耳鸣，健忘，腰背冷痛；舌淡，苔薄，脉沉弱。

证候分析：经断前后，肾气渐衰，阴阳失衡，营卫不和，则乍热，烘热汗出；冲任失调，月经紊乱，量少或多，肾虚精亏，脑髓失养，则头晕耳鸣，健忘；肾阳不足，失于温煦，则腰痛；舌淡，苔薄，脉沉弱均为肾阴阳俱虚之征。

治法：阴阳双补。

代表方：二仙汤（《中医方剂临床手册》）合二至丸（《医方集解》）加何首乌、龙骨、牡蛎。

常用药：二仙汤：仙茅、淫羊藿、当归、巴戟天、黄柏、知母。

二至丸：女贞子、墨旱莲。

方中仙茅、淫羊藿、巴戟天温补肾阳，墨旱莲、女贞子、何首乌补肾育阴，生龙牡滋阴潜阳敛汗，知母、黄柏滋肾坚阴，当归养血和血。

4. 心肾不交证

主要证候：经断前后，心烦失眠，心悸易惊，甚至情志失常，月经周期紊乱，量少或多，经色鲜红；头晕健忘，腰酸乏力；舌红，苔少，脉细数。

证候分析：经断前后，肾水不足不能上制心火，心火过旺，故心烦失眠、心悸易惊、情志失常；肾虚天癸渐竭，冲任失调，血海蓄溢失常，故月经周期紊乱，经量少或多，色鲜红；天癸渐竭，肾阴不足，精血衰少，髓海失养，故头晕健忘；腰为肾府，肾主骨，肾之精亏血少，故腰酸乏力；舌红，苔少，脉细数，也为心肾不交之征。

治法：滋阴补血，养心安神。

代表方：天王补心丹（《摄生秘剖》）。

常用药：人参、玄参、当归身、天冬、麦冬、丹参、茯苓、五味子、远志、桔梗、酸枣仁、生地黄、朱砂、柏子仁。

方中生地黄、玄参、天冬、麦冬滋肾养阴液，人参、茯苓益心气，丹参、当归身养心血，远志、柏子仁、酸枣仁、五味子养心安神除烦安眠；桔梗载药上行；朱砂为衣，安心神。全方共奏滋阴降火，养心安神之功。

（三）针灸疗法

针灸对围绝经期综合征的治疗具有显著的治疗效果，针刺不仅可以疏通经络、调和气血，使机体的气机通畅，气血调和；此外，针灸可以调理脏腑功能，起到补肝肾、和气血、调补冲任的作用。临床研究显示，针灸治疗围绝经期综合征，能良性调节下丘脑-垂体-卵巢轴的异常功能，使血清雌二醇含量增加，卵泡雌激素下降，调节内分泌功能。

1. 毫针

治疗围绝经期综合征采用俞募配穴的取穴方法，在取穴上主要以腹募穴和背俞穴配合运用，如关元、中极、肝俞、脾俞、肾俞、心俞，并配合百会、神门、三阴交等穴，以平补平泻的手法，予中等强度刺激。通过对患者治疗前后自主神经平衡指数、血清内分泌激素含量的观察，对下丘脑单胺类神经递质、血清内分泌激素的测定表明针刺对神经内分泌系统起综合调节作用，可以使机体自主神经系统、内分泌系统处于稳态，从而使紊乱的自主神经功能恢复正常。

2. 温针灸

围绝经期综合征为肾气不足，冲任不足所致，通过选择腹部以及下肢穴位可以达到调理肝脾肾，温补冲任的作用，而神阙本为奇经八脉之任脉穴位，通过生姜之辛温作用，达到行气行血，并温补冲任的功效。可以运用针刺配合隔姜灸的疗法治疗围绝经期综合征，针刺选穴：中脘、下脘、气海、关元、四满（腹部穴位）；太冲、太溪、三阴交（下肢穴位）。上述穴位常规针刺得气后留针 30 分钟，同时进行神阙隔姜灸，将直径为 5cm（厚度 2cm）的姜片放置在神阙，用 3cm 的艾炷放置在姜片上进行隔姜灸，艾灸两壮。每周治疗 5 次，共治疗 4 周，此为 1个疗程。

3. 电针治疗

围绝经综合征的病机为肾气渐亏，天癸将竭。此外，肝失疏泻，冲任失调与本病也密不可分。足三里、关元、气海、三阴交是临床常用的治疗围绝经期综合征的穴位。三阴交为足厥阴肝经、足太阴脾经、足少阴肾经的交会穴，一穴而调理三经，肾、肝、脾三脏有调节作用，其中三阴交对围绝经期综合征患者的临床症状改善最为明显，疗效最好。运用电针针刺激发关元、中极、三阴交和子宫等穴位可以促进下丘脑一些物质的释放，有效减少 GnRH 的分泌，从而抑制其垂体促性腺激素的分泌。电针在普通针刺的基础上，加入了输入电流的作用，对机体穴位的刺激比普通针刺更强，因此，其在治疗本病时，不仅有普通针刺的作用，还有加强刺激的作用，具有见效快，副作用小的特点。

4. 腹针疗法

腹针是指通过针刺腹部的穴位来调整脏腑的经络功能，用于治疗慢性疾病和疑难性疾病的一种新疗法。对围绝经期的女性患者采用腹针的方法进行治疗，对应取其主穴引气归元、开四关配合大横下、气穴和关元；其中引气归元四个穴位，指的是任脉上的中脘、下脘、关元、气海；开四关指的是双侧的滑肉口和外陵。研究表明，腹部诸穴合用，可以达到引气归元调理气血的作用，一定程度上改善了患者的不良情绪，使患者治疗后情绪稳定，使患者的日常生活逐步改善，生活质量评分也比以前高了很多。

5. 耳针治疗

耳本为宗脉所聚之处，耳廓的相应穴位对应机体的某一部位，所以通过耳穴的刺激点可以有效调节经络和脏腑功能。运用耳针疗法治疗围绝经期综合征，选穴双侧耳廓的内分泌、内生殖器、交感、神门。用直径 0.22mm，长 25mm 毫针直刺穴位，并用穴位神经刺激仪将内分泌和内生殖器接通电极（15 赫兹，2 毫安）连续波刺 30 分钟，对耳穴针刺并给予电刺激，可对下丘脑-垂体-卵巢轴进行有效调节，从而改善患者的临床症状。在临床上，选耳穴：肾、交感、内生殖器、神门、内分泌、对屏尖及皮质下穴位。

6. 艾灸

灸法是指利用艾炷点燃后产生的温度刺激皮肤表面，使热度透过皮肤，达到皮下深层组织，通过振奋阳气，疏通血脉而治疗疾病的一种方法。艾灸临床上主要用于寒证和虚证疾病的治疗。隔物灸治疗围绝经期综合征患者选穴为：神阙，大赫、足三里。隔物灸选用药饼（即茯苓皮、黑白丑、三棱、莪术、决明子、莱菔子、生大黄、首乌、葫芦壳、泽泻、茵陈、山楂、槟榔等份研磨成粉，用黄酒调和为直径 20mm，长 60mm 规格的药饼），将药饼置放在上述穴位，每穴放 1.5cm 艾炷两状。每周隔物灸 5 次，共治疗 20 次，此为 1 个疗程。艾灸治疗从药物、穴位、经络三重方面作用，达到激发经气、调节脏腑阴阳平衡的目的，对围绝经期患者而言是一种安全有效、容易接受的治疗方法。

7. 穴位注射疗法

穴位注射疗法的腧穴，小剂量给药，可使针灸的双向、良性调节作用放大，有用药少、疗效佳的优点。穴位注射疗法临床常使用补益类中药注射液，取肝俞、肾俞、脾俞、三阴交、足三里等穴位。

六、康复治疗

（一）心理治疗

处于围绝经期的妇女在情绪上更容易出现烦躁易怒的情绪，有的甚至比较暴躁或者是抑郁，女性与男性相比，更早进入围绝经期，而中国女性的传统观念大多是以家庭为中心，此时期女性出现的一系列围绝经期综合征的症状如果不能及时自我调节，而又得不到来自家人和朋友的疏导，更容易出现心理方面的障碍，如果患者长期抑郁不舒，则会导致症状的加重，此时心理治疗是有必要的，患者需要认识到这些不适症状是一个必经而短暂的过程，积极面对是可以改善的。

（二）生活习惯调理

病重在防，对于围绝经期综合征也是如此。现代女性兼顾着家庭、工作等多个方面，任何一个方面的压力都可能会是引起心情抑郁的直接原因，因此，要重视围绝经期妇女这个时期的心理特点和状态，多了解她们的心理活动和健康状态，多组织她们参加社区的娱乐活动，及时排解她们的不良情绪；同时，此时期妇女的生理也在发生着变化，需要及时完善妇女的健康档案，定期组织健康体检和防癌筛查工作。围绝经期的妇女，在平时的日常生活中，应坚持跑步、游泳等体育锻炼，可适当地增加日晒的时间，适当补充钙剂以及维生素 D，进食富含优质蛋白质和钙的食物，可起到预防骨质疏松的作用。

（三）饮食疗法

可用药膳治疗围绝经期综合征，用桑椹糯米粥、百合生地粥、核桃仁粥、酸枣仁粥等，分别应用于围绝经期综合征的肝肾阴虚、心肾不交、脾肾阳虚、肾之阴阳俱虚等证型。围绝经期女性平素可以多吃一些含蛋白质和糖类丰富的食物。例如，牛奶、豆浆、蛋类、肉类等。禁食发物，如鱼类、虾、蟹、鸡头、猪头肉、鹅肉、鸡翅、鸡爪等，食后会加重阴部的瘙痒和炎症。避免食用酸涩收敛之品，易导致瘀气滞血。辛温发散之物，利于行通，可食，但不宜过多，因辛辣刺激过甚，疼痛亦会加重。避免吃油炸、油腻的食物。

（四）运动

大强度和中等强度有氧运动可以明显改善患者围绝经期综合征的各种症状,说明适当强度的有氧运动不仅对患者的生理,甚至心理均有一定程度的调节作用。这可能与运动调节中枢丘脑-垂体-卵巢轴的功能有关。因此,建议围绝经期女性参加能够承受范围内的较大强度的有氧运动,以缓解围绝经期症状或者预防围绝经期症状的发生。有氧运动是一种适合围绝经期综合征患者的健身运动项目。

（五）推拿疗法

推拿疗法通过放松紧张的肌肉组织,改善机体的气血循环、调整阴阳,使患者达到阴阳平衡的状态。推拿疗法因有无痛、舒适、无毒副作用等优点,易于被患者接受。围绝经期综合征以肾虚为病因根本,肾气虚弱,则阴阳二气无以为依,阴阳不能互生,造成身体出现相应症状。围绝经期综合征为女性"七七"阴阳失衡导致,而肾虚为本病之根本,故治疗原则以补肾为主,并调和阴阳。通过穴位按摩疗法治疗围绝经期综合征患者,具体操作为用拇指点按百会、风池、太阳、翳风;四肢部位的内关、合谷;太冲、三阴交,推拿手法治疗围绝经期综合征,疗效好且患者依从性高。针灸及推拿刺激穴位经络,可调节全身阴阳二气,疏通经络,理应亦可有效治疗围绝经期综合征。不少医家亦以针灸、推拿治疗此症,取得了满意疗效。

（陈　璐）

第十一章

不　孕　症

不孕（育）症是指婚后未避孕、有正常性生活、夫妇同居一年而未孕，分为原发性和继发性两类。既往从未有过妊娠史，无避孕且从未妊娠者称为原发性不孕；既往有过妊娠史，而后无避孕连续一年未妊娠者称为继发性不孕。不育症可分为女性不孕及男性不育两类。女性不孕指女方有过妊娠，但未能生育，均以流产、早产、死胎或死产而结束。男性不育指由于男方因素造成女方不孕者。

不孕症是世界性的医学问题，不孕症的发病率由于种族、地域及年龄的不同而存在差别。据流行病学调查结果显示，全世界不孕人数为 80 000 万～1.1 亿，我国不孕症的人数为 900 万～1300 万。世界卫生组织预测，21 世纪不孕症将成为仅次于肿瘤和心脑血管疾病的第三类疾病。

中医学将原发性不孕称为"全不产""绝产""绝嗣""绝子"等，继发性不孕称为"断绪"。历代医家对本病较为重视，在很多医著中设有求嗣、求子、种子专篇。古医籍对女性先天生理缺陷和畸形造成的不孕总结了"五不女"，即螺、纹、鼓、角、脉，其中除脉之外，均非药物治疗所能奏效，故不属本章论述范畴。目前认为阻碍受孕的因素包括女方、男方或男女双方。本章着重讨论女方不孕因素的诊断及治疗。不孕症治疗前应对男女双方同时进行相关检查，以便提高诊疗效果。

一、病　因　病　机

（一）西医病因病机

研究认为，不孕症病因有女方因素、男方因素或不明原因等。在不孕症中，女方因素占 60%～70%，男方因素占 10%～30%，不明原因不孕占 10%～20%。

1. 女方因素

（1）盆腔因素

盆腔因素是继发性不孕症最主要的原因，约占女性不孕因素的 35%。具体病因包括以下五方面。

1）输卵管病变、盆腔粘连、盆腔炎症及其后遗症：输卵管病变包括输卵管积水、囊肿、伞端炎性粘连闭锁、子宫内膜异位症导致的粘连、发育畸形等。盆腔炎症（淋病奈瑟菌、结核分枝杆菌和沙眼衣原体等感染）及盆腔手术后粘连可使输卵管梗阻、周围粘连导致输卵管功能受损。

2）子宫体病变：主要指较大的子宫黏膜下肌瘤、影响宫腔形态的肌壁间肌瘤、子宫腺肌病、宫腔粘连和子宫内膜息肉等病变。

3）宫颈因素：宫颈黏液量和性状与精子能否进入宫腔关系密切，宫颈息肉及宫颈口过小，均可影响精子通过而致不孕。

4）子宫内膜异位症：盆腔和子宫腔免疫机制紊乱可导致排卵障碍、输卵管阻塞而影响精子顺利通过。黄体生成障碍、子宫内膜容受性降低，影响受精卵着床。

5）女性生殖系统发育畸形：包括纵隔子宫、双角子宫和双子宫、先天性输卵管发育异常等。

（2）排卵障碍

排卵障碍占女性不孕因素的25%～35%，主要包括持续性无排卵、多囊卵巢综合征、卵巢早衰和卵巢功能减退、先天性性腺发育不良、高催乳素血症、黄素化卵泡不破裂综合征等。有些排卵障碍的病因是持久存在的，有些则是动态变化的，临床上往往需要综合诊断和治疗。针对月经周期紊乱、年龄≥35岁、卵巢窦状卵泡计数持续减少、长期不明原因不孕的夫妇，需要首先考虑排卵障碍的病因。

2. 男方因素

（1）精子生成障碍

隐睾、睾丸发育不良、下丘脑-垂体-睾丸轴功能紊乱或身体其他内分泌系统功能异常（如甲状腺疾病、肾上腺疾病、糖尿病等）均可影响精子发育。精索静脉曲张、睾丸炎症、严重的生殖道感染能够破坏正常的生精过程。其他理化因素如致癌、致突变物质、放化疗、慢性乙醇中毒等也可造成精子减少甚至无精子。

（2）精子运送受阻

附睾或输精管结核可使输精管受阻，阻碍精子通过；阳痿、早泄无法使精子进入女性阴道。

（3）精液异常

先天或后天原因可导致精液异常，表现为少精子症、弱精子症、无精子症、精子发育停滞、畸形精子症和单纯性精浆异常等。

（4）男性性功能障碍

男性性功能障碍指器质性或心理性原因引起的勃起功能障碍、不射精或逆行射精、或性唤起障碍所致的性交频率不足等。

（5）免疫因素

在男性生殖道免疫屏障被破坏的条件下，精子、精浆在体内可产生抗精子抗体（AsAb），使射出的精子发生自身凝集而不能穿过宫颈黏液。

3. 男女双方因素

夫妻双方性生活障碍、缺乏性知识以及精神高度紧张也可导致不孕。

4. 不明原因性不孕

这是一种生育力低下的状态，占不孕症人群的10%～20%，病因病机尚不明确，可能病因包括免疫因素、隐性输卵管因素、潜在的卵母细胞异常、受精障碍、胚胎发育阻滞、胚胎着床失败和遗传缺陷等，目前临床缺乏针对性的检测手段。

（二）中医病因病机

男女双方在肾气盛，天癸至，任通冲盛的条件下，女子月事以时下，男子精气溢泻，两性相合，便可媾成胎孕。可见不孕症主要与肾气不足，冲任气血失调有关。本病常由肾虚、肝气郁结、痰湿内阻和瘀滞胞宫所致。

1. 肾虚

先天禀赋不足，或早婚，或房事不节，反复流产损伤肾气，或高龄肾气渐虚，肾气虚则冲任虚衰，不能摄精成孕。或素体肾阳虚，或损伤肾阳，命门火衰，冲任失于温煦，胞脉虚寒，不能摄精成孕；或素体肾阴亏虚，或耗损真阴，天癸乏源，冲任血海空虚；或阴虚生内热，热扰冲任血海，均不能摄精成孕，发为不孕症。

2. 肝气郁结

素性抑郁，或七情内伤，情怀不畅，或由久不受孕，情绪低落，忧郁寡欢，肝失疏泄，肝气郁结，冲任不能相资，不能摄精成孕。或盼子心切，烦躁焦虑，肝郁不舒，冲任失和而不孕。

3. 痰湿内阻

素体脾肾阳虚，或劳倦思虑过度，或饮食不节伤脾，或肝木犯脾，或肾阳虚不能温脾，脾虚健运失司，水湿内停，湿聚成痰；或嗜食膏粱厚味，痰湿内生，躯脂满溢，冲任被阻，致难摄精成孕；或痰阻气机，气滞血瘀，痰瘀互结，胞脉壅阻可致不孕。

4. 瘀滞胞宫

经行产后，摄生不慎，邪入胞宫致瘀；或寒凝血瘀，或热灼血瘀，或气虚运血无力致瘀，瘀滞冲任、胞宫，以致不孕。

二、正常妊娠需要的条件

（一）女性正常受孕须具备的条件

1）下丘脑-垂体-卵巢轴功能正常，卵子能正常发育成熟、排卵以及黄体功能健全。

2）生殖系统发育正常通畅，性生活正常，输卵管功能良好，可拾捡卵子，使之进入输卵管，在壶腹部与精子相遇顺利受精，受精卵能移行至子宫腔。

3）子宫内膜有与内分泌同步、协调的周期性改变，适于胚胎着床、发育。

（二）男性正常生育须具备的条件

1）下丘脑-垂体-睾丸轴功能正常，精子能正常发育成熟。

2）生殖系统发育及功能正常，性交功能正常，能正常射精，精子能正常到达阴道，穿过宫颈管，到达输卵管与卵子受精。

（三）年龄与生育力

在整个妇女生育期中，年龄因素起着重要作用，与年龄有关的生育力下降始于 20 岁后期，而不是人们原来所认为的始于 30 岁中期。妇女的生育能力随年龄的增长而逐年下降。年龄在 36 岁以上者生育力明显下降，40 岁以上者尤甚，同时流产率显著增加。流行病学调查表明，妇女在 40 岁时，总生育力下降 50%，自然流产率增加 2~3 倍。随年龄增长卵子质量改变可能是引起生育能力下降的主要因素。结合我国的实际情况，在提倡晚婚晚育的同时，也应注意年龄对优生优育的影响，对年龄较大者，如在婚后未避孕而未孕不到一年，也应进行检查或咨询。

三、不孕症的临床表现

（一）症状

不同原因导致的不孕症常伴随不同的症状。排卵障碍者，常伴有月经紊乱、闭经等。生殖道器质性病变者（输卵管炎）常伴有下腹痛、带下量增多等。子宫内膜异位症者常伴有痛经、经量过多，或经期延长。宫腔粘连患者常伴有周期性下腹痛、闭经。免疫性不孕症患者可无症状。

（二）体征

本病因致病原因不同，患者妇科检查时体征各异。如输卵管炎症患者，妇科检查时可触及附件区增厚、压痛。子宫肌瘤患者可触及不规则增大子宫体，表面凹凸不平，可合并压痛或压迫症状。多囊卵巢综合征常伴有多毛、肥胖，或扪及卵巢不规则增大等。

四、诊　　断

（一）诊断要点

通过男女双方同时检查找出不孕原因是诊断不孕症的关键。

1. 女方诊断

（1）病史

现病史包括不孕年限。既往史包括健康状况、有无生殖道感染病史、自身免疫性疾病史及结核等特殊传染史。手术史包括有无盆腹腔手术史。月经史包括初潮年龄、月经周期及经期、白带情况。婚育史包括婚姻及性生活情况、孕产史及避孕情况。家族史包括家族中有无出生缺陷及流产史。

（2）体格检查

体格检查包括发育及营养状况，身高、体重、体重指数（BMI）及体脂分布特征，甲状腺及心脏。观察第二性征如毛发分布、乳房发育及乳晕色素是否正常，注意有无雄激素过多体征如多毛、痤疮及黑棘皮等。

（3）妇科检查

详细检查外阴发育，阴毛分布，阴道和宫颈有无异常排液及分泌物；子宫体的位置、大小、形状、质地及活动度；双侧附件区有无增厚、压痛；子宫直肠陷凹处有无触痛、结节和包块；盆腹腔有无包块、压痛或反跳痛等。

（4）女性不孕症特殊检查

1）基础体温测定：连续的周期性基础体温（BBT）测定可以反映排卵和黄体功能，但不能作为独立的诊断依据。

2）基础激素水平测定：一般在排卵异常和高育龄妇女中进行。在月经周期第2～4天测定卵泡生成激素（FSH）、黄体生成激素（LH）及雌二醇（E_2），均可反映卵巢的储备功能和基础状态；促甲状腺素（TSH）可反映甲状腺功能；催乳素（PRL）可反映是否存在高催乳素血症；雄激素（T）反映是否存在高雄激素血症等内分泌紊乱导致的排卵障碍。

3）B型超声检测卵泡发育：推荐使用阴道超声，检查子宫大小、形态、肌层回声及内膜的厚度。检测卵巢的体积、双侧卵巢内2～10mm直径的窦状卵泡计数、优势卵泡的计数。卵巢内是否有异常回声，是否有输卵管积水及异常盆腔积液征象。

4）输卵管通畅检查：子宫输卵管碘油造影通常是在自然月经周期、短效避孕药使用周期或无排卵周期，阴道流血干净后3～7天进行，通过观察造影剂注入子宫和输卵管的动态变化以及造影剂的弥散情况检测输卵管是否通畅。

子宫输卵管超声造影：通过向宫腔注液或注造影剂，超声下观察子宫腔的形态是否有异常占位及输卵管的通畅情况。

5）宫腔镜检查：了解宫腔及输卵管开口的情况，观察是否有宫腔粘连、息肉、黏膜下肌瘤等病变。联合腹腔镜时可分别在输卵管内口插管，注射亚甲蓝，以判别输卵管的通畅度。

6）腹腔镜检查：直视下观察子宫、附件及其盆腔情况，有无粘连、输卵管扭曲和子宫内膜异位症病灶，可以同时进行粘连分离术、异位病灶电灼术及子宫肌瘤剔除术起到治疗作用。

7）其他检查：包括染色体检查；免疫试验，包括抗精子抗体、抗子宫内膜抗体等；对疑有垂体瘤患者可行CT或MRI，可检测腹、盆腔情况。

2. 男方诊断

（1）病史

病史包括不育时间、性生活史、近期不育和相关检查及治疗经过。既往发育史，疾病史及相关治疗史，家族史，个人职业和环境暴露史。

（2）实验室检查

精液常规检查是不孕症夫妇首选的检查项目，包括精液量、精子数量、活动度、畸形率等。根据世界卫生组织《人类精液检查与处理实验室手册》（第5版）的标准进行检查。初诊时男方一般要进行2～3次精液检查，以获取基线数据。

（二）鉴别诊断

不孕症应与暗产相鉴别。暗产是指早早孕（停经5周前）时，胚胎初结而自然流产者。此时孕妇尚未有明显的妊娠反应，一般不易察觉而误认为不孕症。通过BBT、早孕试验及病理学检查可以明确。

五、临 床 治 疗

（一）西医治疗

1. 诱发排卵

（1）氯米芬

氯米芬可竞争性结合垂体雌激素受体、模拟低雌激素状态，负反馈刺激内源性促性腺激素的分泌，进而促进卵泡生长。适用于下丘脑-垂体-卵巢轴反馈机制健全，体内有一定雌激素水平者。用法：月经第3～5日开始，每日口服50mg（最大剂量不超过150mg/d），连用5日。排卵率可达70%～80%，每周期的妊娠率增加20%～30%。推荐结合阴道超声监测卵泡发育，必要时可联合应用人绝经期促性腺激素（HMG）和人绒毛膜促性腺激素（HCG）诱发排卵。排卵后可进行12～14日黄体功能支持，药物选择天然黄体酮制剂。

（2）来曲唑

来曲唑（LE）为芳香化酶抑制剂，可抑制雄激素向雌激素的转化，减低雌激素水平，负反馈作用于垂体分泌促性腺激素，刺激卵泡发育。

（3）人绒毛膜促性腺激素

人绒毛膜促性腺激素（HCG）结构与促黄体生成素极相似，常用于卵泡成熟后模拟内源性LH峰诱发排卵。用法：4000～10 000U肌内注射1次。也可用于黄体支持。

（4）尿促性素

尿促性素（HMG）用于氯米芬抵抗或无效患者，可促使卵泡生长发育成熟。一般于月经周期第2～3日起，每日或隔日肌内注射50～100U，直至卵泡成熟。多囊卵巢综合征患者及年轻瘦小者容易发生卵巢过度刺激综合征，应从月经第3～5天应用HMG，用药期间阴道超声监测排卵，根据卵泡发育情况调整HMG用量。当卵泡直径达18～20mm时肌内注射HCG 5000U诱导排卵，HCG注射日及其后2日鼓励自然性生活，排卵后黄体支持同前。

（5）卵泡刺激素

卵泡刺激素（FSH）包括尿提取FSH（u-FSH）、尿提取高纯度FSH（u-FSH HP）以及基因重组FSH（r-FSH）。卵泡发生过程中，FSH可启动卵泡募集和生长并选择优势化成熟、增加雌激素水平和促进子宫内膜的增殖，适用于下丘脑、垂体性无排卵患者。常规用法：月经第3～5日起，应用FSH，监测卵泡发育，适时应用HCG诱导排卵。

（6）促性腺激素释放激素

促性腺激素释放激素（GnRH）常用于IVF（体外受精）周期预防LH峰过早出现和PCOS无排卵的治疗。

（7）溴隐亭

溴隐亭是麦角碱衍生物，作用于下丘脑神经元，抑制多巴胺受体降解，是一种多巴胺激动剂。下丘脑多巴胺浓度增加可促进催乳激素抑制因子的分泌，抑制垂体合成和释放PRL，增加促性腺激素的释放，改善卵巢对促性腺激素的敏感性，诱发排卵。适用于高催乳素血症的无排卵患者。

2. 病因治疗

（1）输卵管因素不孕

输卵管周围粘连、远端梗阻和轻度积水，可通过腹腔镜下行输卵管造口术、周围粘连松解术和输卵管吻合术等，恢复输卵管及周围组织正常解剖结构，改善通畅度和功能。但对于严重的或伴有明显阴道排液的输卵管积水，目前主张行输卵管切除或结扎，阻断炎性积水对子宫内膜的不良影响，为下一步辅助生殖技术助孕提供有利条件。

（2）子宫病变

对于子宫黏膜下肌瘤、较大的肌壁间肌瘤、子宫内膜息肉、宫腔粘连和纵隔子宫等，若显著影响宫腔形态，则建议手术治疗；子宫明显增大的子宫腺肌病患者，可先行 GnRH-a 治疗 2～3 个周期，待子宫体积缩至理想范围再行辅助生殖技术助孕治疗。

（3）卵巢肿瘤

有内分泌功能的卵巢肿瘤可影响排卵，应切除；性质不明的卵巢肿瘤应尽量于不孕症治疗前确诊，必要时行手术探查，根据快速病理诊断考虑是否进行保留生育能力的手术。

（4）子宫内膜异位症

子宫内膜异位症可通过腹腔镜进行诊断和治疗，但对于复发性子宫内膜异位症或卵巢功能明显减退的患者应慎重手术。中重度患者术后可辅以 GnRH-a 或孕激素治疗 3～6 个周期后尝试 3～6 个月自然受孕，如仍未妊娠则需积极行辅助生殖技术助孕。

（5）生殖器结核

生殖器结核活动期应先行规范的抗结核治疗，其间需避孕。盆腔结核导致的子宫和输卵管粘连后遗症，可在全面评估后决定是否行辅助生殖技术助孕。

（6）免疫性不孕

免疫性不孕应避免抗原刺激，应用免疫抑制剂。对抗磷脂综合征阳性者采用泼尼松 10mg，每日 3 次，以及阿司匹林每日 80mg，孕前和孕中期长期口服，以防止反复流产和死胎发生。

（二）中医治疗

1. 辨证要点

不孕症中医辨证主要是审脏腑、冲任、胞宫之病位；辨气血、寒热、虚实之变化；分析病理产物之痰湿、瘀血与湿热之不同。

2. 证治分型

（1）肾虚型

1）肾气虚证

主要证候：婚久不孕，月经不调或停闭，经量或多或少，色淡暗质稀；腰酸膝软，头晕耳鸣，精神疲倦，小便清长；舌淡，苔薄白，脉沉细，两尺尤甚。

证候分析：肾气不足，冲任虚衰，不能摄精成孕，而致不孕；冲任不调，血海失司，故月经不调或停闭，经量或多或少；肾主骨生髓，腰为肾之府，肾虚则腰酸膝软，神疲肢倦；肾开窍于耳，脑为髓海，髓海不足，则头晕耳鸣；气化失常，则小便清长；经色淡暗质稀，舌淡，苔薄白，脉沉细，尺脉弱均为肾气虚之象。

治法：补益肾气，温养冲任。

代表方：毓麟珠（《景岳全书》），又名调经毓麟丸。

常用药：当归、熟地黄、白芍、川芎、人参、白术、茯苓、炙甘草、菟丝子、杜仲、鹿角霜、川椒。

妇人血气俱虚，经脉不调，不受孕者，唯毓麟珠随宜加减用之最为妙。方中四物补血，四君益气，菟丝子、杜仲、鹿角霜温养肝肾，佐以川椒温督脉。全方既温养先天肾气以生精，又培补后天脾胃以生血，精血充足，胎孕乃成。

若经来量多者，加阿胶、炒艾叶固冲止血；经来量少不畅者，加丹参、鸡血藤活血调经；心烦少寐者，加柏子仁、夜交藤养心安神；腰酸腿软甚者，加续断、桑寄生补肾强腰。

2）肾阳虚证

主要证候：婚久不孕，初潮延迟，月经后期，量少色淡质稀，甚至停闭，带下量多，清稀如水；腰膝酸冷，性欲淡漠，面色晦暗，大便溏薄，小便清长；舌淡苔白，脉沉迟。

证候分析：肾阳不足，冲任虚寒，胞宫失煦，故婚久不孕；阳虚内寒，天癸迟至，冲任血海空虚，故初潮延迟，月经后期，甚至闭经；阳虚水泛，湿注任带，故带下量多，清稀如水；肾阳虚外府失煦，则腰膝酸冷，火衰则性欲淡漠；火不暖土，脾阳不足则大便不实；膀胱失约则小便清长；肾阳虚衰，血失温养，脉络拘急，血行不畅，故面色晦暗；经少色淡质稀，舌淡苔白，脉沉迟均为肾阳虚之象。

治法：温肾助阳，调补冲任。

代表方：温胞饮（《傅青主女科》）或右归丸。

常用药：巴戟天、补骨脂、菟丝子、肉桂、附子、杜仲、白术、山药、芡实、人参。

方中巴戟天、补骨脂、菟丝子、杜仲温肾助阳，肉桂、附子补益命门，人参、白术益气健脾，山药、芡实补肾涩精。全方共奏温肾助阳，暖宫助孕之效。

若小便清长，夜尿多者，加益智仁、桑螵蛸补肾缩小便；性欲淡漠者，加紫石英、肉苁蓉温肾填精。血肉有情之品如紫河车、龟甲、鹿茸等，具补肾阴阳，通补奇经之效，可适时加味。

若肾阳虚，也可选右归丸加龟甲，全方温补肾阳为主，辅以滋养肾阴，体现阴阳互根、阴中求阳，"则阳得阴助而生化无穷"。现代研究证实，右归丸有促排卵作用。

若寒客胞中，致宫寒不孕者，症见：月经后期，小腹冷痛，畏寒肢冷，面色青白，脉沉紧。治宜温经散寒。方用艾附暖宫丸（《沈氏尊生书》）。药用艾叶、香附、当归、续断、吴茱萸、川芎、白芍、黄芪、生地黄、肉桂。方中肉桂、吴茱萸、艾叶温经散寒而暖宫；香附理气行血祛胞中之瘀滞；生地黄、白芍、当归、川芎养血和血以调经；黄芪、续断补气固肾而养冲任。全方可收温经散寒，暖宫调经之功，经调则胎孕可成。

3）肾阴虚证

主要证候：婚久不孕，月经常提前，经量少或月经停闭，经色较鲜红。或行经时间延长，甚则崩中或漏下不止；形体消瘦，头晕耳鸣，腰酸膝软，五心烦热，失眠多梦，眼花心悸，肌肤失润，阴中干涩；舌质稍红略干，少苔，脉细或细数。

证候分析：肾阴亏虚，精血不足，冲任血海匮乏，月经量少或停闭不行，阴虚血少，不能摄精，则婚久不孕；若阴虚生内热，冲任胞宫蕴热，不能摄精成孕，也会发生不孕，热破血行，则月经常提前，行经期延长甚或崩中漏下；腰膝酸软，五心烦热，舌红，脉细数均为肾阴虚之征。

治法：滋肾养血，调补冲任。

代表方：养精种玉汤（《傅青主女科》）。

常用药：大熟地（酒蒸）、当归（酒洗）、白芍（酒炒）、山萸肉（蒸熟）。

方中当归、白芍养血柔肝，大熟地补益肾精，山萸肉滋养肝肾。全方具滋肾养血填精之功。

若胁肋隐痛，两目干涩者，加女贞子、墨旱莲柔肝养阴；面色萎黄，头晕眼花者，加龟甲、紫河车填精养血；若血虚甚者，酌加鹿角胶、紫河车等血肉之品填精养血，大补奇经。

若阴虚内热者，症见月经先期，量少，色鲜红，腰酸腿软，手足心热，口燥咽干，颧赤唇红，舌红而干，脉细数，治宜养阴清热，方用清血养阴汤；若兼有潮热、盗汗者，酌加知母、青蒿、龟甲、炙鳖甲等以滋阴而清虚热。

（2）肝气郁结证

主要证候：婚久不孕，月经周期先后不定，量或多或少，色暗，有血块，经行腹痛，或经前胸胁、乳房胀痛；情志抑郁，或烦躁易怒；舌淡红，苔薄白，脉弦。

证候分析：肝气郁结，疏泄失常，冲任失和，故婚久不孕；气机不畅，血海蓄溢失常，故月经周期先后不定，量或多或少；气郁血滞，则经色暗，有血块；足厥阴肝经循少腹布胁肋，肝失条达，经脉不利，故经前胸胁、乳房胀痛；肝郁气滞，血行不畅，不通则痛，故经行腹痛；情怀不畅，郁久化火，故情志抑郁，或烦躁易怒；舌淡红，苔薄白，脉弦均为肝郁之象。

治法：疏肝解郁，理血调经。

代表方：开郁种玉汤（《傅青主女科》）。

常用药：当归、白芍、白术、茯苓、牡丹皮、香附、天花粉。

方中当归、白芍养血柔肝，白术、茯苓健脾培土，牡丹皮凉血活血，香附理气解郁，天花粉清热生津。全方共成疏肝健脾，养血种子之功。

若痛经较重者，加延胡索、生蒲黄、山楂化瘀止痛；心烦口苦者，加栀子、夏枯草清泄肝热；胸闷纳少者，加陈皮、砂仁健脾和胃；经前乳房胀痛明显者，加橘核、青皮、玫瑰花理气行滞。

（3）痰湿内阻证

主要证候：婚久不孕，月经后期，甚或闭经，带下量多，色白质黏；形体肥胖，胸闷呕恶，心悸头晕；舌淡胖，苔白腻，脉滑。

证候分析：素体脾虚，聚湿成痰，或肥胖之体，躯脂满溢，痰湿内盛，壅滞冲任，故婚久不孕；痰阻冲任、胞宫，气机不畅，故月经后期，甚或闭经；湿浊下注，则带下量多，质黏稠；痰浊内阻，饮停心下，清阳不升，则胸闷泛恶，头晕心悸；舌淡胖，苔白腻，脉滑均为痰湿内停之象。

治法：燥湿化痰，理气调经。

代表方：苍附导痰丸（《叶天士女科全书》）。

常用药：茯苓、半夏、苍术、陈皮、甘草、香附、胆南星、枳壳、生姜、神曲。

肥盛之妇，躯脂迫塞，痰涎壅盛，血滞而经不行。方中二陈汤化痰燥湿，和胃健脾，苍术燥湿运脾，香附、枳壳理气行滞，胆南星燥湿化痰，神曲、生姜健脾和胃，温中化痰。全方有燥湿健脾，化痰调经之功。

若带下量多者，加芡实、金樱子固涩止带；胸闷气短者，加瓜蒌、石菖蒲宽胸利气；心悸者，加远志祛痰宁心；月经后期、闭经者，加丹参、泽兰养血活血通经。

（4）瘀滞胞宫证

主要证候：婚久不孕，月经后期，量或多或少，色紫黑，有血块，可伴痛经；平素小腹或少腹疼痛，或肛门坠胀不适；舌质紫暗，边有瘀点，脉弦涩。

证候分析：瘀血内停，冲任阻滞，胞脉不通，故致不孕；冲任气血不畅，血海不能按时满溢，故月经周期延后，量少，色紫黑；瘀阻冲任，血不归经，则月经量多，有血块；血瘀气滞，不通则痛，故经行腹痛，或小腹、少腹疼痛，肛门坠胀不适；舌质紫暗，边有瘀点，脉弦涩均为血瘀之象。

治法：活血化瘀，温经通络。

代表方：少腹逐瘀汤（《医林改错》）。

常用药：小茴香、干姜、延胡索、没药、当归、川芎、肉桂、赤芍、蒲黄、五灵脂。

少腹积块疼痛，或有积块不疼痛，或疼痛而无积块，或少腹胀满，或经血见时，先腰酸少腹胀，或经血一月见三五次，接连不断，断而又来，其色或暗、或黑、或块、或崩漏，兼少腹疼痛，或粉红兼白带。方中肉桂、小茴香、干姜温经散寒，当归、川芎、赤芍活血祛瘀，延胡索、没药、蒲黄、五灵脂化瘀止痛。全方共成温经化瘀，调经种子之功。

若小腹冷痛者，加吴茱萸、乌药温经散寒；经血淋漓不止者，加茜草、三七粉化瘀止血；下腹结块者，加鳖甲、炮山甲散结消癥。

若血瘀日久化热者，症见小腹灼痛，拒按，月经量多，色红，质黏有块，舌红，苔黄，脉滑数。治宜清热解毒，活血化瘀。方用血府逐瘀汤加红藤、败酱草、薏苡仁、金银花等。

若兼血虚者，伴头晕眼花，心悸少寐。治宜养血活血，方用调经种玉汤（《万氏妇人科》）。药用当归身、川芎、熟地黄、香附、白芍、茯苓、陈皮、吴茱萸、牡丹皮、延胡索。方中四物养血调经；茯苓、陈皮健脾和胃；香附、牡丹皮、延胡索理气化瘀止痛；吴茱萸温通血脉。全方共奏养血活血之效，使经调而胎孕可成。

（三）针灸疗法

不孕症常见因素为输卵管堵塞和排卵障碍。输卵管堵塞多由慢性盆腔炎、子宫输卵管炎症、卵巢炎导致。多囊卵巢综合征多由排卵障碍所致，这两种情况引起不孕症的较多。由于 IVF 成功率只有20%～40%，因此不建议患者直接做体外受精和胚胎移植，如果子宫内环境不好，整体身体状况不好，成功率就更低。而针灸可帮助卵巢排卵，改善卵巢的功能，还可以降低卵泡刺激素水平，提高雌二醇的血液水平，改善子宫内膜的容受性。

除此之外，针灸还可以调理全身性状况，比如失眠，焦虑，消化不良，或者便秘、痛经等，都可以兼顾性治疗，可增加不孕症的治疗效果。

1. 毫针

（1）女性不孕症的针刺治疗

肾虚型不孕症，治疗宜暖宫散寒，可选气海、关元、神阙、命门、肾俞等穴。肝气郁结型不孕症治疗宜调肝气，可用中极、地机、血海、行间、太冲。瘀滞胞宫型不孕症治疗宜活血化瘀，以关元、归来、腰阳关、血海、三阴交等穴治疗。

（2）男性不育症的针刺治疗

少精症不育选择命门、气海。精液不液化症之不育选择阴陵泉（双）、丰隆（双）、神阙。精索静脉曲张性不育选择血海（双）、太冲（双）。免疫性不育选择太冲（双）、太溪（双）。性功能障碍性不育选择会阴、中极。

针刺治疗时要求针刺部位腧穴, 有酸麻胀痛的感觉, "得气即可", 但不强求针感传到会阴部。根据患者的虚实寒热采用相应的补泻手法。每次行针留针时间为 25 分钟, 每周 2 次。

2. 艾灸

《类经图翼》载"神阙: 妇人血冷不受胎者, 灸此永不脱胎"; 又曰: 治"不孕", 灸关元"七壮至百壮, 或三百壮"。对有的穴位如神阙禁针, 可采用灸法, 是谓"针所不为, 灸之所宜"。此外, 临床中还可根据不孕症患者的病情酌情选用悬灸, 隔姜灸, 隔盐灸等治疗方法。

（1）中药贴敷

陈术健脾膏有回阳固脱、运阳健脾的功效, 治疗时常贴敷于神厥（肚脐）, 神阙皮肤最薄且皮下无脂肪, 有丰富的血管和神经末梢, 药物能迅速进入血液循环, 充分及时发挥药效。陈术健脾膏以传统中医理论为依据, 取藿香正气丸和保和丸之意, 茯苓、白术、木香、黄芩、苍术、山楂共奏健脾祛湿之功效。陈术健脾膏敷神厥穴有药物和穴位的共同作用, 能提高脾胃功能, 促进食物、药物的吸收, 对临床治疗有提速的效果。

（2）耳穴贴压治疗

耳穴贴压治疗是一种中医特色的操作, 利用具有活血通络功效的王不留行籽对耳部穴位有规律地刺激, 从而引起大脑网状系统的正常有序化激活。对于不同人群的研究发现, 耳穴贴压治疗能有效改善患者的心理情绪及睡眠状态, 缓解患者焦虑状态取得良好效果。接受体外受精-胚胎移植的不孕症妇女存在明显的焦虑、抑郁的心理状况和睡眠问题。耳穴贴压治疗有助于缓解不孕妇女在体外受精-胚胎移植治疗期间焦虑、抑郁的心理状况及改善睡眠状况。耳穴贴压治疗通过降低不孕症患者行体外受精-胚胎移植的皮质醇浓度, 对降低患者应激状态有一定作用, 有助于提高体外受精-胚胎移植患者临床妊娠成功率。

（四）其他疗法

1. 中成药

五子衍宗丸适用于肾气虚证; 右归丸适用于肾阳虚证; 六味地黄丸适用于肾阴虚证; 逍遥丸适用于肝气郁结证; 苍附导痰丸适用于痰湿内阻证; 少腹逐瘀丸适用于瘀滞胞宫证。

2. 外治法

中药外敷热熨、肛门导入、穴位离子导入及导管介入等疗法, 对输卵管性不孕有较好疗效, 临证多以内治与外治法联合方案应用。

3. 一般治疗

（1）控制体重

肥胖患者控制体重是不孕症的最佳治疗方法。肥胖对健康有许多不良影响, 尤其腹部过多的脂肪与生殖系统疾病明显相关, 因此, 对肥胖的不孕妇女首要的治疗选择是控制体重。控制体重的方式有多种, 主要以体育锻炼和控制饮食相结合的方式。

（2）锻炼身体

研究表明, 超重和久坐的生活方式是排卵性不孕的高危因素, 大运动量的活动可以明显改善排卵障碍性不孕。锻炼身体也能提高机体对内外环境的抵抗力, 通过进行自我调节, 达到身心健康。

（3）改变不良的生活习惯

成年人的不良生活方式（对女性来讲主要是抽烟和饮酒）和不良习惯是影响男女双方生育的重要因素，而且对下一代的生育也有影响。比如对久坐的男性来说，其精液不仅受到影响，而且对其下一代男性的精液生成也有影响。

4. 不明原因不孕症的治疗

不明原因不孕症目前尚无肯定有效的治疗方法和疗效指标。对于年轻、卵巢功能良好的夫妇，可行期待治疗，一般不超过 3 年。对卵巢功能减退和年龄超过 30 岁的夫妇，一般慎重选择期待，可行宫腔内丈夫精液人工授精 3～6 个周期诊断性治疗。

5. 辅助生殖技术

近年，先进的辅助生殖技术得到了快速发展，已成为治疗各种疑难性不孕不育症有效的医疗干预性方法，如体外受精-胚胎移植（IVF-ET）、单精子卵泡浆内显微注射（ICSI）、输卵管内配子移植（GIFT）、输卵管内合子移植（ZIFT）、宫腔内配子移植（GIUT）、腹腔内人工授精（IPI）、宫腔内人工授精（IUI）、供精人工授精（AID）以及种植前遗传学诊断（PGD）等，针对不同的病因及患者需求采用相应有效且经济的治疗方案。

女方治疗则应个体化，根据不孕的病因、结合丈夫精液情况确定治疗方案。原则上选用最有效、最经济的方案。无论采用何种助孕技术，术前患者双方要签署知情同意书，医患间要及时沟通，争取患者能更好地合作，减轻思想压力，尽可能减少情绪对助孕技术的影响。

临床上对男性不育如少精症、弱精症或无精症患者，尤其是低促性腺激素低性腺功能患者，使用外源性促性腺激素治疗可能有效。治疗后复查精液，观察精子数量、活动率及活力改善情况。经各种方法治疗无效，则建议患者行经睾丸、附睾多部位活检并做染色体核型分析和 Y 染色体微缺失检查。如能穿到精子且核型、Y 染色体均正常则行 ICSI 治疗，否则建议采用供精治疗，或行植入前遗传学检查后行选择性胚胎移植。

六、康 复 治 疗

不孕症患者常由于无法妊娠而承受着来自家庭和社会的压力，容易产生各种负性情绪和敏感的心理特性，进而引起生活质量下降。生活质量为新一代的健康指标，能够对个体的生理、心理、社会功能等方面进行综合评价。心理压力的增加能够加重患者的内分泌功能紊乱现象，进一步影响女性的排卵和妊娠，引起不孕症的恶性循环。有研究显示，长期的心理问题导致的负性情绪能够影响下丘脑促性腺激素的正常释放，影响性激素的分泌，进而抑制排卵，导致输卵管痉挛、宫颈黏液分泌异常、盆腔充血过度等，引发不孕症。因此改善不孕症患者的心理状况并进行积极的心理康复至关重要。

（一）心理治疗

不孕症患者长期处于压力下会出现早期焦虑、内疚感、挫折感、处事偏激等情绪，为缓解这种不良情绪，在患者就诊时首先要建立密切的医患关系，医患间建立友好和睦的关系，深入地交谈，鼓励患者独立表达。其次最好能"夫妻同治"，无论是谁的问题，从一开始就双方进行诊治，对医患双方来说都是最恰当的。一同就诊，夫妇压力可能减少，勇气随着增加，他们会问到害怕和关心的问题，此时医生和夫妇一起讨论他们的期望，讲解疾病发生过程、治疗前景，共同分担治疗方案可能对他们施加的压力，使患者得到精神上的安慰和情绪上的稳定。另外医生分别与夫妇一方交谈，了解患者身心变化也是十分必要的，了解和疏导个别有难言之隐的情况，找到症结所在，便于疏导。患者之间相互交流各自的感受和治疗过程，也是宣泄情绪、减轻精神压力的有效方法。

（二）生活习惯调理

不孕症患者在生活中要避免不良生活习惯，首先要做到作息规律，保证良好的睡眠及作息，可以增强免疫力，经常劳累熬夜会降低精子的质量。所以中医讲"起居有节"，即人应顺应自然界的变化，日出而作，日落而息。同时要戒烟戒酒。其次，要远离辐射及有害化学物质，包括电离辐射和非电离辐射，电离辐射主要包括医院里的 X 线、胸透、CT 等，在孕前 3 个月要避免接触。各种染发剂、指甲油、塑料玩具、新装修的房子、家具等含有有害化学物质，在备孕期间务必要远离。此外，尽量少用药物，特别是孕期禁用药物。如果一旦怀孕，却发现使用了很多药物，会给夫妻造成很大的心理压力，所以不孕夫妇备孕时尽量少用各种药物，孕期禁用药物一定要避免使用。非电离辐射产生的电磁场能量较低，比如手机、电脑、电视机、电磁炉、微波炉、电热毯、无线路由器、浴霸、电吹风、打印机、地铁、高铁以及超声波等都属于非电离辐射。非电离辐射虽说对人体危害不大，但还是要尽量减少接触。最后，夫妻要适时同房，精子在女性生殖道内可存活 24～72 小时，而一个卵子适宜受精的时间只大约在排卵后 24～36 小时，因此在排卵前 2～3 天及排卵后 1～2 天为易受孕期，即排卵日前后共 4～5 天为易受孕期。正常女性一个月妊娠的概率在 25% 左右，不要有压力，要抱着放松的心态去同房。

（三）饮食疗法

饮食要多样和营养，不吃一些辛辣刺激的食物，尤其是腌制的东西，对于一些热量很高的食物也要少吃，比如狗肉、羊肉等，多吃新鲜的蔬菜和水果，特别是豆制品对激素的提高有很好的作用。适当增加进食各种蛋类、鱼、虾、瘦肉等，不抽烟更不能喝酒，多食用补血的东西，血是女子的根本，气血养足了，卵子才能健康地成熟并排出。

（四）运动疗法

坚持长期有效的体育运动：通过规律的体育锻炼，建议进行每周至少 5 次，每次 30 分钟的有氧运动，达到减轻体重、降低体脂的效果，体重的降低可以有效改善女性不孕患者内分泌和代谢紊乱，对于有代谢异常高危因素的不孕症患者更为有效。

七、预　后

辅助生殖技术是治疗不孕不育的有效手段，人工授精的成功率在 10%～15%，体外受精的成功率相对较高，在 40% 左右。经病因治疗后怀孕率可平均升高约 10%，并可提高再次妊娠概率。

（王　炜）

第十二章

早发性卵巢功能不全

早发性卵巢功能不全（premature ovarian insufficiency，POI）为近几年常见的妇科症状，严重影响女性生育健康及身心健康。早发性卵巢功能不全是指女性在 40 岁之前出现以月经紊乱（如停经或稀发月经）伴有高促性腺激素和低雌激素为特征，卵巢功能明显衰退或丧失的临床综合征，其患病率为 1%～3%。

追溯中医古籍文献，并无早发性卵巢功能不全的病名，但根据其临床症状，应归属"月经过少""血枯""经闭""年未老经水断""绝经前后诸证"等范畴。中医生殖生理由肾主导，与天癸、冲任、胞宫的调节密不可分，任何一个环节失常，均可导致月经失调，甚至出现闭经等一系列症候。究其病因，有虚、实之分；虚者多责于肾，可兼有肝、脾之虚损，精、气、血之不足，血海空虚，经血生化无源；实者多责于气、血、寒、痰之瘀滞，胞脉不畅，经血阻滞不通。

一、病 因 病 机

（一）西医病因病机

早发性卵巢功能不全的病因复杂多样：遗传性（染色体和基因缺陷）、自身免疫性、医源性因素等均为已知的原因，此外，环境因素、感染因素、生活方式等同样可能导致早发性卵巢功能不全的发生，但仍约 65% 的早发性卵巢功能不全患者病因仍不明确，因此，关于早发性卵巢功能不全的病因和危险因素，仍有待进一步探索。

1. 遗传因素

遗传学异常是早发性卵巢功能不全发生的重要原因之一，占早发性卵巢功能不全病因的 20%～25%。其中包括染色体异常和基因突变。

（1）X 染色体异常

早发性卵巢功能不全 94% 为 X 染色体异常，最常见的核型为 45，XO 及其嵌合型，X 染色体长臂或短臂缺失。其候选基因有 *BMP15*、*PGRMC1*、*FOXO4*、*FOFIB* 等。因此，对于早发性卵巢功能不全患者的病因学检查、染色体检查应作为常规，并应重视 45，XO 及其嵌合型的诊断。

（2）常染色体异常及基因突变

约有 2% 的早发性卵巢功能不全患者属于此类病因。*FMR1* 基因前突变是目前明确的早发性卵巢功能不全的病因之一。目前研究发现与早发性卵巢功能不全发病相关的基因突变达 40 余个,候选基因有:生殖内分泌相关基因(*FSHR*、*CYP17*、*ESR1* 等)、卵泡发生相关基因(*NOBOX*、*FIGLA*、*GDF9* 等)和减数分裂及 DNA 损伤修复基因(*MCM8*、*MCM9*、*CSB-PGBD3* 等)。

2. 免疫因素

有 5%~20% 的早发性卵巢功能不全患者发病与免疫因素相关,目前认为包括自身免疫性肾上腺疾病、自身免疫性甲状腺疾病、1 型糖尿病、系统性红斑狼疮、干燥综合征、类风湿关节炎及原发性慢性肾上腺皮质功能减退症等与早发性卵巢功能不全的发生关系密切。

3. 医源性因素

放疗、化疗、手术及卵巢疾病等对卵巢的损伤是导致医源性早发性卵巢功能不全的重要原因。卵巢子宫内膜异位囊肿或肿瘤、单侧或双侧卵巢手术会引起卵巢组织缺损或局部炎症,影响卵巢血供从而导致早发性卵巢功能不全。放疗、化疗、射线可破坏颗粒细胞功能及诱导卵母细胞凋亡,从而影响性腺激素的分泌,其对成熟卵泡的影响较原始卵泡更为严重。

4. 感染因素与环境

有病例报告结核、水痘、疟疾等感染因素与早发性卵巢功能不全相关。不良环境、生活方式及嗜好也可影响卵巢功能。邻苯二甲酸盐、双酚 A、杀虫剂、烟草等被广泛证实对卵巢功能具有负面影响,会加速卵泡衰竭从而导致早发性卵巢功能不全的发生。因此,综合治理环境污染、避免接触生殖毒性物质,对保护卵巢储备功能、避免早发性卵巢功能不全的发生有重要意义。

(二)中医病因病机

本病的发生与妇女的生理特点密切相关。女性月经的情况受身体内外环境的影响,如素体阴阳有所偏衰,素性抑郁,宿有癥疾,或家庭、社会等环境变化,易导致肾阴阳平衡失调而发病。

1. 肝肾阴虚

天癸虽源于先天但需要依靠后天水谷精微来濡养。素体阴虚,或失血伤阴,耗伤阴血,或久病阴亏,肾阴亏日久水不涵木,累及肝阴,或肝阴耗伤累及肾阴,肝肾阴虚,阴虚内热,热扰冲任,遂致经水早断和(或)绝经前后诸证。

2. 肾阴阳俱虚

肾藏元阴而寓元阳,禀赋不足,或房劳过度,或产多乳众,肾气受损,肾气亏虚,精不化血,则冲任虚衰;若阴损及阳,或阳损及阴,真阴真阳不足,不能濡养、温煦脏腑,冲任失调,遂致经水早断和(或)绝经前后诸证。

3. 阴虚血燥

素体阴虚,或失血伤阴,或多产房劳耗伤精血,以致阴液亏损,虚热内生,热伏冲任,血海不宁;或过食辛燥动血之品,或外感热邪,热扰冲任;或欲念志火内动,或热病后耗津伤阴,值经行则营阴愈虚,虚火内炽,遂致经水早断和(或)绝经前后诸证。

4. 心肾不交

《素问·评热病论》曰:"月事不来者,胞脉闭也,胞脉者属心而络属胞中。"提示了月经与心肾二脏有密切联系。素禀肾水不足，或久病伤阴，或思虑太过，情志郁而化火，或外感热病，肾水不能上济于心，心火独亢，热扰心神；心火损耗肾水，肾失阴液濡养，则心肾不交，遂致经水早断和或绝经前后诸证。

5. 痰湿阻滞

素体肥胖，痰湿内盛，或劳逸过度，饮食不节，损伤脾气，脾失健运，痰湿内生，痰湿下注冲任，壅滞胞脉，气血运行缓慢或不得下行，遂致经水早断和（或）绝经前后诸证。

二、诊　断

根据患者的症状、体征结合辅助检查即可诊断本病。诊断时需与原发性闭经、月经过少、不孕症等疾病相鉴别。

（一）病史

年龄<40岁，有月经后期、月经减少甚至月经停闭的病史。发病前有工作、生活的特殊改变。有精神创伤史及双侧卵巢切除手术或放疗史。

（二）症状

1. 月经改变

早发性卵巢功能不全是从卵巢储备功能减退至功能衰竭的过程，经过数年的过渡期。原发性早发性卵巢功能不全表现为原发性闭经。继发性早发性卵巢功能不全出现月经停闭至少需4个月。月经停闭前会出现月经频发或稀发、经量减少、闭经。

2. 雌激素水平降低

原发性早发性卵巢功能不全表现为女性第二性征不发育或发育差。继发性早发性卵巢功能不全患者雌激素缺乏症状较明显，如潮热盗汗、失眠多梦、脱发、关节痛、指端刺痛，焦虑抑郁等。雌激素水平下降导致女性生殖系统萎缩，引起女性阴道干燥，性交痛，性欲下降，子宫萎缩，阴道炎反复发作或泌尿系统感染。

3. 生育力减低或不孕

早发性卵巢功能不全女性生育力显著下降或丧失，其原因是卵巢功能衰退导致的严重排卵障碍，包括原始卵泡缺乏或不足，卵泡提前耗竭，卵泡生长发育异常等；在卵巢储备功能减退的初期偶发排卵仍然有5%～10%的妊娠机会，但自然流产和胎儿染色体畸变的风险增加。

4. 其他症状

其他伴随症状如心血管系统发育缺陷、智力障碍、性征发育异常、肾上腺和甲状腺功能减低、复发性流产等。

（1）早发性卵巢功能不全对心血管系统和预期寿命的影响

研究发现，早发性卵巢功能不全患者在中年期与同龄人相比具有更多心血管疾病不利因素，更容易出现腹型肥胖，慢性炎症因子水平升高，并且发生高血压及肾功能损害的风险均升高。有研究表明早发性卵巢功能不全患者的死亡风险是正常人群的 1.29 倍，因恶性疾病死亡的风险是正常人群的 1.38 倍。

（2）早发性卵巢功能不全对骨骼系统的影响

雌激素缺乏导致骨密度下降，进一步发展为骨质疏松。有大量研究证实，早发性卵巢功能不全患者骨密度较同龄女性明显降低。其发生骨折风险明显增加。

（3）早发性卵巢功能不全对心理健康的影响

早发性卵巢功能不全患者心理健康状况亦不容忽视，与正常人群相比早发性卵巢功能不全患者更容易出现焦虑、抑郁、心理承受力差、生活满意度低下等问题。患者的心理健康问题很大程度上是由于不孕带来的心理压力，以及缺乏社会心理支持引起的。

（三）体征

原发性早发性卵巢功能不全患者常伴有性器官和第二性征发育不良、体态发育和身高异常；继发性早发性卵巢功能不全患者乳房萎缩，阴毛和（或）腋毛脱落，外阴阴道萎缩等。

（四）辅助检查

1. 实验室检查

（1）基础内分泌

至少 2 次月经周期 2～4 天血清基础 FSH＞25U/L（检测间隔 4 周）；同时，血清雌二醇水平初期升高（＞50pg/ml），继而降低（＜5 pg/ml）。

（2）血清 AMH

血清 AMH≤7.85pmol/L（即 1.1ng/ml）。青春期前或青春期女性 AMH 水平低于同龄女性 2 倍标准差，提示早发性卵巢功能不全的风险增加。

2. 经阴道超声检查

双侧卵巢体积较正常卵巢体积缩小（直径2～10mm），双侧窦状卵泡数（AFC）＜5 个。

3. 遗传、免疫相关的检查

遗传、免疫相关的检查包括染色体核型分析、甲状腺功能、肾上腺抗体等。

三、鉴 别 诊 断

1. 闭经

原发性闭经是指女性年逾 16 岁，虽有第二性征发育但无月经来潮，或年逾 14 岁，尚无第二性征发育及月经。继发性闭经是指月经来潮后停止 3 个周期或 6 个月以上。无论是原发性闭经还是继发性闭经，其闭经的症状、体征均与早发性卵巢功能不全相似。但早发性卵巢功能不全除闭经表现还可出现烘热汗出，烦躁抑郁，失眠多梦，阴道干涩等绝经前后诸证表现。此外，AMH 测定、B 超可协助鉴别。

2. 月经过少

早发性卵巢功能不全初期若出现月经量减少，易于与月经过少相混淆。但随之卵巢功能的衰退，早发性卵巢功能不全伴随着月经周期的改变，出现月经频发和稀发。而月经过少患者月经周期正常，经量明显少于平时正常经量的 1/2，或少于 20ml，或行经时间不足 2 天，甚或点滴即净。血清激素测定、AMH 测定和 B 超检查可鉴别。

3. 不孕症

早发性卵巢功能不全患者出现生育能力的降低可引发不孕症。但不孕症的影响因素众多，涉及女方排卵障碍、输卵管因素、子宫、阴道、外阴等，还涉及其他免疫因素、男方因素、不明原因等。通过年龄，婚史，产育史，配偶健康状况，AMH 测定，B 超，子宫输卵管造影及免疫因素检查可鉴别。

四、西 医 治 疗

1. 心理即生活方式干预

缓解心理压力，健康饮食，规律运动，戒烟，避免接触生殖毒性物质。出现骨密度降低时，适当补充钙剂及维生素。

2. 激素替代治疗

激素替代治疗可以缓解低雌激素症状，对于年轻的患者来说还具有重要意义，不仅能减轻血管舒缩症状，维持正常性功能，而且能降低心血管疾病、骨质疏松等风险。但雌激素依赖性肿瘤、严重肝肾疾病、结缔组织病等禁忌证阻碍着联合疗法的应用。

（1）原发性早发性卵巢功能不全

早发性卵巢功能不全治疗从青春期开始至成年期。因大剂量雌激素可加速骨骼成熟，影响身高，建议从 12～13 岁开始小剂量（承认剂量的 1/8～1/4）补充雌激素，必要时联合生长激素治疗。根据骨龄和身高变化，在 2～4 年内逐渐增加雌激素剂量，有阴道流血者开始加用孕激素保护子宫。

（2）继发性早发性卵巢功能不全

1）单纯雌激素治疗：适用于已切除子宫的早发性卵巢功能不全患者。推荐剂量是：17β-雌二醇 2mg/d、结合雌激素 1.25mg/d 或经皮雌二醇 75～100μg/d，连续应用。可根据患者的具体情况进行个体化调整。

2）雌孕激素序贯治疗：适用于有完整子宫、仍希望有月经样出血的早发性卵巢功能不全患者。雌孕激素序贯治疗可模拟生理周期，在使用雌激素的基础上，每周期加用孕激素 10～14 天。雌激素推荐：17β-雌二醇 2mg/d、结合雌激素 1.25mg/d 或经皮雌二醇 75～100μg/d（应根据患者的具体情况个体化调整）。

3）孕激素：多采用地屈孕酮 10mg/d、微粒化黄体酮胶丸 100～300mg/d 或醋酸甲羟孕酮 4～6mg/d，也可采用复方制剂。由于序贯治疗方案相对复杂，复方制剂的依从性明显好于单药的配伍，更鼓励采用复方制剂。

3. 远期健康及并发症管理

早发性卵巢功能不全女性发生骨质疏松、心血管疾病、认知功能障碍风险增加，可通过负重运动、戒烟及维持正常体重等健康生活方式减轻风险。对于肿瘤手术、盆腔放疗、化疗及其他一些局部治疗后引起的症状性阴道萎缩和阴道狭窄者，推荐阴道局部用药。阴道用药，每日1次，连续使用2周症状缓解后，改为每周用药2～3次。阴道局部应用雌激素通常不需要加用孕激素。长期单独应用者应监测子宫内膜的情况。

4. 生育相关管理

（1）辅助生殖技术

赠卵体外受精-胚胎移植是早发性卵巢功能不全患者解决生育问题的可选途径，妊娠率可达40%～50%。亚临床患者可尝试增加促性腺激素剂量激动剂短方案、自然周期等，但目前尚无最佳用药方案。

（2）生育能力保存

根据患者意愿、年龄和婚姻状况，建议采取胚胎冷冻、卵母细胞冷冻、卵巢组织冷冻等方法。

五、中医辨证论治

（一）辨证要点

本病发生以肾虚为本，临证应主要根据临床表现、月经紊乱的情况及舌脉辨其属阴、属阳，或阴阳两虚，或心肾不交。本病治疗应注重固护肾气，清热不宜过于苦寒，祛寒不宜过于温燥，更不可妄用克伐，以免犯虚虚之戒。若涉及他脏者，则兼而治之。

（二）证治分型

1. 肝肾阴虚证

主要证候：月经后期、稀发、量少渐至经闭，腰膝酸软，头晕耳鸣，目涩，脱发，甚则可见两颧潮红，手足心热，烘热时作，阴部干涩、灼痛，白带量少等症状。舌淡红，苔少，脉沉弱或细涩。

证候分析：肝体阴而用阳，肝肾阴虚，阴血不足，经期后期，精血更虚。肾阴精不足，髓海不充于脑则头晕；肾府失养则腰膝酸软；肝经循目入耳，肝阴虚则耳鸣、目涩。肝肾阴虚，虚热上扰则见两颧潮红，手足心热，烘热时作，阴部干涩、灼痛，白带量少等症状。舌淡红，苔少，脉沉弱或细涩为肝肾阴虚之征。

治法：滋补肝肾，养血调经。

代表方：归肾丸（《景岳全书》）。

常用药：熟地黄、山茱萸、山药、枸杞子、茯苓、当归、盐杜仲、菟丝子。

方中菟丝子、盐杜仲补肾气，填肾精，强筋骨；山药、山茱萸、茯苓健脾气益精血；枸杞子滋肝肾阴精，明目；熟地黄使阴有所生；全方共奏滋补肝肾，养血调经之功。

2. 肾阴阳俱虚证

主要证候：月经后期、稀发、量少渐至经闭，乍寒乍热，烘热汗出，头晕耳鸣，健忘，腰背冷痛；舌淡，苔薄，脉沉弱。

证候分析：肾阴阳俱虚，阴虚亏虚，冲任失养，则月经停闭；肾气渐衰，阴阳失调，营卫不和，则乍寒乍热，烘热汗出；肾虚精亏，脑髓失养，则头晕耳鸣，健忘；肾阳不足，失于温煦，则腰痛。舌淡，苔薄，脉沉弱，均为肾阴阳俱虚之征。

治法：阴阳双补。

代表方：二仙汤（《中医方剂临床手册》）合二至丸加何首乌、龙骨、牡蛎。

常用药：仙茅、淫羊藿、当归、巴戟天、黄柏、知母。

方中仙茅、淫羊藿、巴戟天温补肾阳；知母、黄柏滋肾坚阴；当归养血和血；加何首乌补肾育阴，龙骨、牡蛎滋阴潜阳敛汗。全方共奏温阳补肾，滋阴降火，潜阳敛汗之功。

3. 阴虚血燥证

主要证候：经血由少而渐至停闭，五心烦热，两颧潮红，盗汗，失眠，或骨蒸潮热，或咳嗽唾血。舌红苔少，脉细数。

证候分析：阴血亏虚，冲任虚衰，故经血由少而渐至停闭；阴虚血少，虚热内生，出现两颧潮红；阴虚内热上扰心神，则五心烦热，盗汗，骨蒸潮热，失眠。虚热上犯于肺，破血妄行，则咳嗽唾血；舌红苔少，脉细数为阴虚血燥之征。

治法：养阴清热调经。

代表方：加减一阴煎（《景岳全书》）。

常用药：生地黄、白芍、麦冬、熟地黄、知母、地骨皮、甘草。

方中生地黄、知母清热凉血，滋阴润燥；麦冬滋阴养血，宁心安神；熟地黄滋补肾阴，使阴有所生；地骨皮清虚热滋阴，善治骨蒸潮热；白芍、甘草酸甘化阴；全方共奏养阴清热调经之效。

4. 心肾不交证

主要证候：月经后期、稀发、量少渐至经闭，心烦失眠，心悸易惊，甚至情志失常，头晕健忘，腰酸乏力；舌红，苔少，脉细数。

证候分析：肾虚天癸渐竭，冲任失调，血海蓄溢失常，故月经后期、稀发、量少渐至经闭；肾水不足，不能上制心火，心火过旺，故心烦失眠，心悸易惊，情志失常；天癸渐竭，肾阴不足，精血衰少，髓海失养，故头晕健忘；腰为肾府，肾主骨，肾之精亏血少，故腰酸乏力。舌红，苔少，脉细数，为心肾不交之征。

治法：滋阴补血，养心安神。

代表方：天王补心丹（《摄生秘剖》）。

常用药：人参、玄参、当归、天冬、麦冬、丹参、茯苓、五味子、远志、桔梗、酸枣仁、生地黄、朱砂、柏子仁。

方中生地黄、玄参、天冬、麦冬滋肾养阴液；人参、茯苓益心气；丹参、当归养心血；远志、柏子仁、酸枣仁、五味子养心安神，除烦安眠；桔梗载药上行；朱砂为衣，安心神。全方共奏滋阴降火，养心安神之功。

5. 痰湿阻滞证

主要证候：月经后期甚或闭经，经量少，色淡黏腻，带下量多色白，纳少多痰，神疲倦怠，肢体困重，形体肥胖，胸脘痞闷，食少口腻，胸腹胀满，苔白腻，脉濡缓或滑。

证候分析：痰湿阻于冲任，壅遏血海，经血不能满溢，故月经后期或经闭不行；痰湿下注，损伤带脉，故带下量多色白；痰湿内盛，清阳不升，故形体肥胖；痰湿困阻脾阳，运化失司，故神疲倦怠，纳少痰多。舌淡胖，苔白腻，脉滑，也为痰湿阻滞之征。

治法：健脾燥湿化痰，活血调经。

代表方：苍附导痰丸（《叶天士女科诊治秘方》）。

常用药：茯苓、陈皮、半夏、甘草、苍术、香附、胆南星、枳壳、生姜、神曲。

方中苍术、半夏化痰除湿；陈皮、茯苓健脾祛湿；生姜温胃化湿；神曲健脾消痰湿积滞；枳壳、胆南星破气下积除痞；陈皮、苍术、半夏、茯苓醒脾化痰除湿；香附养血活血行气。全方可使痰湿除而胞脉无阻，经血自通。

（三）针灸疗法

针灸治疗早发性卵巢功能不全的常用穴包括：关元、三阴交、肾俞、太溪、太冲、子宫、血海、中极、脾俞、足三里。常用经络为足太阳膀胱经、任脉、督脉、足阳明胃经。常用特定穴为交会穴、募穴、五输穴。

（1）体针

主穴关元、三阴交、足三里、子宫、肾俞、卵巢。施以补法，或加电针，或加灸法，以患者耐受为度；酌加温针灸。

（2）辨证取穴

1）肝肾阴虚

取穴：肝俞、大赫、太溪。

操作：施以补法，或加电针，并用灸法，以患者耐受为度。

2）肾阴阳俱虚

取穴：太溪、大赫、气海、命门、肾俞、关元、三阴交、气海。

操作：施以补法，或加电针，以患者耐受为度；酌加温针灸。

3）阴虚血燥

取穴：心俞、肾俞、太冲、太溪、三阴交，心悸失眠者加神门、内关。

操作：施以补法，或加电针，以患者耐受为度。

4）心肾不交

取穴：太冲、心俞、肾俞、照海、阴跷、子宫、气海。

操作：施以平补平泻，以患者耐受为度。

5）痰湿阻滞

取穴：中脘、膻中、气海、丰隆，白带多甚者加次髎。

操作：施以平补平泻，并灸，以得气为度。

六、预后及调护

（一）心理治疗

现代女性生活、学业、工作压力均较繁重，日久肝气郁结于内，多具有焦虑抑郁等情绪，严重者有失眠、心烦等神志改变。告知患者须自我情志调节，保持乐观，具有一定的自我情绪疏导能力，并培养一些特定兴趣爱好来转移注意力。

（二）生活习惯调理

有许多可改变的高危因素可能增加年轻原发性卵巢功能不全患者的骨折和心血管疾病发生风险，包括吸烟、缺乏锻炼、缺乏维生素 D 和钙、饮酒、低体重。对于没有骨折风险的原发性卵巢功能不全患者，这些因素也会导致其骨密度降低。因此，平衡膳食、维生素 D 和钙的充分摄入，负重锻炼，维持适宜的体重，戒烟，避免生殖毒性物质的接触是重要的干预措施。

（张　杨）

第十三章

妊娠病及常见合并症

第一节　流　产

自 然 流 产

胚胎或胎儿尚未具有生存能力而妊娠终止者，称为流产。我国将妊娠未达到 28 周、胎儿体重不足 1000g 而终止者，称为流产。发生在妊娠 12 周前者，称为早期流产，而发生在妊娠 12 周或之后者，称为晚期流产。流产分为自然流产和人工流产。胚胎着床后 31%发生自然流产，其中 80%为早期流产。在早期流产中，约 2/3 为隐性流产，也称生化妊娠，是指发生在月经期前的流产。

按流产发展的不同阶段，自然流产分为先兆流产、难免流产、不全流产、完全流产、稽留流产、复发（习惯）性流产、流产合并感染等类型。

根据自然流产的类型和发生时间的不同，中医学有"胎漏""胎动不安""胎动欲堕""堕胎""小产""暗产""滑胎"等之分。妊娠期阴道少量流血、时下时止、或淋漓不断而无腰酸、腹痛、小腹坠胀者，称为"胎漏""胞漏"或"漏胎"等。妊娠期出现腰酸腹痛、胎动下坠、阴道少量流血者，称为"胎动不安"或"胎气不安"。胎漏、胎动不安西医也称为先兆流产。若腹痛加剧，阴道流血增多或有流液、腰酸下坠势难留者，称"胎动欲堕"，西医也称为难免流产。妊娠早期胚胎自然殒堕者，称"堕胎"，西医也称为早期流产；妊娠 3 个月以上，7 个月以内，胎儿已成形而自然殒堕者，称为"小产"或"半产"，西医也称为晚期流产。若怀孕 1 个月不知其已受孕而殒堕者，称为"暗产"，西医也称为隐性流产。凡堕胎或小产连续发生 3 次或 3 次以上者，称为"滑胎"，亦称"屡孕屡堕"或"数堕胎"，西医也称为复发性流产。

一、病 因 病 机

（一）西医病因

1. 胚胎因素

胚胎或胎儿染色体异常是早期流产最常见的原因，占 50%～60%，占中期妊娠流产 33%～

35%。晚期妊娠胎儿丢失仅占 5%。染色体异常包括数目异常和结构异常。染色体数目异常以三体最多见，常见的有 13-三体综合征、16-三体综合征、18-三体综合征、21-三体综合征（唐氏综合征）和 22-三体综合征，其次为 X 单体，三倍体及四倍体最为少见；染色体结构异常引起的流产并不常见，主要有平衡易位、倒置、缺失和重叠及嵌合体等。

2. 母体因素

（1）全身性疾病

孕妇患全身性疾病，如严重感染、高热疾病、严重贫血或心力衰竭、血栓性疾病、慢性消耗性疾病、慢性肝肾疾病或高血压等，均可能导致流产。感染是造成复发性流产发生的危险因素，占 8%～10%。人巨细胞病毒（HCMV）是最常见、最危险的病原体，母体感染后 NK 细胞、肿瘤坏死因子 α 被激活，增强炎性反应，引起细胞凋亡，抑制细胞滋养层细胞，胚胎着床能力下降而导致多种流产的发生。TORCH（一组病原体：TO 即刚地弓形虫，R 即风疹病毒，C 即巨细胞病毒，H 即单纯疱疹病毒。）感染虽对孕妇影响不大，但可感染胎儿导致流产。此外生殖道解脲支原体（UU）和沙眼衣原体（CT）感染发病率较高，其发病机制可能是病原体上行感染使子宫内膜产生炎症反应，前列环素合成增加引起强烈宫缩，不利于胎儿着床与发育，最终导致流产。

（2）生殖器异常

子宫畸形（如子宫发育不良、双子宫、双角子宫、单角子宫、纵隔子宫等）、子宫肌瘤（如黏膜下肌瘤及过大肌壁间肌瘤）、子宫腺肌病、宫腔粘连等可导致宫腔占位、局部血供不足、炎症反应，均可影响胚胎着床发育而导致流产。宫颈重度裂伤、宫颈部分或全部切除术后、宫颈内口松弛等所致的宫颈功能不全，可导致胎膜早破而发生晚期流产。

（3）内分泌异常

女性内分泌功能异常，如黄体功能不全、高催乳素血症、多囊卵巢综合征，会对下丘脑-垂体-卵巢轴的功能造成影响，使孕激素及其代谢产物异常分泌，进而导致早期流产。催乳素升高会抑制黄体功能，导致孕酮分泌不足、黄体期缩短，黄体功能不足，占复发性流产原因的24%～40%，其引发机制主要是黄体功能不足阻碍孕激素的产生或利用，导致子宫内膜发育不良，无法为胎盘的形成提供成熟的内膜层。多囊卵巢综合征也属于与先兆流产、复发性流产有关的内分泌疾病，35%～55%复发性流产患者有多囊卵巢，此外甲状腺功能减退，糖尿病血糖控制不良等，均可导致流产。

（4）强烈应激与不良习惯

妊娠期严重的躯体（如手术、直接撞击腹部、性交过频）或心理（过度紧张焦虑、恐惧、忧伤等精神创伤）的不良刺激均可导致流产。近年来，流产患者的心理问题也成为备受关注的一个焦点，有 1/2 左右的妇女会在流产后出现焦虑、抑郁、烦躁等不良情绪，不仅影响母体身心健康，还通过下丘脑-垂体-肾上腺轴、蓝斑-交感神经-肾上腺髓质轴等神经内分泌轴，引起心率增快，血压上升，子宫血管收缩，抑制胎儿生长发育，最终导致流产、胎儿畸形、早产等不良妊娠结局。此外，心理应激会激活免疫应答和炎症反应，提高炎症因子水平，导致体内免疫平衡紊乱，将会引发母体对胎儿攻击，引起流产。孕妇过量吸烟、酗酒、过量饮咖啡，或摄入二醋吗啡（海洛因）等毒品，亦可能导致流产。

（5）免疫功能异常

免疫功能异常包括自身免疫功能异常和同种免疫功能异常。自身免疫功能异常主要发生在抗磷脂抗体、抗β2糖蛋白抗体、狼疮抗凝血因子阳性的患者，临床上可仅表现为自然流产甚至复发性流产，也可同时存在有风湿免疫性疾病（如系统性红斑狼疮等）；少数发生在抗核抗体阳性、抗甲状腺抗体阳性的孕妇上。同种免疫功能异常是基于妊娠属于同种异体移植的理论，母胎的免疫耐受是胎儿在母体内得以生存的基础。母胎免疫耐受有赖于孕妇在妊娠期间能够产生足够的针对父系人白细胞抗原（human leukocyte antigen，HLA）的封闭因子（blocking factor）。如夫妇的HLA相容性过大，可以造成封闭性因子缺乏或自然杀伤细胞的数量或活性异常升高，有可能导致不明原因复发性流产。

（6）血栓前状态

血栓前状态，又称血栓前期，是指多种因素引起的凝血、抗凝和纤溶系统功能失调或障碍的一种病理过程，这种状态通常不导致血栓性疾病，却可引起凝血功能异常增高及纤溶功能降低而形成高凝状态，亦可导致子宫胎盘部位血流状态改变，影响胎盘血流供应，最终导致胚胎发育不良或死亡而发生自然流产，血液持续高凝状态如不及时治疗则易导致复发性自然流产。

3. 父亲因素

有研究证实精子的染色体异常，如精子DNA的完整性受损、精子的非整倍率、Y染色体的AZF区域上基因微缺失等会对胚胎的形成和发育造成影响，可导致自然流产。此外如菌精症、精子数量异常、精液液化异常、精子浓度降低、精子活力降低也可引起流产。但临床上精子畸形率异常增高是否与自然流产有关，尚无明确的证据支持。

4. 环境因素

过多接触放射线和砷、铅、甲醛、苯、氯丁二烯、氧化乙烯等化学物质，或X射线、微波、超声波、高温、噪声等物理因素均可能引起流产。妊娠期女性（尤其是有流产史的女性）应主动避免此类不良环境因素。

（二）中医病因病机

本病主要的中医病机是冲任损伤，胎元不固。

1. 肾虚

先天禀赋不足，精气亏虚，两精虽能相合，致胎不成实；或房劳多产，或久病、惊恐、孕后不节房事，耗伤肾气，肾虚冲任不固，胎失所系，可引起胎漏、胎动不安，甚至屡孕屡堕，形成滑胎。

2. 气血虚弱

孕妇素体虚弱，或饮食劳倦，或思虑过度伤脾，气血生化乏源，或久病耗伤气血，致气血虚弱，无力固养胎元，以致胎漏、胎动不安，甚至屡孕屡堕而成滑胎。

3. 血热

素体阳盛，或过食辛热，或肝郁化热，或阴虚生内热，或外感热邪，导致血热，热扰冲任，损伤胎元，可致胎漏、胎动不安。

4. 血瘀

孕妇宿有癥疾，瘀阻胞宫，或孕后不慎跌仆闪挫，气血紊乱，冲任失调，胎元不固，可导致胎漏、胎动不安。

5. 感染邪毒

流产时血室正开，邪毒直犯胞宫，损伤冲任，可引起气血营卫不和，正邪交争以致发热。

6. 湿热

素体喜嗜膏粱厚味，湿热内蕴，或孕期不慎感受湿热之邪，湿热与血相搏，流注冲任，蕴结胞中，气血瘀阻，不得下达冲任以养胎，发为胎动不安，热迫血妄行，则导致胎漏。

二、临 床 表 现

本病主要表现为停经后阴道流血和腹痛。早期流产妊娠物排出前胚胎多已死亡。开始时绒毛与蜕膜剥离，血窦开放，出现阴道流血，剥离的胚胎和血液刺激子宫收缩，排出胚胎及其他妊娠物，产生阵发性下腹部疼痛。胚胎及其附属物完全排出后，子宫收缩，血窦闭合，出血停止。晚期流产胎儿排出前还有生机，其原因多为：子宫解剖异常、其临床过程与早产相似、胎儿娩出后胎盘娩出、出血不多。也有少数流产前胎儿已死亡，其原因多为非解剖因素所致，如严重胎儿发育异常、自身免疫异常、血栓前状态，宫内感染或妊娠附属物异常等。

三、临 床 类 型

自然流产根据发展的不同阶段，可分为以下临床类型：

1. 先兆流产

先兆流产指妊娠28周前出现少量阴道流血，常为暗红色或血性白带，无妊娠物排出，随后出现阵发性下腹痛或腰背痛。妇科检查宫颈口未开，胎膜未破，子宫大小与停经周数相符。经休息及治疗后症状消失，可继续妊娠；若阴道流血量增多或下腹痛加剧，可发展为难免流产。中医称"胎漏""胎动不安"。若阴道流血量增多或下腹痛加剧，可发展为难免流产。

2. 难免流产

难免流产指流产不可避免。在先兆流产基础上，阴道流血量增多，阵发性下腹痛加剧，或出现阴道流液（胎膜破裂）。妇科检查宫颈口已扩张，有时可见胚胎组织或羊膜囊堵塞于宫颈口内，子宫大小与停经周数基本相符或略小。中医学称其为"胎动欲堕"。

3. 不全流产

不全流产是难免流产继续发展，部分妊娠物排出宫腔，还有部分残留于宫腔内或嵌顿于宫颈口处，或胎儿排出后胎盘滞留宫腔或嵌顿于宫颈口，影响子宫收缩，导致出血，甚至发生休克。妇科检查见宫颈口已扩张，宫颈口有妊娠物堵塞及持续性血液流出，子宫小于停经周数。中医学称之为"堕胎""小产"。

4.完全流产

完全流产指妊娠物已全部排出，阴道流血逐渐停止，腹痛逐渐消失。妇科检查宫颈口已关闭，子宫接近正常大小。本病属中医学"堕胎""小产"或"暗产"范畴。

自然流产的临床过程简示如图 13-1 所示。

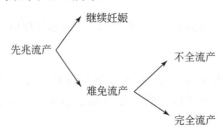

图 13-1　自然流产的临床过程

此外，流产还有 3 种特殊情况。

1.稽留流产

稽留流产指胚胎或胎儿已死亡滞留宫腔内未能及时自然排出者。表现为早孕反应消失，有先兆流产症状或无任何症状，子宫不再增大反而缩小。若已到中期妊娠，孕妇腹部不见增大，胎动消失。妇科检查宫颈口未开，子宫较停经周数小，质地不软，未闻及胎心。

2.复发性流产

详见复发性流产章节。

3.流产合并感染

流产过程中，若阴道流血时间长，有组织残留于宫腔内，有可能引起宫腔感染，常为厌氧菌及需氧菌混合感染，严重感染可扩展至盆腔、腹腔甚至全身，并发盆腔炎、腹膜炎、败血症及感染性休克。

四、诊断与鉴别诊断

诊断自然流产一般并不困难，根据病史及临床表现多能确诊，仅少数需行辅助检查。确诊自然流产后，还需确定其临床类型，决定相应的处理方法。

（一）诊断要点

1.病史

应询问患者有无停经史和反复流产史。有无早孕反应、阴道流血，以及阴道流血的量及持续时间，有无腹痛及腹痛部位、性质、程度，有无阴道排液及妊娠物排出。了解有无发热、阴道分泌物性状及有无臭味，可协助诊断流产合并感染。

2.体格检查

测量体温、脉搏、呼吸、血压；注意有无贫血及感染征象。消毒外阴后行妇科检查，注意宫颈口是否扩张，羊膜囊是否膨出，有无妊娠物堵塞宫颈口；子宫大小与停经周数是否相符，有无压痛；双侧附件有无压痛、增厚或包块。操作动作应轻柔。

3. 辅助检查

（1）超声检查

超声检查可明确妊娠囊的位置、形态及有无胎心搏动，确定妊娠部位和胚胎是否存活，以指导正确的治疗方法。若妊娠囊形态异常或位置下移，预后不良。不全流产及稽留流产均可借助超声检查协助确诊。妊娠 8 周前经阴道超声检查更准确。

（2）尿、血 hCG 测定

采用胶体金法 hCG 检测试纸条检测尿液，可快速明确是否妊娠。为进一步判断妊娠转归，多采用敏感性更高的血 hCG 水平动态测定，正常妊娠 6～8 周时，其值每日应以 66% 的速度增长。

（3）其他检查

血常规检查可判断出血程度及有无感染。复发性流产患者可进行染色体、免疫因素、宫颈功能及甲状腺功能检查。

4. 宫颈功能不全的诊断

因宫颈先天发育异常或后天损伤所造成的宫颈功能不全会无法维持妊娠，最终导致流产，称之为宫颈功能不全。本病主要根据病史、超声检查和临床表现做出诊断。

（二）鉴别诊断

首先，应分辨流产的类型（详见表 13-1）。其次，早期自然流产应与异位妊娠、葡萄胎及子宫肌瘤相鉴别（详见表 13-2）。

表 13-1　各种类型流产的鉴别诊断

分型	临床表现			妇科检查	
	流血量	下腹痛	组织排出	宫颈口	子宫大小
先兆流产	少	无或轻	无	闭	与妊娠周数相符
难免流产	中→多	加剧	无	扩张	与妊娠周数相符或略小
不全流产	少→多	减轻	部分排出	扩张或有物堵塞或闭塞	小于妊娠周数
完全流产	少→无	无	全部排出	闭	正常或略大

表 13-2　早期自然流产与异位妊娠、子宫肌瘤及葡萄胎鉴别诊断

分型	停经史	早孕反应	腹痛	阴道流血	妇科检查	尿妊娠试验	妇科超声
先兆流产	有	有	腰酸及腹部疼痛、小腹坠胀	无或少量	子宫增大符合妊娠月份	阳性	可见完整胎囊妊娠囊、或有原始心血管搏动、或有胎心音、或有胎动
异位妊娠	有	无或偶有	急腹痛史	少量，呈点滴流血，血色暗红	子宫无明显增大，小腹一侧可触及包块，有压痛或宫颈举摆痛	阳性或弱阳性	宫内未见妊娠囊，于一侧附件区可见混合性包块

分型	停经史	早孕反应	腹痛	阴道流血	妇科检查	尿妊娠试验	妇科超声
子宫肌瘤	无	无	可有下腹坠胀或腰背疼痛	经量增多，经期延长，可有不规则流血	子宫增大，黏膜下肌瘤少	阴性	宫内低回声
葡萄胎	有	有	可伴阵发性腰痛	阴道流血，色暗红伴水疱样物	子宫一般大于孕周	阳性	宫内未见妊娠囊或胎心搏动，宫内可见"落雪状"或"蜂窝状"回声

五、治　疗

（一）治疗思路

1.西医治疗

一经确诊，应根据流产的不同类型给予积极恰当的处理。先兆流产应保胎治疗；难免流产、不全流产、稽留流产者，当尽快去除宫腔内容物。流产合并感染则应在控制感染的同时尽快清除宫内残留物。

2.中医治疗

对于流产的治疗应本着预防为主、防治结合的原则，孕前针对病因予以治疗，结合中药预培其损，孕后积极保胎，用药至超过既往流产时间 2 周以上。

（二）先兆流产

1.西医处理

（1）卧床休息，禁性生活，必要时给予对胎儿危害小的镇静剂。

（2）黄体功能不足者可给予肌内注射黄体酮 10～20mg，每日或隔日 1 次；口服维生素 E 30～50mg，每日 2 次；口服黄体酮片（地屈孕酮）或黄体酮胶囊，或使用黄体酮阴道制剂。甲状腺功能减退者可口服甲状腺素片 0.03～0.06g，每日 1 次。经治疗 2 周，若阴道流血停止，B 型超声提示胚胎存活，可继续妊娠。

（3）若临床症状加重，B 型超声发现胚胎发育不良，血 β-HCG 持续不升或下降，表明流产不可避免，应终止妊娠。

（4）此外，应重视心理治疗，安抚情绪，增强信心。

2.中医辨证治疗

辨证要点：B 型超声提示胚胎存活者，根据腰酸、腹痛的性质及阴道流血的量、色、质及舌质、脉证，以分虚实、寒热等，积极对因安胎治疗。阴道出血量少，色淡红，质稀薄，伴下腹隐痛者，多属血虚；伴气短无力或少腹下坠者，多属气虚；伴腰膝酸软者，多属肾虚；下腹灼痛，阴道下血，量少，色深红，质稠者，多属实热，或色鲜红，质薄者，多属虚热；下腹灼痛，阴道下血，量少，或淋漓不尽，色暗红或赤白相兼，质黏稠者，多属湿热；下腹刺痛，或胀痛，阴道少量流血，色暗红，舌暗红或青紫或有瘀斑，脉沉弦或沉涩者，多属瘀滞。结合兼症、舌脉，进行分型论治。

（1）治疗原则

本病以补肾固冲为治疗大法。并依不同证型采用固肾、益气、养血、清热、利湿、化瘀等法。若经治疗阴道出血迅速控制，腰酸腹痛症状好转者，多能继续妊娠。若发展为胎殒难留者应下胎益母。但治疗过程中若有他病，应遵循治病与安胎并举的原则。

（2）证治分型

1）肾虚证

主要证候：妊娠期腰膝酸软、腹痛下坠；或伴有阴道少量流血，色淡暗；或伴头晕耳鸣，小便频数，夜尿多；或曾屡孕屡堕；舌淡苔白，脉沉滑尺弱。

证候分析：胞络系于肾，肾虚则骨髓不充，故腰膝酸软；筋脉失于温煦则腹痛下坠；气不摄血则有阴道少量流血，血失阳化，故血色淡暗。肾虚，髓海不足，脑失所养，故头晕耳鸣；肾与膀胱相表里，肾虚则膀胱失约，故小便频数，甚至失禁。舌淡苔白，脉沉弱，均为肾虚之候。

治法：固肾安胎，佐以益气。

方药：寿胎丸（《医学衷中参西录》）加党参、白术。

常用药：菟丝子　桑寄生、续断、阿胶。

方中菟丝子补肾益精，固摄冲任，肾旺自能荫胎，故重用菟丝子为君；桑寄生、续断补益肝肾，养血安胎为臣；阿胶补血为佐使。四药合用，共奏补肾养血，固摄安胎之效。加党参、白术健脾益气，是以后天养先天，生化气血以化精，先后天同补，加强安胎之功。

2）气血虚弱证

主要证候：妊娠期，阴道少量下血；腰酸、小腹空坠而痛；或伴有阴道少量流血，色淡红、质稀薄；或神疲肢倦，面色㿠白，心悸气短，舌质淡，苔薄白，脉滑无力。

证候分析：气虚冲任不固，提摄无力故腰酸、小腹空坠而痛；阴道少量流血；气虚不化，则血色淡、质稀薄；气虚中阳不振，故神疲肢倦、气短懒言；舌淡，苔薄白，脉缓滑均为气虚之象。

治法：益气养血，固冲安胎。

方药：胎元饮（《景岳全书·妇人归》）。

常用药：人参、白术、当归、白芍、熟地黄、杜仲、陈皮、炙甘草。

方中人参、白术、炙甘草甘温益气、健脾调中，以助生化之源，使气旺以载胎；当归、熟地黄、白芍补血养血安胎；杜仲补肾安胎；陈皮行气健胃，共奏益气养血，固冲安胎之功。若阴道流血量多者，加乌贼骨以固冲止血。若气虚明显，小腹下坠，加黄芪、升麻益气升提，固摄胎元。

3）血热证（实热证）

主要证候：妊娠期腰酸、小腹灼痛；或伴有阴道少量流血，色鲜红或深红，质稠；渴喜冷饮，小便短黄，大便秘结，舌红，苔黄而干，脉滑数或弦数。

证候分析：热伏冲任，迫血妄行，故阴道流血；损伤胎气故腰酸腹痛。血为热灼，伤及津液，故渴喜冷饮，小便短黄而大便秘结，舌红，苔黄而干，脉滑数或弦滑，均为血热之象。

治法：清热凉血，固冲止血。

方药：阿胶汤（《医宗金鉴》）去当归、川芎。

常用药：黑栀子、侧柏叶、黄芩、白芍、熟地黄、阿胶、当归、川芎。

方中黑栀子、侧柏叶、黄芩清热止血安胎；白芍养血凉血安胎；熟地黄、阿胶养血止血安胎。全方有清热凉血、止血安胎之效。

4）血热证（虚热证）

主要证候：妊娠期腰酸、小腹灼痛；或伴有阴道少量流血，色鲜红，质稀；或伴心烦不安、五心烦热，咽干少津，便结溺黄；舌红少苔，脉细数。

证候分析：阴虚内热，热扰冲任，损伤胎气，故腰酸腹痛。热伏冲任，迫血妄行，故阴道少量流血。热扰心神，故心烦不安。五心烦热，咽干少津，舌红少苔，脉细数均为阴虚内热之象。

治法：滋阴清热，养血安胎。

方药：保阴煎（《景岳全书》）。

常用药：生地黄、熟地黄、白芍、黄芩、黄柏、山药、续断、甘草。

方中生地黄清热凉血；熟地黄、白芍养血敛阴；黄芩、黄柏清热泻火，直折热邪；山药、续断补肝肾，固冲任；甘草调和诸药；全方清热凉血，固冲止血以安胎。

5）血瘀证

主要证候：宿有癥积，孕后常有腰酸，下腹刺痛，阴道不时流血，色暗红；或妊娠期不慎跌扑闪挫，或劳力过度，或妊娠期手术创伤，继之腰酸腹痛，胎动下坠或阴道少量流血；大小便正常；舌暗红，或有瘀斑，脉弦滑或沉弦。

证候分析：癥积占据胞宫或妊娠期跌仆闪挫或妊娠期手术创伤致血离经，瘀血阻滞冲任胞脉，气血壅滞不通，故腰酸腹痛；血不归经故阴道不时下血，色暗红或暗红；因无寒热，大小便正常；舌暗红或青紫或有瘀斑，脉沉弦或沉涩为血瘀之征。

治法：活血化瘀，补肾安胎。

方药：桂枝茯苓丸（《金匮要略》）合寿胎丸减桃仁。

常用药：桂枝、赤芍、桃仁、牡丹皮、茯苓、菟丝子、桑寄生、续断、阿胶。

方中桂枝温经通阳，以促血脉运行而散瘀为君药；赤芍养肝和营，缓急止痛，或用赤芍活血化瘀消癥为臣药；桃仁、牡丹皮活血化瘀为佐药；茯苓健脾益气，宁心安神，与桂枝同用，通阳开结，伐邪安胎为使药。诸药合用，共奏活血化瘀，消癥散结之效。合寿胎丸补肾安胎，攻补兼施，邪去胎安。

6）湿热证

主要证候：妊娠期腰酸腹痛，阴道少量流血，或淋漓不尽，色暗红；或伴有低热起伏；小便黄赤，大便黏；舌质红，苔黄腻，脉滑数或弦数。

证候分析：素体湿热内蕴，或孕期不慎感受湿热之邪，湿热与血相搏，流注冲任，蕴结胞中，气血不得下达冲任以养胎，故腰酸腹痛；湿热扰血，故阴道少量流血，淋漓不尽；湿热绵延，故低热起伏；湿热下注故小便黄赤，大便黏；舌质红，苔黄腻，脉滑数或弦数均为湿热之征。

治法：清热利湿，补肾安胎。

方药：当归散（《金匮要略》）合寿胎丸去川芎、阿胶，加茵陈。

常用药：当归、芍药、黄芩、白术、川芎。

方中当归、芍药补血养肝为君；黄芩、白术坚阴清热，健脾除湿为臣；川芎能舒气血之滞为佐使。全方养血健脾，清化湿热以安胎。朱丹溪称"黄芩、白术乃安胎妙药"源出于此方。

3. 中成药

1）滋肾育胎丸：每次 5g，每日 3 次，淡盐水或蜂蜜水送服，用于肾阴虚内热证。

2）孕康口服液：20ml，每日 3 次，用于肾气虚及气血虚弱证。

3）固肾安胎丸：每次 6g，每日 3 次，口服，适用于肾阴虚证。

4. 针灸治疗思路

针灸作为祖国传统医学，对于安胎也有一定的作用，可以辅助治疗妊娠早期的先兆流产。

（1）改善情志

研究证实，针刺可以改善冷冻胚胎移植术后早期先兆流产孕妇的紧张焦虑情绪，以利于妊娠的维持。

（2）改善临床症状

针灸可以减少先兆流产的临床症状，其中包括孕妇对阴道流血的焦虑、腹痛和背部疼痛。

（3）针刺取穴

针刺可取穴百会、内关、足三里、太溪、隐白。百会为督脉经穴，百脉之会，可调节阴阳平衡。内关是手厥阴心包经腧穴，可宁心安神，理气镇痛，疏解压力，有助于安神养胎。足三里可调理气血、固本培元。太溪具有滋阴益肾，温肾壮阳的作用。肾为先天之本，脾胃为后天之本，足三里与太溪相配，可奏补脾益肾，益气安胎之功。隐白为足太阴脾经的井穴。

5. 穴位贴敷

穴位贴敷可以刺激和调节穴位，同时可以经皮肤直接吸收药物，发挥药效。

在穴位贴敷治疗胎动不安的方中，多以寿胎丸为基础方配置而成。该方由菟丝子、续断、杜仲和桑寄生组成。

（1）单穴贴敷

单穴贴敷治疗中，以神阙、三阴交、涌泉为主，其中以神阙穴最为常见。

（2）多穴配伍

1）固定穴位：固定穴位的选取多以神阙、关元、双侧肾俞、气海和命门为主，多配合子宫、三阴交、天枢、内关以及巨阙等。

2）辨证取穴：是对机体在疾病过程中某一阶段的概况，根据穴位的特性以及主治功能辨证取穴。

穴位敷贴疗法价廉药简；药物不经消化道，极少通过肝脏，能护肝，可避免药物刺激胃肠道产生不良影响；同时穴位贴敷没有创伤也没有痛苦，适用于惧痛患者或者不愿意服药患者的安胎治疗。

（三）难免流产

难免流产一旦确诊，应尽早使胚胎、胎盘组织完全排出。早期流产应行刮宫术，并仔细检查妊娠物，送病理检查；如有可能争取做绒毛染色体核型分析，对明确流产原因有一定帮助。晚期流产时，若胎儿已娩出，因子宫较大，可用缩宫素 10~20U，加入 5% 葡萄糖溶液 500ml 静脉滴注，促进子宫收缩。当胎儿和胎盘组织排出后需检查是否完整，必要时可行刮宫以清除宫腔内残留物。需给予抗生素预防感染。

（四）不全流产

不全流产诊断明确后及时行刮宫术或钳刮术，以清除宫腔内残留组织，必要时补液、输血，给予抗生素预防感染。刮出物需送病理检查。

（五）完全流产

完全流产流产症状消失，B型超声检查宫腔内无残留物，若无感染征象，则不需特殊处理。

（六）稽留流产

稽留流产诊断确定后应尽早清宫。因胎盘组织机化，与子宫壁紧密粘连，故本病刮宫较困难。同时，由于胎儿死亡释放凝血活酶进入血液循环，易发生凝血功能障碍，导致弥散性血管内凝血，故术前应检查血常规、凝血功能，并做好输血准备。若凝血功能正常，则先给戊酸雌二醇片（补佳乐），口服，每日1片，连用3日，以提高子宫肌对缩宫素的敏感性。若子宫小于12孕周者，行刮宫术时应注射缩宫素10U，加强子宫收缩，减少出血。一次不能刮净者，可于5~7日后再次刮宫。如子宫大于12孕周者，可使用米非司酮加米索前列醇，或静脉滴注缩宫素，促使胎儿、胎盘自然排出，必要时再行清宫。若凝血功能检查异常，应尽早使用肝素、纤维蛋白原，输新鲜血或新鲜冰冻血浆，待凝血功能改善后再行引产或刮宫。

（七）流产合并感染

1. 西医治疗

流产合并感染治疗原则为控制感染的同时尽快清除宫内残留物。若阴道流血不多，先选用广谱抗生素2~3日，待感染控制后再行刮宫。若阴道流血量多，静脉滴注抗生素及输血的同时，先用卵圆钳将宫腔内残留大块组织夹出，使出血减少。切不可用刮匙全面搔刮宫腔，以免造成感染扩散。术后应继续用广谱抗生素，待感染控制后再行彻底刮宫。若已合并感染性休克者，应积极进行抗休克治疗，病情稳定后再行彻底刮宫。若感染严重或盆腔脓肿形成，应行手术引流，必要时切除子宫。

2. 中医辨证治疗

本型多系感染邪毒所致，治则为清热解毒祛瘀。

证候：高热寒战，阴道不规则流血，色如败酱，臭秽，或带下色黄如脓，其气臭秽，腹痛拒按，便秘溲黄。舌质红，苔黄腻，脉滑数。

治法：清热解毒，凉血化瘀。

方药：五味清毒饮（《医宗金鉴》）合大黄牡丹汤（《金匮要略》）加红藤、败酱草、连翘。

六、诊疗思路示意图

自然流产诊疗思路如图13-2所示。

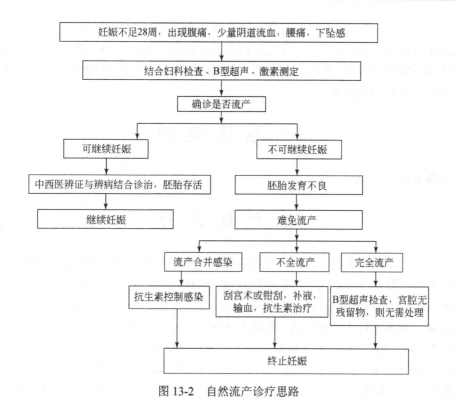

图 13-2　自然流产诊疗思路

七、预防和调护

研究显示，流产的原因不仅局限于女方，男方若患有无症状的菌精症或精液数量、质量的异常，也是导致流产的原因之一，故孕前应强健夫妇体质，加强锻炼，补充营养，做好产前检查。夫妻双方染色体异常也可能导致流产，故孕前夫妻双方应进行常规的孕前检查，发现可能潜在的致病因素，并及时加以治疗。另外，怀孕后夫妻双方应在早期妊娠时避免性生活，以免诱发流产，对于复发性流产的患者发现怀孕后应立即进行保胎治疗，以免耽误治疗的最佳时机。夫妻双方在有过流产史后，还应仔细分析流产原因，达到"未病先防，既病防变"的治疗原则。

八、预　　后

先兆流产可在保胎后转为正常妊娠，至足月分娩健康婴儿；亦可进一步发展为各类流产。若处理得当一般无不良后果；若处理不当或不及时可导致严重贫血、感染，甚至发生休克、死亡。对于复发性流产患者，如非器质性因素引起，经过系统治疗，预后良好；如因宫颈功能不全引起，可在孕前或孕后行宫颈内口环扎术，同时在孕前孕后配合补肾健脾、益气固冲法治疗。对于合并全身性疾病者应审症求因，治疗得当，善后调治，或有较好预后。

复发性流产

复发性流产定义为与同一性伴侣连续发生 3 次及 3 次以上的自然流产。复发性流产大多数为早期流产，少数为晚期流产。虽然复发性流产的定义为连续 3 次或 3 次以上，但大多数专家认为连续发生 2 次流产即应重视并予评估，因为其再次流产的风险与 3 次者相近。复发性流产常见原因为胚胎染色体异常、免疫功能异常、黄体功能不全、甲状腺功能低下、子宫解剖异常、自身免疫异常、血栓前状态等。

一、临 床 表 现

临床表现参照"先兆流产"。

二、西 医 治 疗

在怀孕前进行必要的检查，包括卵巢功能检查、夫妇双方染色体检查、血型鉴定及丈夫的精液检查。染色体异常夫妇，应于妊娠前进行遗传咨询，确定是否可以妊娠，夫妇一方或双方有染色体结构异常，仍有可能分娩健康胎儿，其胎儿有可能遗传异常的染色体，必须在妊娠中期行产前诊断。女方进行生殖道检查，包括有无肿瘤、宫腔粘连，并应行子宫输卵管造影及宫腔镜检查，以确定子宫有无畸形与病变，有无宫颈内口松弛等，查出引起复发性流产的原因。宫颈功能不全应在妊娠 12～14 周行预防性宫颈内口环扎术，术后定期随诊，提前住院，待妊娠 37 周或以后分娩发动前拆除环扎的缝线，若环扎术后有阴道流血或宫缩，经积极治疗无效，应及时拆除缝线，以免造成宫颈撕裂；子宫纵隔、宫腔粘连应在宫腔镜下行纵隔切除，粘连松解术。黏膜下肌瘤应在宫腔镜下行摘除术，影响妊娠的肌壁间肌瘤可考虑行剔除术。黄体功能不全者，应肌内注射黄体酮 20～40mg，也可考虑口服黄体酮，或使用黄体酮阴道制剂，用药到孕 12 周时即可停药。甲状腺功能低下者应在孕前及整个孕期补充甲状腺素。抗磷脂抗体阳性患者，可在确定妊娠以后使用小剂量阿司匹林 50～75mg；和（或）低分子肝素 5000U，每日 1～2 次，皮下注射。

继发于自身免疫性疾病的抗磷脂抗体阳性患者，除了抗凝治疗之外，还需要使用免疫抑制剂，并嘱其卧床休息，禁止性生活，补充维生素 E 及给予心理治疗，以解除精神紧张，安定情绪。

三、中医辨证治疗

1. 辨证要点

本病主要以滑胎者伴随的全身脉证为其辨证要点，根据相关检查，排除男方因素或女方非药物所能奏效的因素，针对病因辨证论治。

2. 治疗原则

本病治疗应"预防为主，防治结合"。孕前需检查相关流产原因，治疗以补肾健脾、益气养血、调理冲任为主，预培其损。经不调者，当先调经；若因他病而致滑胎者，当先治他病。另外，再次受孕应距上次殒堕 1 年左右，以利恢复健康。一旦妊娠或怀疑有孕，应按"胎动不安"治疗。

3. 证治分型

（1）肾虚证

主要证候：屡孕屡堕；甚或应期而堕，精神萎靡，头晕耳鸣，腰酸膝软，小便频数，目眶暗黑，或面色晦暗；舌质淡，苔白，脉沉弱。

证候分析：肾气亏虚，冲任不固，胎元失养，胎失所系，故屡孕屡堕；肾阳亏虚，命火不足，阳气不布，则精神萎靡，目眶暗黑，或面色晦暗；肾主骨生髓，肾虚则腰酸膝软，髓海不足；清窍失养，故头晕耳鸣；膀胱失约，气化失职，则小便频数。舌质淡，苔白，脉沉弱，为肾虚之象。

治法：补肾益气固冲。

方药：补肾固冲丸（《中医学新编》）。

常用药：菟丝子、续断、巴戟天、杜仲、当归、熟地黄、枸杞子、鹿角霜、阿胶、党参、白术、大枣、砂仁。

方中菟丝子补肾益精，固摄冲任；续断、巴戟天、杜仲补肾益精固冲；当归、熟地黄、枸杞子、阿胶滋肾填精养血，鹿角霜血肉之品以增强补肾养血填精之功；党参、白术、大枣健脾益气以资化源；砂仁理气调中，使补而不滞。全方合用，使肾气健旺，冲任巩固，胎有所系，则自无殒堕之虑。

若偏于阳虚，方可用肾气丸加菟丝子、杜仲、白术。若偏于阴虚，治宜养血清热固冲，方用保阴煎加菟丝子、桑寄生、杜仲。

（2）气血虚弱证

主要证候：屡孕屡堕；头晕眼花，神倦乏力，心悸气短，面色苍白；舌质淡，苔薄，脉细弱。

证候分析：气血两虚，冲任不足，不能养胎载胎，故使屡孕屡堕；气血两虚，上不荣清窍，则头晕眼花；外不荣肌肤，则面色苍白；内不荣脏腑，则神倦乏力，心悸气短。舌质淡，苔薄，脉细弱，为气血两虚之象。

治法：益气养血固冲。

方药：泰山磐石散（《景岳全书》）。

常用药：人参、黄芪、白术、炙甘草、当归、续断、川芎、白芍、熟地黄、黄芩、砂仁、糯米。

原方治妇人妊娠，气血两虚的胎动不安或屡有堕胎者。

方中人参、黄芪、白术、炙甘草补中益气；当归、白芍、熟地黄、川芎补血养血；续断补肾强腰；砂仁、糯米调养脾胃以助气血生化；黄芩清热凉血防上药升阳化热。全方合用共奏双补气血固冲之效。

（3）血瘀证

主要证候：素有癥瘕之疾，孕后屡孕屡堕；时有少腹隐痛或胀痛，肌肤无华；舌质紫暗或有瘀斑，苔薄，脉细弦或涩。

证候分析：子宫素有癥瘕，有碍于胎儿生长发育，瘀血阻滞，冲任损伤，胎元受损，则屡孕屡堕；瘀血阻滞，冲任气血不畅，故时有少腹隐痛或胀痛；瘀血阻滞，不能荣于肌肤，故肌肤无华；舌质紫暗或有瘀斑，脉弦、涩，均为血瘀之症。

治法：祛瘀消癥固冲。

方药：桂枝茯苓丸（《金匮要略》）。

常用药：桂枝、茯苓、白芍（或赤芍）、桃仁、牡丹皮。

桂枝茯苓丸原方治宿有癥病，孕后癥瘕害胎，漏下不止。

方中桂枝温经通阳，促血脉运行而散瘀为君；白芍养肝和营，缓急止痛，或赤芍活血化瘀消癥为臣；桃仁、牡丹皮活血化瘀为佐；茯苓健脾益气，宁心安神与桂枝合用，通阳开结伐邪为使；诸药合用，以蜜为丸，缓消癥积不伤正，共奏活血化瘀、消癥散结之效。

四、孕后立即参照"先兆流产"辨证安胎治疗

对于宫颈功能不全者可在孕前或孕后行宫颈内口环扎术，同时在孕前后配合补肾健脾、固冲安胎治疗。

五、中 成 药

参考先兆流产。

六、针灸治疗思路

1. 补肾健脾，调理冲任

中医学提出"上工不治已病治未病"，故应在复发性流产患者未妊娠前行预防性调理治疗，以达"预培其损"。治疗上宜取足少阴肾经、足太阴脾经、任脉、冲脉、足阳明胃经经穴为主。同时可酌加关元、肾俞，以补先天之气，佐以足三里、三阴交滋后天之本，足三里、肾俞二穴同用，可脾肾双调，扶正祛邪，培元固本，再联用调一身之气的气海，诸穴同用，共奏补肾健脾、益气养血、调理冲任作用。

2. 活血化瘀，调理脏腑

复发性流产以虚证为本，以瘀血为标，瘀滞于内，冲任损伤，气血失调，故在补益气血的基础上，应以活血化瘀为法，标本兼治。气行则血行，气滞则血瘀，针刺可以通络活血，促进气血运行。

3. 安神解郁，理气安胎

复发性流产患者由于反复的流产史，常伴有情绪上的改变，心神不宁、情志异常、惴惴不安是常见的临床表现。中医认为心藏神，脑主神明，为元神之府；因此临床治疗可选取督脉、足厥阴肝经、手厥阴心包经等穴位以安神定志，摄养胎元。

4. 未病先防，既病防变

未病先防，既病防变是中医治疗疾病的理念，滑胎的患者多在孕前培补其损，怀孕后常表现为脾肾亏虚为本，以血瘀、肝郁为标，故治疗应以补肾健脾，行气活血，安神解郁为治疗法则。多数学者认为针灸可通过体液免疫、细胞免疫对机体的免疫功能起到多环节、多靶点的双

向调节作用，从而改善复发性流产患者的盆腔内环境，增强子宫局部的氧供和血供，利于胚胎发育。

（谷玥儒）

第二节 妊娠期高血压

妊娠期高血压（hypertensive disorders of pregnancy， HDP）是妊娠与血压升高并存的一组疾病，发生率为5%～12%，严重影响母婴健康，是孕产妇和围产儿病死率升高的主要原因。

中医学中，肢体面目发生肿胀者，称为"子肿"，亦称"妊娠肿胀"。若出现头目晕眩，状若眩冒，甚者眩晕欲厥者，则称为"子晕"，亦称"妊娠眩晕""子眩"。若妊娠晚期、临产时，或新产后，突然发生眩晕倒仆，昏不知人，两目上视，牙关紧闭，四肢抽搐，全身强直，须臾醒，醒后复发，甚或昏迷不醒者，称为"子痫"，亦称"妊娠痫证""子冒"。

一、病 因 病 机

（一）西医病因病机

1. 子宫螺旋小动脉重铸不足

子痫前期绒毛外滋养细胞浸润能力受损，造成"胎盘浅着床"和子宫螺旋动脉重铸极其不足，仅蜕膜层血管重铸，子宫螺旋动脉的管腔径为正常妊娠的1/2，血管阻力增大，胎盘灌注减少，从而引发子痫前期的一系列症状。但造成子宫螺旋小动脉重铸不足的机制尚待研究。

2. 炎症免疫过度激活

子痫前期患者无论是母胎界面局部还是全身均存在炎症免疫反应过度激活现象。现有证据显示，母胎界面局部处于主导地位的天然免疫系统在子痫前期发病中起重要作用，Toll样受体家族、蜕膜自然杀伤细胞（dNK）、巨噬细胞等的数量、表型和功能异常均可影响子宫螺旋小动脉重铸，造成胎盘浅着床。特异性免疫研究集中在T细胞，正常妊娠时母体Th1/Th2免疫状态向Th2偏移，但子痫前期患者蜕膜局部T细胞向Th1型偏移。近年发现，$CD4^+CD25^+$调节性T细胞（regulatory T cell， Treg细胞）参与Th1/Th2免疫状态的调控。当Treg细胞显著减少时，促进Th1占优势，使母体对胚胎免疫耐受降低，引发子痫前期。

3. 血管内皮细胞受损

血管内皮细胞损伤是子痫前期的基本病理变化之一，它使扩血管物质如一氧化氮（NO）、前列环素I_2合成减少，而缩血管物质如内皮素（ET）、血栓素A_2等合成增加，从而促进血管痉挛。此外血管内皮损伤还可激活血小板及凝血因子，加重子痫前期的高凝状态。引起子痫前期血管内皮损伤的因素很多，如炎性介质：肿瘤坏死因子、白细胞介素-6、极低密度脂蛋白等，还有氧化应激反应。

4. 遗传因素

子痫前期具有家族倾向性，提示遗传因素与本病发生有关，但遗传方式尚不明确。由于子痫前期的异质性，尤其是遗传和环境因素的交互作用产生了复杂的表型。

5. 营养缺乏

已发现多种营养因素如低白蛋白血症，钙、镁、锌、硒等缺乏与子痫前期发生发展可能有关，但是这些证据需要更多的临床研究进一步证实。

（二）中医病因病机

中医学认为，脾肾两虚，运化无权，水湿内停；气机阻滞，津液不布，发为子肿；肝肾阴虚，阴不制阳，肝阳上亢，或痰浊上扰，可引起头目眩晕等，即子晕；若子肿、子晕进一步发展，阴虚阳亢，肝风内动，或痰火上扰，蒙蔽清窍，出现抽搐昏迷者，即为子痫。本病的发生，责之于肝、脾、肾三脏功能失调。脏腑虚损，阴血不足为致病之本，风、火、痰、湿为病证之标。

1. 脾肾两虚

素体脾肾两虚，因孕重虚，或因孕后过食生冷，忧思劳倦伤脾，或房劳伤肾，脾虚运化失职，肾虚不能化气行水，可致水湿停聚，加之胎儿长大，阻碍气机，不能敷布津液、水湿，泛溢肌肤则为水肿。

2. 气滞湿阻

素多忧郁，或因孕后情志不畅，肝失条达，气机不畅，而妊娠四五月后，胎体渐长，更碍气机升降，气机阻滞，津液不布，遂可致气滞水停，全身肿胀。

3. 阴虚肝旺

平素阴虚，孕后阴血下聚养胎，阴血愈亏，阴不潜阳，肝阳上亢，上扰清窍，可致眩晕。

4. 脾虚肝旺

素体脾虚，运化失职，水湿停聚，痰浊内生；孕后阴血养胎，肝失濡养，肝阳偏亢，肝阳夹痰浊上扰清窍，可发为眩晕。

5. 肝风内动

素体阴虚，孕后阴血下聚养胎，阴虚愈甚，阴不涵阳，肝阳上亢，肝风内动，遂发子痫。

6. 痰火上扰

脾肾虚弱，水湿内停，湿聚成痰，孕后阴血养胎，阴虚内热，灼液为痰，热与痰结，痰火交炽，上蒙清窍可发为子痫。

二、诊　　断

根据病史、临床表现、体征及辅助检查即可做出诊断，同时应注意有无并发症及凝血机制障碍。

（一）病史

了解妊娠前有无高血压、肾病、糖尿病及自身免疫性疾病等病史或表现，有无妊娠期高血压疾病病史或家族史，了解此次妊娠后高血压、蛋白尿等症状出现的时间和严重程度。

（二）症状

妊娠 20 周后发生高血压、蛋白尿，或有水肿，可伴有明显的自觉症状，如头晕、头痛、视物不清甚至失明、上腹不适，甚至抽搐、昏迷。

1. 高血压

收缩压≥140mmHg 或舒张压≥90mmHg。测量血压前被测者至少安静休息 5 分钟。测量取坐位或卧位。注意肢体放松，袖带大小合适。通常测量右上肢血压，袖带应与心脏处于同一水平，同一手臂至少测量 2 次。若血压低于 140/90mmHg，但较基础血压升高 30/15mmHg 时，虽不作为诊断依据却需要密切随访。对首次发现血压升高者，应间隔 4 小时或以上复测血压，如 2 次测量均为收缩压≥140mmHg 和（或）舒张压≥90mmHg 诊断为高血压。对严重高血压孕妇收缩压≥160mmHg 和（或）舒张压≥110mmHg 时，间隔数分钟重复测定后即可以诊断。

2. 蛋白尿

高危孕妇每次产前检查均应检测尿蛋白。尿蛋白检测应留取中段尿或导尿。蛋白尿的诊断标准为：随机中段尿检测尿蛋白≥（+）；或可疑子痫前期孕妇检测 24 小时尿蛋白定量，尿蛋白≥0.3g/24h；或尿蛋白/肌酐值≥0.3。尿蛋白定性比较方便，但是容易受到外界因素的影响；24 小时尿蛋白定量比较客观、准确，也可以用 12 小时或 6 小时尿蛋白定量替代。尿蛋白阳性时通常尿蛋白含量为 300mg/24h。尿蛋白量不作为子痫前期严重程度的独立指标，而且即使尿蛋白阴性，只要血压升高合并某些严重表现，仍可作出子痫前期的诊断。此外，应注意蛋白尿的进展性变化以及排查蛋白尿与孕妇肾脏疾病和自身免疫性疾病的关系。

（三）分类

参照美国妇产科医师学会（ACOG）2013 年提出的分类标准可将妊娠期高血压分为以下几类（表 13-3）。

表 13-3　妊娠期高血压疾病分类及临床表现

分类	临床表现
妊娠期高血压	妊娠 20 周以后出现收缩压≥140mmHg，或舒张压≥90mmHg（两次间隔至少 4 小时），并于产后 12 周恢复正常；尿蛋白（-）。产后方可确诊。
子痫前期 无严重表现子痫前期（轻度）	妊娠 20 周以后出现血压≥140/90mmHg；24 小时尿蛋白≥0.3g 或随机尿蛋白/肌酐≥0.3 或随机尿蛋白（+）。无子痫前期的严重表现。
伴严重表现子痫前期（重度）	子痫前期出现以下任何一个表现：①收缩压≥160mmHg，或舒张压≥110mmHg（卧床休息，两次间隔至少 4 小时）；②血小板减少（血小板<100×10⁹/L）；③右上腹或上腹部疼痛；肝功能损害（血清转氨酶水平为正常值 2 倍以上）；④肾功能损害（血肌酐升高大于 97.2μmol/L 或为正常值 2 倍以上）；⑤肺水肿；⑥新发生的脑功能或视觉障碍，如头痛、视力模糊、盲点、复视等；⑦胎儿生长受限（FGR）。

续表

分类	临床表现
子痫	子痫前期孕妇抽搐不能用其他原因解释。 子痫发生前可有不断加重的重度子痫前期，但子痫也可见于血压升高不显著、无蛋白尿病例者。通常产前子痫较多，发生于产后 48 小时者约占 25%。 子痫抽搐进展迅速，前驱症状短暂，表现为抽搐、面部充血、口吐白沫、深昏迷；随之深部肌肉僵硬，很快发展成典型的全身高张阵挛惊厥、有节律的肌肉收缩和紧张，持续 1～1.5 分钟，其间患者无呼吸动作；此后抽搐停止，呼吸恢复，但患者仍昏迷，最后意识恢复，但困惑、易激惹、烦躁。
慢性高血压并发子痫前期	高血压孕妇妊娠 20 周以前无尿蛋白，若出现 24 小时尿蛋白≥0.3g；高血压孕妇妊娠 20 周后突然尿蛋白增加或血压进一步升高或血小板<100×10⁹/L。
妊娠合并慢性高血压	妊娠前或妊娠 20 周前舒张压≥90mmHg（除外滋养细胞疾病），妊娠期无明显加重；或妊娠 20 周后首次诊断高血压并持续到产后 12 周后。

注：①血压较基础血压升高 30/15mmHg，但低于 140/90mmHg 时，不作为诊断依据，须严密观察。②普遍认为<34 周发病者为早发型子痫前期。③蛋白尿多少与妊娠结局之间的关系不大，大量蛋白尿（24 小时蛋白尿≥5g）不作为伴严重表现子痫前期的指标。

（四）检查

1. 定期进行常规检查

常规检查包括血常规、尿常规、肝肾功能测定、心电图、胎心监护、产科超声检查。

2. 子痫前期、子痫

在常规检查的基础上，视病情发展、诊治的需要，酌情行以下有关检查：凝血功能测定、血清电解质测定、腹部超声、动脉血气分析、超声心动图及心功能检查、眼底检查、胸部 X 线、头颅 CT 或 MRI。

三、鉴 别 诊 断

1. 妊娠合并慢性肾炎

孕前有肾炎史，孕 20 周前发病，水肿始于眼睑。尿常规检查除蛋白阳性外，可见红细胞，或管型。

2. 妊娠合并心脏病

孕前有心脏病病史，孕后出现心悸、气短、踝部浮肿、心动过速等。心脏及心功能检查可助鉴别。

3. 营养不良性水肿

由于营养不良，导致低蛋白血症而引起水肿，常伴有消瘦、乏力、贫血、多尿等症状。血浆蛋白总量及白蛋白浓度测定有助鉴别诊断。

4. 妊娠贫血

妊娠中晚期出现头晕、乏力、心悸、气短，甚至出现下肢、面目浮肿，但不伴有高血压、蛋白尿，血常规等检查可资鉴别。

5. 妊娠合并癫痫发作

癫痫患者既往有发作史；一般无高血压、水肿、蛋白尿等症状和体征；发作时突然出现意识丧失，抽搐开始即出现全身肌肉持续性收缩。而子痫患者有高血压、水肿、蛋白尿；抽搐前有先兆，抽搐时初为面部等局部肌肉，以后波及全身，伴面部青紫，呼吸暂停 1～2 分钟。

四、西医治疗

1. 妊娠期高血压

妊娠期高血压可住院或在家治疗。

1）休息：取左侧卧位，每日休息不少于 10 小时。

2）镇静、保证充足的睡眠：对于精神紧张、焦虑、失眠者可给予镇静剂，如地西泮 2.5～5mg，每日 3 次，或 5mg 睡前服。

3）饮食：保证充足的蛋白量和热量，不建议限制食盐摄入。

4）间断吸氧：每日 2 次，每次 30 分钟，可增加血氧含量，改善全身主要脏器和胎盘供氧。

5）密切监护母儿状态：每日测体重和血压，隔日复查尿蛋白，定期监测血液、胎儿发育状况和胎盘功能。注意孕妇有无头痛、眩晕、视力改变、上腹不适等症状。

6）预防：推荐对存在子痫前期复发风险如存在子痫前期病史（尤其是较早发生子痫前期史或重度子痫前期史），有胎盘疾病史如胎儿生长受限、胎盘早剥病史，存在肾脏疾病及高凝状况等子痫高危因素者，可以在妊娠 12 周开始服用小剂量阿司匹林（60～80mg），直至分娩，服药期间，注意监测。

2. 子痫前期

子痫前期应住院治疗，防止子痫及并发症出现。治疗原则为休息、镇静、解痉、降压、合理扩容，必要时利尿、密切监测母胎状态、适时终止妊娠。

（1）休息

保证充足的睡眠，取左侧卧位，以解除妊娠子宫对下腔静脉的压迫，改善子宫胎盘循环。

（2）镇静

适当镇静能解除患者的焦虑与紧张，达到降压、缓解症状、预防子痫发作的作用。

1）地西泮：具有较强的镇静、抗惊厥、肌肉松弛作用，对胎儿和新生儿影响较小。予 2.5～5mg 口服，每日 3 次或饭前顿服；或 10mg 肌内注射或静脉缓慢推入（＞2 分钟），可用于预防子痫发作。1 小时内用量＞30mg 可能发生呼吸抑制，24 小时总量应＜100mg。

2）冬眠合剂：具有解痉降压、控制子痫抽搐的作用。冬眠合剂由哌替啶 100mg、氯丙嗪 50mg、异丙嗪 50mg 组成，通常以 1/2 或 1/3 的量肌内注射或加入 5% 的葡萄糖溶液 250ml 内静脉滴注。氯丙嗪可使血压急剧下降，导致肾及子宫胎盘血供减少，可引起胎儿缺氧，对母儿肝脏亦有一定损害，故现仅用于硫酸镁治疗。

3）苯巴比妥钠：具有较好的镇静、抗惊厥、控制抽搐的作用。子痫发作时，予 0.1g 肌内注射；预防子痫发作时，30mg 口服，每日 3 次。由于该药可致胎儿呼吸抑制，故分娩前 6 小时应慎用。

（3）防治子痫

硫酸镁是首选药物。硫酸镁控制子痫再度发作的效果优于地西泮、苯巴比妥钠和冬眠合剂等镇静药物。除非存在硫酸镁应用禁忌或硫酸镁治疗效果不佳，否则不推荐使用苯二氮䓬类和苯妥英钠用于子痫的预防或治疗。对于轻度子痫前期患者也可考虑应用硫酸镁。

1）作用机制

A. 镁离子可作用于周围血管、神经、肌肉交接处，减少乙酰胆碱释放，使骨骼肌松弛。

B. 镁离子刺激前列环素产生，可抑制内皮素合成，降低机体对血管紧张素Ⅱ的反应，阻断钙离子内流，缓解血管痉挛。

C. 镁离子通过阻断谷氨酸通道可阻止钙离子内流，解除血管痉挛、减少血管内皮细胞损伤。

D. 镁离子可提高孕妇和胎儿血红蛋白的亲和力，改善氧代谢。

2）用药指征

A. 控制子痫抽搐，防止抽搐。

B. 预防重度子痫前期发展为子痫。

C. 子痫前期临产前用药可预防抽搐。

3）用药方案

采用静脉给药结合肌内注射。

A. 控制子痫：首次负荷剂量硫酸镁 2.5～5g 溶入 10%葡萄糖溶液 20ml 中，缓慢静脉推注（15～20 分钟）；或者溶入 5%的葡萄糖溶液 100ml 快速静脉滴注，继而（1～2）g/h 静脉滴注维持；或者夜间睡前停用静脉给药，可改用肌内注射，25%硫酸镁 20ml、2%利多卡因 2ml 臀肌深部注射。24 小时应用硫酸镁总量 25～30g，疗程 24～48 小时。

B. 预防子痫发作：负荷和维持剂量同控制子痫处理。用药时间长短依病情而定，一般每日静脉滴注 6～12 小时，24 小时总量不超过 25g。用药期间需每日评估病情变化，以决定是否继续用药。

4）毒副作用：血清镁离子有效治疗浓度为 1.8～3mmol/L，超过 3.5 mmol/L 即可出现中毒症状。首先为膝反射减弱或消失，继之全身肌张力减退、呼吸困难、复视、语言不清，严重者呼吸抑制、心搏停止且危及生命。部分患者出现发热、烦躁、出汗、口干、恶心、心悸、无力等不良反应。

5）注意事项：用药前及用药过程中均应注意定期检查膝反射有无减弱或消失；呼吸每分钟应不少于 16 次；尿量 24 小时应不少于 400ml 或每小时不少于 17ml；治疗时，需备 10%葡萄糖酸钙作为解毒剂。当出现镁中毒时，立即停用硫酸镁并静脉缓慢推注 10%葡萄糖酸钙 10ml。1g 葡萄糖酸钙可以逆转轻至中度呼吸抑制。如患者同时合并肾功能不全、心肌病、重症肌无力等，则硫酸镁应慎用或减量使用。条件允许者，用药期间可监测血清镁离子浓度。

（4）降压

当血压≥160/110mmHg，或舒张压≥110mmHg 或平均动脉压≥140mmHg 时，以及原发性高血压、妊娠前高血压已用降压药者，需应用降压药物以延长孕周、改善围生期结局。选择药物的原则：对胎儿无毒副作用；不影响心搏出量、肾血流量及子宫胎盘灌注量；不使血压过低或下降过速。

目标血压：无并发脏器功能损伤者，收缩压应控制在 130～150mmHg、舒张压在 80～105mmHg 范围；并发脏器功能损伤者，则收缩压应控制在 130～139mmHg、舒张压应控制在

80～89mmHg 范围。降压过程力求下降平稳，不可波动过大。为保证子宫胎盘血流灌注，血压不可低于 130/80mmHg。

A.血管扩张剂：肼屈嗪可使外周小血管扩张而降压，并能增加心排血量、肾血流量及子宫胎盘血流量。每 15～20 分钟给药 5～10mg，直至舒张压控制在 90～100mmHg；或口服 10～20mg，每日 2～3 次；或 40mg 加于 5%葡萄糖溶液 500ml 中静脉滴注。妊娠期高血压疾病性心脏病心力衰竭者不宜应用；妊娠早期慎用；副作用为头痛、心率加快、潮热等。

B.α、β肾上腺素受体阻断剂：可降压但不影响肾及胎盘血流量，还可对抗血小板凝集，促进胎肺成熟。拉贝洛尔 50～150mg 口服，每日 3～4 次；或盐酸拉贝洛尔静脉注射，初始剂量 20mg，10 分钟后若未产生有效降压作用则剂量加倍，单次最大剂量 80mg，直到血压被控制，每日最大总剂量不超过 220mg，副作用为头皮刺痛及呕吐。静脉滴注 50～100mg 加入 5%葡萄糖为 250～500ml，根据血压调整滴速，待血压稳定后改口服。

C.钙通道阻滞剂：解除外周血管痉挛，使全身血管扩张，血压下降。常用硝苯地平 10mg 口服，每日 3 次，24 小时不超过 60mg，一般不主张舌下含化，紧急时可舌下含服 10mg。副作用为心悸、头痛，与硫酸镁有协同作用。尼莫地平 20～60mg，口服，每日 2～3 次，或 20～40mg 加入 5%葡萄糖溶液 250ml 中静脉滴注，每日 1 次，24 小时总量不超过 360mg。此药可选择性扩张脑血管。副作用为头痛、恶心、心悸及颜面潮红。

D.中枢性降压药：可兴奋血管运动中枢的α受体，抑制外周交感神经，使血压下降，妊娠期使用效果良好。甲基多巴 250mg 口服，每日 3 次。副作用为嗜睡、便秘、口干、心动过缓。还可选用尼卡地平、酚妥拉明、硝酸甘油、硝普钠等。

（5）利尿

子痫前期患者一般不主张常规应用利尿剂，仅当患者出现全身性水肿、急性心力衰竭、肺水肿、脑水肿、肾功能不全、血容量过多且伴有潜在性肺水肿时，酌情使用呋塞米等快速利尿剂。甘露醇主要用于脑水肿，该药属于高渗性利尿剂，患者患心力衰竭或者潜在患心力衰竭时禁用。

1）呋塞米：20～40mg 溶于 25%葡萄糖溶液 20ml 中缓慢静脉推注，最大剂量每次可达 60mg。

2）甘露醇：20%甘露醇 250ml 静脉推注，15～20 分钟内滴注完。出现急性心力衰竭、肺水肿时慎用。

（6）终止妊娠时机和期待治疗

子痫前期患者经积极治疗母胎状况无改善或病情持续进展时，终止妊娠是唯一有效的治疗措施。

1）终止妊娠的时机

A.妊娠期高血压、无严重表现子痫前期（轻度）者可期待治疗至 37 周终止妊娠。

B.伴严重表现子痫前期（重度）：妊娠<24 周经治疗病情不稳定者，建议终止妊娠；妊娠 24～28 周根据母胎情况及当地母儿诊治能力决定是否期待治疗；妊娠 28～34 周，如病情不稳定，经积极治疗 24～48 小时病情仍加重，促胎肺成熟后终止妊娠；如病情稳定，可以考虑继续期待治疗，并建议转至早产儿救治能力较强的医疗机构；妊娠≥34 周患者应考虑终止妊娠。

C.子痫：子痫控制且病情稳定，应尽快终止妊娠。

D.妊娠合并慢性高血压：可期待治疗至 38 周终止妊娠。

E. 慢性高血压并发子痫前期：伴严重表现子痫前期（重度）者，≥34周则终止妊娠；无严重表现子痫前期（轻度）者，37周可终止妊娠。

2）早发型子痫前期的期待治疗

入院后经过充分评估病情，明确有无严重的器官损害表现，以决定是否进行期待治疗。

3）期待治疗期间终止妊娠的指征

A. 孕妇指征：血压持续不降（≥160/110mmHg）；子痫前期症状（头痛、眼花、少尿等）的反复发作；高血压脑病和脑血管意外；心力衰竭；弥散性血管内凝血；进行性肾功能不全（血肌酐≥97.2mol/L或为正常值2倍以上）；持续性血小板减少；完全和部分性HELLP综合征；肺水肿；子痫；疑似胎盘早剥；胎死宫内；临产；胎膜早破。当存在母体器官严重受累时，评定母体器官系统累及严重程度和发生严重并发症的紧迫性以及胎儿安危情况综合考虑终止妊娠时机：如血小板计数<100×10^9/L、肝酶水平轻度升高、肌酐水平轻度升高、羊水过少、脐血流反向、胎儿生长受限等，可同时在稳定病情和严密监护之下尽量争取给予促胎肺成熟后终止妊娠。

B. 胎儿指征：≥34孕周；严重胎儿生长受限；持续性羊水过少；胎儿生物物理评分≤4分；脐动脉舒张末期反流；无应激试验反复性变异或晚期减速；死胎。

4）终止妊娠方式

A. 引产：适用于病情控制后，宫颈条件成熟者。先行人工破膜，羊水清亮者，可给予缩宫素静脉滴注引产。第一产程应密切观察产程进展状况。保持产妇安静和充分休息。第二产程应以会阴后侧切开术、胎头吸引或低位产钳助产缩短产程。第三产程应预防产后出血。产程中应加强母儿安危状况及血压监测，血压控制在<160/110mmHg。一旦出现头痛、眼花、恶心、呕吐等症状，病情加重，立即以剖宫产结束分娩。

若宫颈条件不成熟，可以先促宫颈条件成熟后引产。但对于重度子痫前期而言，尽量避免时间过久的引产及成功性较低的引产。对孕龄小于32周且Bishop评分（Bishop评分可判断宫颈成熟度，估计试产的成功率，满分为13分，>9分均能成功试产，7~9分的成功率为80%，4~6分的成功率为50%，≤3分均失败）较低的重度子痫前期/子痫患者引产时，常出现不确定的胎心描记结果和宫颈扩张失败。在此情况下，仅有不到1/3的早产引产能够经阴道分娩，因此采取剖宫产分娩更为合理。

B. 剖宫产：适用于有产科指征者，宫颈条件不成熟，不能在短时间内经阴道分娩，引产失败，胎盘功能明显减退，或已有胎儿窘迫征象者。

5）分娩期间注意事项

注意观察自觉症状变化；监测血压并继续降压治疗；产时可使用硫酸镁预防子痫发作；监测胎心变化；积极预防产后出血；产时不可使用任何麦角类药物和慎用前列腺素类药物。

3. 子痫的治疗

子痫是妊娠期高血压疾病最严重的阶段，是引起母儿死亡的最主要原因，应积极处理。一旦发生子痫，应使患者立即左侧卧位以避免误吸，开放呼吸道，建立静脉通道。治疗原则：控制抽搐，纠正缺氧和酸中毒，控制血压，抽搐控制后终止妊娠。

（1）控制抽搐

硫酸镁是治疗子痫及预防复发的首选药物。静脉用药负荷剂量为4~6g，溶于10%葡萄糖溶液 20ml 中静脉推注（15～20 分钟），或 5%葡萄糖溶液 100ml 中快速静脉滴注，继而（1～2）g/h 静脉滴注维持。或者夜间睡眠前停用静脉给药，改用肌内注射，用法为 25%硫酸镁 20ml+2%利多卡因 2ml 臀部肌内注射。24 小时硫酸镁总量 25～30g。当孕妇存在硫酸镁应用禁忌证或硫酸镁治疗无效时，可考虑应用地西泮、苯巴比妥或冬眠合剂控制抽搐。

对于正接受硫酸镁维持治疗的患者，如果复发抽搐，可在维持剂量基础上额外快速（5～10 分钟内）给予 2g 硫酸镁，并频繁监测镁中毒征象（如膝反射消失、呼吸频率小于 12 次/分）。如果两次快速给药仍不能控制抽搐发作，就应给予其他药物如地西泮 5～10mg 静脉给药，每 5～10 分钟 1 次，速率≤5mg/min，最大剂量 30mg。80%以上的患者使用地西泮后，5 分钟之内可控制癫痫发作。

（2）控制血压和监控并发症

脑血管意外是子痫患者死亡的最常见原因。当收缩压持续≥160mmHg、舒张压≥110mmHg 时要积极降压以预防心脑血管并发症。对于控制高血压和抽搐发作后 10～20 分钟内病情仍无好转的患者，以及有神经系统异常的患者，应请神经科医师进行评估。甘露醇在子痫患者的常规治疗中无效并可能是有害的，因为它可通过受损的血脑脊液屏障进入大脑，逆转渗透压梯度，从而增加颅内压。对于出现有可能与颅内压增高相关症状/体征（如意识减退、视盘水肿、呼吸抑制）的女性，应请神经科医师会诊协助处理。

（3）纠正缺氧和酸中毒

面罩和气囊吸氧，根据二氧化碳结合力及尿素氮值，给予适量 4%碳酸氢钠纠正酸中毒。

（4）终止妊娠

子痫控制且病情稳定者，应尽快终止妊娠。

（5）护理

保持安静，减少声光刺激，防止口舌咬伤及坠地受伤，防止窒息，专人护理，密切监测生命体征、神志、尿量。

4. 产后处理

重度子痫前期孕妇产后应继续使用硫酸镁至少 24～48 小时，预防产后子痫；注意产后迟发型子痫前期及子痫（发生在产后 48 小时后的子痫前期及子痫）的发生。子痫前期孕妇产后 3～6 天是产褥期血压高峰期，高血压、蛋白尿等症状仍可能反复出现甚至加重，此期间仍应每天监测血压。如产后血压升高≥150/100mmHg（两次测量间隔大于 4 小时）应继续给予降压治疗。哺乳期可继续应用产前使用的降压药物，禁用 ACEI 和 ARB 类（卡托普利、依那普利除外）降压药。产后血压持续升高要注意评估和排查孕妇其他系统疾病的存在。注意监测及记录产后出血量。孕妇重要器官功能稳定后方可出院。产后 6 周患者仍未恢复正常时应于产后 12 周再次复查血压，以排除慢性高血压，必要时建议内科诊治。

对 124 例重度妊娠期高血压疾病患者的观察发现，拉贝洛尔联合硫酸镁治疗的患者血压控制有效率明显高于单纯应用硫酸镁。也有研究表明，相较于硫酸镁及甲基多巴的方案，拉贝洛尔联合二者应用于中重度妊娠期高血压疾病的治疗中，肾功能、心功能指标及血压明显改善。王珊等发现，硫酸镁联合硝苯地平对妊娠期高血压患者的血压、尿蛋白的改善均优于单纯应用硫酸镁。对 80 例妊娠期高血压疾病患者进行硫酸镁联合硝苯地平治疗后，也得出了类似的结果。

五、中医辨证论治

（一）辨证要点

子肿分为气肿、水肿。气肿者，皮厚而色不变，按之凹陷随按随起，属气滞；水肿者，皮薄，色白而光亮，按之有凹陷，即时难起，属脾肾两虚。子晕有阴虚肝旺和脾虚肝旺之别。前者以头目晕眩为主，伴见颜面潮红、心悸怔忡、夜寐多梦、手足心热、舌红少苔；而后者主要为头昏头重如眩冒状，伴见面浮肢肿、胸胁满闷、纳少便溏、舌苔厚腻。子痫若见头痛、视物不清或心悸烦躁，突发四肢抽搐，甚至昏不识人，舌红，脉弦滑数，为肝风内动；若胸闷烦热，猝然昏不识人，四肢抽搐，气粗痰鸣，舌红，脉弦滑，为痰火上扰。

中医治疗的重点在子晕、子肿，以防止发生子痫。应本着治病与安胎并举的原则，子肿以利水化湿为治疗大法，子晕以平肝潜阳为治疗大法。临证时可根据不同的证型随证施治，标本兼顾。勿过用滑利、峻下、逐水及辛散温燥之品。一旦发生子痫，以清肝息风、安神定痉为治疗大法，可采用中西医结合、西医为主的方法救治。

（二）证治分型

1. 脾肾两虚证

主要证候：妊娠中晚期，面目及下肢浮肿，甚或遍及全身，肤色淡黄或白，皮薄而光亮，按之凹陷，即时难起，倦怠无力，气短懒言，食欲不振，下肢逆冷，腰酸膝软，小便短少，或大便溏薄。舌淡胖、边有齿痕，苔白滑或薄腻，脉沉滑无力。

治法：健脾温肾，行水消肿。

方药：白术散（《全生指迷方》）合五苓散（《伤寒论》）加山药、菟丝子。

若肿势明显，加附子、防己温阳利水消肿，但需注意附子的炮制及用量，中病即止；少气懒言，神疲乏力者，加党参、黄芪益气健脾；腰痛甚者，加桑寄生、续断、杜仲以固肾安胎；便溏者，加白扁豆、莲子健脾止泻。

2. 气滞湿阻证

主要证候：妊娠中晚期，先由脚肿，渐及于腿，皮色不变，随按随起，头晕胀痛，胸闷胁胀，或脘胀，纳少。苔薄腻，脉弦滑。

治法：理气行滞，除湿消肿。

方药：天仙藤散（《校注妇人良方》）。

若肿势重，腹胀纳呆者，加茯苓、白术、大腹皮健脾行水；若气喘面肿者，加桑白皮、杏仁、桔梗宣肺降气，利水消肿；胸胁胀痛，情志不舒者，加柴胡、佛手疏肝理气。

3. 阴虚肝旺证

主要证候：妊娠中晚期，头晕目眩，头痛耳鸣，视物模糊，颜面潮红，心烦失眠，口干咽燥。舌红或绛，少苔，脉弦细滑数。

治法：滋阴养血，平肝潜阳。

方药：杞菊地黄丸（《医级》）加天麻、钩藤、石决明。

若手足心热、两颧红赤，加知母、黄柏滋阴降火；视物不清者，加决明子、夏枯草、白蒺藜以清热平肝明目；口苦心烦者，加竹茹、黄芩以清热除烦。

4. 脾虚肝旺证

主要证候：妊娠中晚期，面浮肢肿逐渐加重，头昏头重如眩冒状，胸闷心烦，呃逆泛恶，神疲肢软，纳少嗜卧。舌淡胖、有齿痕，苔腻，脉弦滑而缓。

治法：健脾利湿，平肝潜阳。

方药：半夏白术天麻汤（《医学心悟》）加钩藤、丹参。

若肿甚，加猪苓、泽泻以增利湿消肿之效；若头痛甚，加蔓荆子、白僵蚕祛风止痛。

5. 肝风内动证

主要证候：妊娠晚期、产时或新产后，头痛眩晕，视物不清，突发四肢抽搐，两目直视，牙关紧闭，角弓反张，甚至昏不知人，颜面潮红，心悸烦躁。舌红，苔薄黄，脉细弦滑或弦滑数。

治法：滋阴清热，平肝息风。

方药：羚角钩藤汤（《重订通俗伤寒论》）。若喉中痰鸣，加竹沥、天竺黄、石菖蒲清热涤痰；昏迷不醒、病情危重者，加服安宫牛黄丸以清热镇痉、息风开窍。

6. 痰火上扰证

主要证候：妊娠晚期，或正值分娩时或新产后，头晕头重，胸闷烦躁泛恶，面浮肢肿，猝然昏不知人，面部口角及四肢抽搐，气粗痰鸣。舌红苔黄腻，脉弦滑数。

治法：清热豁痰，息风开窍。

方药：牛黄清心丸（《痘疹世医心法》）加竹沥、天竺黄、石菖蒲。

（三）营养干预

妊娠期不推荐严格限制盐的摄入，也不推荐肥胖孕妇限制热量摄入，因限制蛋白和热量摄入不会降低发生妊娠期高血压的风险，反而会增加胎儿生长受限的风险。

对钙摄入低的人群（<600mg/d），推荐口服钙补充量至少为 1g/d 以预防子痫前期。正常钙摄入量的高危孕妇推荐预防性补充钙剂，每天口服 1.5~2g。

（四）运动

鼓励并指导患者进行有氧运动，但具体的运动频率及内容需根据患者所处的孕期实施。其中孕中期（13~28 周）患者有氧运动频率为 3 次/周，50 分钟/次，运动内容包括大腿肌肉、腹肌、盆底肌群以及膀胱肌肉的弹性训练与张力训练等。孕后期（28 周至分娩结束）患者有氧运动频率为 3 次/周，50 分钟/次，运动内容主要是在孕中期的基础上增加盆底肌肉收缩训练。有氧运动干预严格遵循循序渐进的原则进行，运动强度以孕妇全身轻微出汗并开始感到疲倦为宜。

（赵 颜）

第三节　妊娠剧吐

妊娠早期，少数孕妇早孕反应严重，恶心、呕吐频繁，不能进食，以致出现体液失衡及新陈代谢障碍，甚至危及生命，此称为妊娠剧吐（hyperemesis gravidarum，HG），发生率为 0.5%～2%。本病属中医学"妊娠恶阻"范畴，亦称为"恶阻""阻病""子病""病儿"等。

本病最早见于《金匮要略·妇人妊娠病脉证并治》，曰："妇人得平脉，阴脉小弱，其人渴（呕）不能食，无寒热，名妊娠，桂枝汤主之。"隋代巢元方《诸病源候论·妊娠恶阻候》首次提出恶阻病名。

本病是妊娠早期常见的病证之一，以恶心呕吐，头重眩晕，厌食为特点。治疗及时，护理得法，多数患者可迅速康复，预后大多良好。若仅见恶心择食，偶有吐涎等不作病论。

一、病因病机

（一）西医病因病机

1. 内分泌因素

（1）hCG 水平升高

绒毛膜促性腺激素水平升高：鉴于早孕反应出现与消失的时间和孕妇血 hCG 水平上升及下降的时间一致，加之葡萄胎、多胎妊娠孕妇血 hCG 水平明显升高，剧烈呕吐发生率也高，提示妊娠剧吐可能与 hCG 水平升高有关。

（2）甲状腺功能改变

60% 的妊娠剧吐患者可伴发短暂的甲状腺功能亢进，呕吐的严重程度与游离甲状腺激素显著相关。

2. 精神过度紧张

焦虑、忧虑及生活环境和经济状况较差的孕妇易发生妊娠剧吐。

严重呕吐时，可导致失水和电解质紊乱。动用体内脂肪供能，脂肪氧化分解不足，可形成酮体过多积聚，导致代谢性酸中毒；脱水后血容量不足，影响器官灌注，可导致组织缺氧、肝肾功能受损，严重者可出现黄疸及肾衰竭，甚至发生韦尼克（Wernicke）脑病，出现意识模糊、昏迷，甚至危及生命。

（二）中医病因病机

本病发病机理是"冲气上逆，胃失和降"，妊娠早期冲脉气血旺盛以养胎，如孕妇素有肝胃病变或痰湿中阻，冲气夹胃气、肝气或痰湿上逆，可导致胃失和降而反复发生恶心呕吐。若频繁呕吐，饮食难进，未能及时纠正，则可导致精气耗散、气阴两伤。

1. 胃虚

胃气素虚,孕后经血停闭,血聚冲任养胎,冲脉气盛,冲脉隶于阳明,冲气挟胃气上逆,胃失和降,而致恶心呕吐。

2. 肝热

平素性躁多怒,郁怒伤肝,肝郁化热,孕后血聚冲任养胎,肝血益虚,肝火愈旺,加之冲脉气盛,而冲脉附于肝,肝脉夹胃贯膈,冲气、肝火上逆犯胃,胃失和降,遂致恶心呕吐。

3. 痰滞

脾阳素虚,水湿不化,痰饮内停,孕后血聚冲任养胎,冲脉气盛,冲气夹痰饮上逆,以致恶心呕吐。

二、临 床 表 现

1. 症状

大多数妊娠剧吐发生于妊娠 10 周以前。典型表现为妊娠 6 周左右出现恶心、呕吐并随妊娠进展逐渐加重,至妊娠 8 周左右发展为持续性呕吐,不能进食和水,呕吐物中有食物、胆汁或咖啡样物,或伴头晕、倦怠乏力等症状。严重者导致孕妇脱水、电解质紊乱甚至酸中毒。极为严重者出现嗜睡、意识模糊,甚至昏迷、死亡。孕妇体重下降,下降幅度甚至超过发病前的5%,出现明显消瘦、极度疲乏、口唇干裂、皮肤干燥、眼球凹陷及尿量减少等症状。孕妇肝肾功能受损出现黄疸、血胆红素和转氨酶升高、尿素氮和肌酐增高、尿蛋白和管型。严重者可因维生素 B 缺乏引发 Wernicke 脑病。

2. 体征

本病患者见明显消瘦,精神萎靡,面色苍白,皮肤干燥,眼眶凹陷,脉搏加快,体温可轻度升高,严重者可见黄疸、昏迷等。

妊娠剧吐可导致两种严重的维生素缺乏症:

1)维生素 B_1 缺乏

维生素 B_1 缺乏可致 Wernicke 脑病,临床表现为眼球震颤、视力障碍、共济失调、急性期言语增多,以后逐渐精神迟钝、嗜睡,个别发生木僵或昏迷。若不及时治疗,病死率达 50%。

2)维生素 K 缺乏

维生素 K 缺乏可导致凝血功能障碍,常伴血浆蛋白及纤维蛋白原减少,可出现鼻出血、骨膜下出血,甚至视网膜出血。

三、诊断与鉴别诊断

（一）诊断要点

妊娠剧吐应仔细询问病史,排除可能引起呕吐的其他疾病,如胃肠道感染(伴腹泻)、胆囊炎、胆囊蛔虫、胰腺炎（伴腹痛，血浆淀粉酶水平升高达正常值5～10倍）、尿路感染（伴排尿困难或腰部疼痛）、病毒性肝炎（血清肝炎标志物阳性，肝酶水平显著升高）等。

根据患者停经后尿妊娠试验阳性、停经6周左右出现频繁呕吐不能进食等，本病一般不难诊断，但为判断病情轻重尚需借助实验室检查和辅助检查动态监测。

1. 尿液检查

测定尿量、尿比重、尿酮体、尿蛋白及管型。尿酮体是诊断妊娠剧吐引起代谢性酸中毒的重要指标。

2. 血液检查

测定血常规及血细胞比容，血钾、钠、氯及二氧化碳结合力，以及血胆红素、转氨酶、尿素氮、肌酐等，以判断有无血液浓缩、水电解质紊乱及酸碱失衡、肝肾功能是否受损及受损程度。部分妊娠剧吐的孕妇肝酶升高，但通常不超过正常上限值的4倍或300U/L；血清胆红素水平升高，但不超过4mg/dl（1mg/dl=17.1μmo/L）。

3. 超声检查

排除多胎妊娠、滋养细胞疾病等。

4. 其他

必要时进行心电图检查、眼底检查及神经系统检查。

（二）鉴别诊断

1. 葡萄胎

葡萄胎恶心呕吐较重，有停经史及阴道不规则出血史，偶有水泡状胎块排出，子宫大小与停经月份不符合，多数较停经月份大，质软，血β-HCG水平明显升高，B型超声显示宫腔内呈典型落雪状图像，无妊娠囊及胎心搏动征。

2. 妊娠合并急性胃肠炎

妊娠合并急性胃肠炎有停经史、饮食不节史，症状表现为上腹部或全腹阵发性疼痛，伴有恶心呕吐或腹泻，体格检查胃脘部轻压痛，无反跳痛，大便检查可见白细胞及脓细胞。

3. 妊娠合并病毒性肝炎

妊娠合并病毒性肝炎孕前有与肝炎患者接触或接受输血及血制品的病史。症状可见恶心呕吐、食欲减退的同时伴厌油腻、腹胀、腹泻及肝区痛，或高热、黄疸，查体肝脏肿大，有压痛，辅助检查HbsAg（＋），或肝功能异常，血清胆红素增高。

四、并 发 症

1. 甲状腺功能亢进

由于hCG与促甲状腺激素（TSH）的β亚单位化学结构相似，妊娠后hCG水平升高，可刺激甲状腺分泌甲状腺激素，继而反馈性抑制TSH水平。60%～70%的妊娠剧吐孕妇可出现短暂的甲状腺功能亢进，表现为 TSH 水平下降或游离 T_4 水平升高，但常为暂时性，一般无需使用抗甲状腺药物，甲状腺功能通常在孕 20 周恢复正常。

2. Wernicke 脑病

Wernicke 脑病一般在妊娠剧吐持续 3 周后发病，为严重呕吐引起维生素 B_1 严重缺乏所致。临床表现为眼球震颤、视力障碍、步态和站立姿势受影响，可发生木僵或昏迷甚至死亡。

五、西 医 治 疗

治疗思路：对于妊娠剧吐出现精神情绪不稳定者应给予心理治疗。重症患者如持续性呕吐合并酮症的孕妇需要住院，应给予中西医结合治疗。首先禁食 2～3 天，静脉补液支持，纠正失水、电解质紊乱及酸碱失衡，合理使用止吐药物，防止并发症。病情缓解后即改口服中药，浓煎、少量、频服。随着妊娠的进展，患者大多能逐渐恢复正常进食。极个别患者经上述治疗无好转，体温持续高于 38℃，心率每分钟超过 120 次，可出现持续黄疸或持续蛋白尿，或伴发 Wernicke 脑病时，则应及时终止妊娠。

1. 一般处理及心理支持治疗

应尽量避免接触容易诱发呕吐的气味、食品等。避免早晨空腹，鼓励少量多餐。

2. 纠正脱水及电解质紊乱

1）每日静脉补液量 3000ml 左右，补充维生素 B_6、维生素 B_1、维生素 C，连续输液至少 3 日，维持每日尿量≥1000ml。孕妇若不能进食，可按照葡萄糖 50g、胰岛素 10U、10%氯化钾 1.0g，配成极化液输注补充能量。应注意先补充维生素 B_1 后再输注极化液，以防止发生 Wernicke 脑病。

2）补钾 3～4g/d，严重低钾血症时可补钾至 6～8g/d。原则上每 500ml 尿量补钾 1g 较为安全，同时监测血清钾水平和心电图。对合并代谢性酸中毒者，应根据二氧化碳结合力水平，静脉补充碳酸氢钠溶液。对贫血和营养不良者，可在静脉输液中适当加入辅酶 A、肌苷，甚至氨基酸、白蛋白、脂肪乳注射剂等。

3. 止吐治疗

1）应用维生素 B_6 或维生素 B_6-多西拉敏复合制剂。

2）甲氧氯普胺：妊娠早期应用甲氧氯普胺并未增加胎儿畸形、自然流产的发生风险，新生儿出生体重与正常对照组相比无显著差异。

3）昂丹司琼（恩丹西酮）：虽然昂丹司琼对胎儿的安全风险低，但使用时仍需权衡利弊。

4）异丙嗪：异丙嗪的止吐疗效与甲氧氯普胺基本相似。

5）糖皮质激素：甲泼尼龙可缓解妊娠剧吐的症状，但鉴于妊娠早期应用与胎儿唇裂相关，应避免在孕 10 周前作为一线用药，且仅作为顽固性妊娠剧吐患者的最后止吐方案。

六、中 医 治 疗

1. 辨证要点

本病辨证着重根据呕吐物的性状、患者的口感，结合全身证候、舌脉进行综合分析，以辨其寒热虚实。凡口苦、呕吐物为酸水或苦水者，多为肝热犯胃；口淡、呕吐物为清水或食物者，多为脾胃虚弱；口黏腻、呕吐物为痰涎者，多为痰湿内停；吐出物呈咖啡色黏涎或带血样物则多为气阴两虚。

2. 治疗原则

本病以调气和中，降逆止呕为大法。用药时需兼顾胎元，如有胎元不固，则需酌加安胎之品。凡重坠沉降之品不宜过用；升提补气之品亦应少用。并应注意饮食和情志的调节。

（1）胃虚证

主要证候：妊娠早期，恶心呕吐，甚则食入即吐，脘腹胀闷，不思饮食，头晕体倦，怠惰思睡，舌淡，苔白，脉缓滑无力。

证候分析：孕后血聚于下以养胎元，冲气偏盛而上逆，胃气虚弱，失于和降，冲气夹胃气上逆，则呕吐不食，或食入即吐；脾胃虚弱，运化失职，则胃脘胀闷，不思饮食；中阳不振，清阳不升，则头晕体倦，怠惰思睡。舌淡，苔白，脉缓无力，为脾胃虚弱之征。滑脉，有妊之象也。

治法：健胃和中，降逆止呕。

方药：香砂六君子汤（《名医方论》）。

人参、白术、茯苓、甘草、半夏、陈皮、木香、砂仁、生姜、大枣。

方中人参、白术、茯苓、甘草、大枣健脾养胃，益气和中；生姜、半夏降逆止呕；砂仁、木香、陈皮理气和中。全方补脾胃，降逆气，使呕吐得止。

若脾胃虚寒者，酌加丁香、白豆蔻以增强温中降逆之力；若吐甚伤阴，症见口干便秘者，宜去木香、砂仁、茯苓等温燥或淡渗之品，酌加玉竹、麦冬、石斛、胡麻仁等养阴和胃；若孕妇唾液异常增多，时时流涎者，古称"脾冷流涎"，原方可加益智仁、白豆蔻温脾化饮，摄涎止唾。

（2）肝热证

主要证候：妊娠早期，呕吐酸水或苦水，胸胁满闷，嗳气叹息，头晕目眩，口苦咽干，渴喜冷饮，便秘溲赤，舌红，苔黄燥，脉弦滑数。

证候分析：孕后冲气挟肝火上逆犯胃，故呕吐酸水或苦水，肝郁气滞，气机不利，故胸胁满闷，嗳气叹息；肝火上逆，因而头晕目眩，口苦咽干；热盛伤津，故渴喜冷饮，便秘溲赤。舌红，苔黄燥，脉弦数，为肝热内盛之征，脉滑为有妊之象。

治法：清肝和胃，降逆止呕。

方药：加味温胆汤（《医宗金鉴》）。

陈皮、制半夏、茯苓、甘草、枳实、竹茹、黄芩、黄连、麦冬、芦根、生姜。

方中黄芩、黄连、竹茹清肝热，除烦止呕；枳实、陈皮宽胸和胃，调气降逆；半夏、茯苓、生姜除湿化痰，降逆止呕；麦冬、芦根养阴清热，除烦止呕；甘草调和诸药。全方有清肝和胃、降逆止呕之效。

若呕甚伤津,五心烦热,舌红口干者,酌加石斛、玉竹、麦冬以养阴清热;便秘者,酌加胡麻仁润肠通便。

(3)痰滞证

主要证候:妊娠早期,呕吐痰涎,胸膈满闷,不思饮食,口中淡腻,头晕目眩,心悸气短,舌淡胖,苔白腻,脉滑。

证候分析:痰湿之体,或脾虚停饮,孕后血壅气盛,冲气上逆,挟痰饮上泛,故呕吐痰涎;膈间有痰饮,中阳不运,故胸膈满闷,不思饮食,口中淡腻;痰饮中阻,清阳不升,故有头晕目眩;饮邪上凌心肺,则心悸气短。舌淡胖,苔白腻,脉滑为痰饮内停之征。

治法:化痰除湿,降逆止呕。

方药:青竹茹汤(《济阴纲目》)。

鲜竹茹、橘皮、白茯苓、半夏、生姜。

方中半夏、橘皮燥湿化痰,降逆止呕;竹茹除烦止呕;白茯苓、生姜健脾温胃,渗湿止呕。全方共收除湿化痰,降逆止呕之效。

若脾胃虚弱,痰湿内盛者,酌加苍术、白术健脾燥湿;兼寒者,症见呕吐清水,形寒肢冷,面色苍白,宜加丁香、白豆蔻以温中化痰,降逆止呕;若挟热者,症见呕吐黄水,头晕心烦,喜食酸冷,酌加黄芩、知母、前胡,或用芦根汤(《济阴纲目》:芦根、竹茹、橘皮、麦冬、前胡)以祛痰浊,清邪热。

(4)气阴两虚证

上述三型都可因呕吐不止,不能进食,而导致阴液亏损,精气耗散,出现精神萎靡,形体消瘦,眼眶下陷,双目无神,四肢无力,严重者,出现呕吐带血样物,发热口渴,尿少便秘,唇舌干燥,舌红,苔薄黄或光剥,脉细滑数无力等气阴两亏证候。

治法:益气养阴,和胃止呕。

方药:生脉散(《内外伤辨惑论》:人参、麦冬、五味子)合易胃汤(《温病条辨》:玄参、麦冬、生地黄)加乌梅、竹茹、芦根。若呕吐带血样物者,可酌加藕节、乌贼骨、乌梅炭养阴清热,凉血止血。必要时,采用中西医结合治疗,给以输液、纠正酸中毒及电解质紊乱。若经治疗无好转,或体温增高达38℃以上,心率超过120次/分,或出现黄疸时,应考虑终止妊娠。

七、其 他 疗 法

1. 中成药治疗

1)香砂养胃丸:每次8粒,每日3次,适用于胃虚证。

2)左金丸:每次1.5g,每日3~4次,适用于肝热证。

3)生脉饮口服液:每次10ml,每日3次,适用于气阴两亏证。

2. 针刺治疗

1)针刺操作简便、不良反应少。可将足三里、内关、脾俞为主进行针刺,其中足三里为足阳明胃经和穴,针刺此穴位可有效缓解腹胀、胃痛、呕吐等症状,为临床治疗胃肠疾病选择的主穴之一。现代研究表明,对足三里针刺可促进机体分泌胃泌素,发挥调解胃酸的作用,可有效促进胃内容物快速消化及吸收。对内关针刺可激发中焦之气，有效平降上逆之气，发挥和胃止呕的功效。针刺脾俞可缓解脾胃疾病所致的呕吐、腹胀、纳呆等症状。

2）耳穴压籽：根据中医整体观，耳部是机体一个微观的缩影，对应着机体的脏腑经络，对耳穴的脾、胃进行刺激，可调整并改善机体脾胃功能，同时刺激耳部交感、神门可安神定志，可改善患者焦虑焦躁情绪，有助疾病恢复。

3）穴位封闭：针刺穴位可清热除烦、降逆和胃，选用维生素 B_6 100mg 于内关、足三里位行封闭治疗。

3.外治法

穴位贴敷：现代研究证实，妊娠剧吐患者在给予基础性补液干预的同时，配合实施穴位贴敷，有利于健脾和胃，从而达到降逆止呕、消除妊娠剧吐的目的。由于药物直接作用于穴位，会促进血药浓度得以进一步提升。与此同时，药物直达病所，可以有效强化对妊娠剧吐临床症状的干预效果。胃虚型取穴足三里、上脘和中脘，便于调畅气机，配炒白术、党参、竹茹等药材，实现健脾和胃、止吐益气之功效；肝热型取穴内关、上脘和中脘，用药黄芩、黄连清热止吐安胎，可调畅上焦与中焦气机，实现宽中和胃、降逆止呕的目标；痰滞型取穴上脘、中脘、丰隆等，配伍陈皮、茯苓等药物，有降逆止呕、健脾化痰作用。

八、预防与调护

1）调畅情志，保持精神愉快，克服恐惧心理，增强治愈信心。

2）用药宜清淡，药味宜少，宜浓煎，少量频服；汤药中可适当加生姜汁。

3）宜进食清淡而富于营养的食物，应以流质、半流质饮食为主，勿食生冷、油腻及辛辣之品，宜少食多餐。

九、预　后

大多数妊娠剧吐患者，如果能及时诊断并积极规范治疗，病情会很快得以改善，并随着妊娠进展而自然消退，母儿预后总体良好。极个别重症患者，治疗无效，需终止妊娠。

（谷玥儒）

第四节　异位妊娠

凡受精卵在子宫体腔以外着床发育，称为"异位妊娠"，习惯称"宫外孕"。但二者含义略有差异，宫外孕指在子宫以外的妊娠，如输卵管妊娠、卵巢妊娠、腹腔妊娠、阔韧带妊娠等，而异位妊娠除上述妊娠部位外还包括宫颈妊娠、残角子宫妊娠、子宫瘢痕妊娠等，因此异位妊娠的含义更广。

近年来，我国异位妊娠的发病率明显升高，为 2%～3%。异位妊娠中以输卵管妊娠最常见，占 90%～95%，其中壶腹部妊娠最多见，其次为峡部、伞部，间质部妊娠较少见。异位妊娠是妇产科常见的急腹症，一旦输卵管妊娠破裂后，可造成急性腹腔内出血，发病急，病情重，处理不当可危及生命，病死率占到孕产妇死亡的 9%左右，是早期妊娠孕妇死亡的主要原因，因此异位妊娠患者早期终止妊娠对挽救患者生命意义重大。

中医古籍文献中"停经腹痛""少腹瘀血""经漏""经闭"及"癥瘕"等病证中有类似症状的描述。

一、病 因 病 机

（一）西医病因病机

1. 病因

输卵管为异位妊娠的最好发部位，因此任何导致输卵管结构或功能障碍的病理、生理改变均可能导致本病。宫腔适宜的微环境是受精卵着床的必要条件，与宫腔微环境改变密切相关的因素均可能干扰受精卵的着床，成为异位妊娠发病的相关危险因素。

（1）输卵管炎症

现代医学认为，慢性输卵管炎是输卵管妊娠的主要原因，可分为输卵管黏膜炎和输卵管周围炎。输卵管黏膜炎轻症可造成黏膜皱襞粘连、管腔狭窄、堵塞、管形扭曲及蠕动减弱、纤毛功能受损等。输卵管周围炎主要累及输卵管浆膜层及浆肌层，与周围组织粘连，使输卵管扭曲、管腔狭窄，管壁肌层蠕动减弱，这些均可导致受精卵在输卵管内的运行受阻。此外，生殖道感染，特别是沙眼衣原体和淋病奈瑟球菌感染导致的输卵管炎，破坏纤毛结构影响输卵管的输送功能。流产或分娩后的感染往往可导致输卵管周围炎。由结核杆菌感染生殖道引起的结节性输卵管峡部炎属于一种特殊类型的输卵管炎，它可使肌壁发生结节性增生，影响其蠕动功能，阻碍受精卵运行，易发生输卵管妊娠。

（2）输卵管妊娠史或盆腔手术史

曾有输卵管妊娠史的女性，不管是药物保守治疗还是接受保守性手术治疗均有再次发生异位妊娠的可能性。曾有盆腔手术史，例如，阑尾切除术、剖宫产术和输卵管手术史，包括输卵管粘连分离术、再通术及伞端造口术后的重新粘连或手术部位瘢痕狭窄、输卵管绝育术后瘘管形成或再通、术后继发的盆腔组织粘连等均可直接导致输卵管管腔扭曲、狭窄或通而不畅等输卵管的形态结构改变，从而干扰受精卵的转运。

（3）输卵管发育不良或功能异常

输卵管黏膜纤毛缺如和输卵管先天发育畸形（过长、憩室、副伞等），均可造成输卵管妊娠。输卵管的平滑肌收缩和纤毛摆动依赖于雌激素、孕激素的适当刺激，二者的浓度和比例即使轻微改变，均可影响输卵管的运输功能。譬如，高水平的孕激素可降低输卵管纤毛的摆动频率，抑制上皮纤毛生长，从而削弱输卵管向宫腔方向转运受精卵的功能。此外，长期的心理压力、精神因素也会对女性的内分泌和神经系统产生不同程度的影响，引起激素水平失调和输卵管的蠕动功能障碍，影响受精卵正常运送，导致输卵管妊娠。

（4）辅助生殖技术

随着辅助生殖技术的发展及应用，临床上少见的卵巢妊娠、宫颈妊娠、腹腔妊娠的发病率增加。

（5）避孕失败

IUD 避孕失败及口服紧急避孕药避孕失败均可使异位妊娠的危险性增加。可能的病因为宫内节育器具有炎性细胞和前列腺素的作用，二者可增加子宫内膜的炎性反应和前列腺素的生物合成而使宫缩亢进，宫缩亢进又影响了输卵管的协调活动而致受精卵不能入宫腔着床。使用低剂量纯孕激素避孕药时，可使输卵管蠕动异常，若排卵未被抑制，可发生输卵管妊娠；使用含有大剂量雌激素避孕片避孕失败而受孕者，约 10%为输卵管妊娠。

（6）其他

盆腔内子宫内膜异位粘连、卵子游走及盆腔内肿瘤的压迫或牵引等，均可使孕卵的正常运行受阻或输送延迟，不能按时到达或不能到达宫腔，不得不在输卵管着床，形成输卵管妊娠。

2. 输卵管妊娠结局

输卵管妊娠时，由于管壁薄弱且无黏膜下组织，管腔狭小，不能形成完好的蜕膜，胚胎绒毛直接侵蚀输卵管肌层，当孕卵生长发育到一定程度时，此环境不利于胚胎的生长发育，常发生以下结局：

（1）输卵管妊娠流产

输卵管妊娠流产多见于输卵管壶腹部妊娠或伞部妊娠，常发生于妊娠 8～12 周。受精卵着床于输卵管黏膜皱襞内，由于输卵管较薄、供血不足，故蜕膜形成不完整，孕卵发育常凸向管腔，最终突破包膜引起出血。若胚泡完整剥离，经伞端排出到腹腔，形成输卵管妊娠完全流产，出血较少。若胚泡剥离不完整，部分妊娠产物仍然附着于输卵管管壁，侵蚀输卵管组织，就形成输卵管妊娠不全流产，导致反复出血。血液流出后积聚在输卵管内，形成输卵管血肿或输卵管周围血肿，积聚在直肠子宫陷窝，造成盆腔、甚至腹腔血肿。

（2）输卵管妊娠破裂

输卵管妊娠破裂多见于输卵管峡部妊娠，常发生于妊娠 6 周左右。由于输卵管管腔狭窄，受精卵种植在输卵管黏膜皱襞后，侵蚀肌层并穿破浆膜发生破裂，形成输卵管妊娠破裂。输卵管肌层血管丰富，可迅速出现腹腔内大量出血，剧烈或持续反复加重的下腹疼痛（初始多为一侧），轻者出现晕厥，严重时可引起失血性休克，危及生命。输卵管妊娠破裂绝大多数为自发性，也可发生于剧烈运动、性交或盆腔双合诊后。输卵管间质部妊娠（interstitial tubal pregnancy）很少见，与宫角妊娠（cornual pregnancy）不易鉴别，破裂常发生于孕 12～16 周，间质部妊娠虽少见，但由于输卵管间质部为子宫及卵巢血管汇集区，血运丰富，一旦破裂，可在短时间内出现大量腹腔出血发生低血容量休克，后果严重。

（3）继发性腹腔妊娠

输卵管妊娠流产或破裂，胚胎从输卵管排入腹腔，多数死亡，少数存活。若存活胚胎重新种植生长发育，形成继发性腹腔妊娠。

（4）陈旧性异位妊娠

输卵管妊娠流产或破裂，若长期反复内出血被周围组织包裹形成的盆腔血肿不消散，日久血肿机化变硬并与周围组织粘连，可形成盆腔包块，称为陈旧性宫外孕。

（二）中医病因病机

本病发病的主要机制为少腹瘀滞，冲任瘀阻，胞脉不畅，孕卵运行受阻，异位着床。引起少腹瘀滞的原因有先天肾气不足、后天脾气虚弱、少腹宿有瘀滞，或感受湿热之邪，导致冲任阻滞，胞脉不畅，孕卵不能按时到达子宫体腔，在输卵管内着床发育而致异位妊娠。

1. 胎阻胞络

先天肾气不足，或早婚多产、房事不节，损伤肾气，或手术所伤，致使外邪与血搏结，阻滞胞络，孕卵不能送达胞宫，异位种植，而成异位妊娠。

2. 气虚血瘀

素体虚弱，饮食劳倦伤脾，脾虚气弱，冲任失养，推动无力，血行瘀滞，冲任瘀阻，胞脉不畅，以致孕卵不能及时运达胞宫，异位种植，而成异位妊娠。

3. 气滞血瘀

素性抑郁，或忿怒过度，肝气不疏，冲任瘀阻，胞脉不畅，孕卵不能运达胞宫，异位种植，而成异位妊娠。

4. 湿热瘀结

经期产后，余血未尽，不禁房事，湿热之邪乘虚而入，与血搏结，冲任瘀阻，胞脉不畅，孕卵不能运达胞宫，异位种植，而成异位妊娠。

二、临床表现

输卵管妊娠在未发生流产或破裂前，一般无明显症状，部分患者可有一侧下腹隐痛，尿妊娠试验为阳性或弱阳性。输卵管妊娠破裂后，以下腹痛和阴道异常流血为主要症状，病情缓急轻重与孕卵着床部位、流产或破裂、内出血量多少等有关。

1. 症状

（1）停经

患者多有6～8周的停经史，也有少数患者无明显停经史。输卵管间质部妊娠停经时间较长。

（2）腹痛

本病可有下腹部一侧隐痛，或突感下腹一侧有撕裂样剧痛，随着血液由下腹流向全腹，疼痛可由下腹部向全腹部扩散，甚至可引起肩胛部放射性疼痛及胸部疼痛，持续或反复发作，常伴有恶心呕吐，还可引起肛门坠胀和排便感。

（3）阴道流血

本病多数为少量不规则流血，量少呈点滴状，一般不超过月经量，少数可有阴道流血似月经量，阴道流血可同时见到子宫蜕膜管型或碎片排出，为子宫内膜剥脱所致。

（4）晕厥与休克

晕厥与休克由腹腔内急性出血及剧烈腹痛引起，其程度与内出血的速度及量有关。轻者出现晕厥，严重时可引起失血性休克，危及生命。

2. 体征

1）输卵管破裂或流产，内出血较多时患者呈贫血貌，见面色苍白、脉数而细弱、血压下降等休克表现。体温一般正常或略升高，但一般不超过38℃。

2）腹部检查时下腹部有明显压痛和反跳痛，尤以患侧为甚，无明显腹肌紧张感。腹腔内出血多时，叩诊可有移动性浊音。

3）妇科检查时阴道内可见少量血液，后穹窿饱满，有触痛。宫颈举摆痛。子宫略增大，质软，但小于停经月份，腹腔内出血多时，子宫可有漂浮感。一侧附件区可触及肿块，触痛明显。陈旧性异位妊娠时，可在子宫直肠窝处触及半实质性压痛包块，边界清楚。

三、诊　　断

本病根据病史结合临床表现，可做初步诊断，再结合血 hCG 检测和经阴道超声检查，很多异位妊娠在流产或破裂前都能得到及早的诊断。若输卵管妊娠发生破裂或者流产后，诊断多无困难，可严密观察病情变化，腹腔内有出血时下腹部有压痛及反跳痛，患侧更明显，阴道可有流血，阴道后穹窿饱满、触痛，宫颈有明显举摆痛，子宫稍大而软，内出血多时子宫有漂浮感。子宫一侧或后方可触及肿块，质软，边界不清，触痛明显。陈旧性异位妊娠时，肿块的边界较清楚，质地偏实，且不易与子宫分开，如宫颈妊娠可见宫颈膨大如球状或桶状，宫外口扩张变薄，宫内口闭合，宫体出现疑似早期妊娠的表现；腹腔内出血较多时，叩诊有移动性浊音，患者呈贫血貌，可出现面色苍白、脉搏快而细弱、血压下降等休克表现，通常体温正常，休克时体温略低，腹腔内血液吸收时体温略升高，但不超过 38℃。若腹痛加剧，盆腔包块增大，盆腔积液增多、血红蛋白呈下降趋势及血压下降等，有助于诊断。OP 早期常常被超声漏诊或误诊为黄体，若不能及时诊治就易发生破裂引起大出血、腹痛甚至休克，因此早期和准确诊断尤为关键。由于 OP 患者没有特异的临床表现，如果对其超声特征缺乏足够的认识，不容易确诊。必要时可采用以下检查方法：

1. hCG 测定

尿或血 hCG 测定对早期诊断异位妊娠至关重要。异位妊娠时，体内 hCG 水平较尿 hCG 帮助更大。但超过 99% 的异位妊娠患者 hCG 阳性，除非极少数陈旧性宫外孕可表现为阴性结果。血 hCG 阳性，若经阴道超声可以见到孕囊、卵黄囊、甚至胚芽的部位，即可明确宫内或异位妊娠；若经阴道超声未能在宫内或宫外见到孕囊或胚芽，则为未知部位妊娠（PUL），需警惕异位妊娠的可能。

2. 超声检查

超声检查对异位妊娠诊断必不可少，还有助于明确异位妊娠部位和孕囊大小。经阴道超声检查较经腹部超声检查准确性高。异位妊娠的声像特点:宫腔内未见妊娠囊；宫旁出现混合回声区，甚至见妊娠囊及胎心搏动，可确诊异位妊娠；若宫旁探及混合回声区，子宫直肠窝有游离暗区，虽未见胚芽及胎心搏动，也应高度怀疑异位妊娠；附件区可及包块，其中偶可及妊娠囊及其内可及胎芽及胎心搏动。但要警惕，即使宫外未探及异常回声，也不能排除异位妊娠。

3. 血清孕酮测定

血清孕酮测定对预测异位妊娠意义不大。

4. 腹腔镜检查

腹腔镜检查不再是异位妊娠诊断的"金标准"，且有3%～4%的患者因妊娠囊过小而被漏诊，也可能因输卵管扩张和颜色改变而误诊为异位妊娠。目前很少将腹腔镜作为检查的常规项目。

5. 经阴道后穹窿穿刺

经阴道后穹窿穿刺是一种简单可靠的诊断方法，适用于疑有腹腔内出血的患者。血最易积聚于直肠子宫陷凹，即使血量不多，也能经阴道后穹窿穿刺抽出血液。如果抽出暗红色不凝血液，说明有腹腔积血。若穿刺针头误入静脉，则血液较红，将标本放置10分钟左右即可凝结。当无内出血、内出血量很少、血肿位置较高或直肠子宫陷凹有粘连时，可能抽不出血液，因此阴道后穹窿穿刺不能作为腹腔内出血的绝对诊断标准。

6. 诊断性刮宫

诊断性刮宫很少应用，适用于与不能存活的宫内妊娠鉴别诊断和超声检查不能确定妊娠及不能排除输卵管妊娠者。将宫腔排出物或刮出物做病理检查，切片中见到绒毛，可诊断为宫内妊娠；仅见蜕膜未见绒毛，有助于诊断异位妊娠。

四、鉴 别 诊 断

1. 早孕流产

早孕流产停经后阴道流血，随之出现下腹阵发性疼痛或坠痛，出血多时可见绒毛或妊娠囊排出。妇科检查子宫增大变软，宫口松弛，有时可见胎囊堵于宫颈内口。尿妊娠试验阳性。B型超声检查宫内可见妊娠囊，或组织残留。

2. 黄体破裂

黄体破裂月经后半期或经期一侧下腹突发剧痛，伴肛门坠胀，一般无阴道流血。妇科检查一侧附件增厚或触及肿块，压痛阳性。尿妊娠试验阴性。后穹窿穿刺可抽出不凝血。B型超声提示一侧附件低回声团块及盆腔积液。

3. 卵巢囊肿蒂扭转

卵巢囊肿蒂扭转有卵巢囊肿病史，突然发生一侧下腹疼痛，常伴恶心、呕吐甚至休克，妇科检查患侧可扪及肿物张力较大，触痛明显。B型超声提示一侧附件区囊性或混合性占位，边界尚清。

4. 急性输卵管炎

急性输卵管炎无明显停经史，下腹一侧或两侧剧烈疼痛，白带增多，后穹窿穿刺可穿出渗出液或脓液，妇科检查宫颈举摆痛，子宫有触痛，双侧附件增厚或扪及包块，压痛明显。白细胞计数增高，可伴发热。尿妊娠试验阴性。B型超声提示输卵管肿大或附件区边界不清或包块，盆腔积液。

5. 急性阑尾炎

急性阑尾炎无明显停经史,典型表现为转移性伴阵发性加剧的右下腹疼痛,常伴恶心呕吐,体格检查见麦氏点压痛,腹膜刺激征明显。体温升高,但一般为低热,白细胞计数增高。

五、西医治疗

输卵管异位妊娠的治疗包括手术治疗、药物治疗和期待疗法。

1. 手术治疗

手术治疗包括保守手术和根治手术。保守手术适合有生育要求的妇女,尤其是对侧输卵管已切除或有明显病变者。根治手术可行开腹手术,于患者下腹正中作一纵向切口,无生育要求的患者行患侧输卵管切除术;有生育要求者行输卵管开窗取胚术。传统开腹手术虽能达到一定的疗效,但手术损伤较大,手术时间较长、术中出血量较多,恢复时间随之延长,易产生多种并发症,严重影响患者的生存质量。随着腹腔镜技术的发展,其应用也愈加广泛,以微创、预后恢复迅速等优势得到了广大患者与医疗工作者的青睐,腹腔镜可根据患者的需求来选择腹腔镜下输卵管切除术或者腹腔镜下输卵管开窗取胚术。腹腔镜开窗取胚术较常规开腹取胚术创伤小,术后恢复速度也比较快,对患者再次妊娠影响较小,还可减少再次异位妊娠发生的可能。而且腹腔镜手术治疗有利于提升输卵管的畅通率。腹腔镜手术是在局部封闭的环境中采用电子影像技术与器械配合开展治疗的一种术式,其具备快速、安全、精确、微创等优势,能避免影响非术区的组织、器官,清晰的手术视野能让医生操作时更好地判断分析患者病情,以便采取适应性更强的手术方式。

2. 药物治疗

药物治疗可给予米非司酮,米非司酮属于孕激素拮抗剂,它可抑制细胞的增殖,加速滋养细胞的凋亡。口服后药物有效成分能够代替患者体内的孕酮,同时与相关受体有效结合时可显著调节孕激素水平。此外它还能降低黄体生成素,促进溶解黄体,并抑制卵巢功能,促使患者闭经,还能增加子宫平滑肌兴奋性,以扩张软化宫颈,诱发宫缩,进而加速胚胎的排出。目前临床多推荐与甲氨蝶呤联用,可增加子宫对前列腺素的敏感度,从而使胚胎更容易排出。甲氨蝶呤为叶酸拮抗剂,主要是破坏胚胎上的绒毛结构,使它因其缺乏营养而逐渐坏死,能够有效抑制滋养细胞增生,从而使胚胎坏死、脱落,治疗安全可靠,且已被国内外专家认可为临床治疗异位妊娠的一线药物,目前给药方案分为单次给药和分次给药。5-氟尿嘧是一种化疗药物,由于妊娠时的滋养细胞处于增殖状态,对 5-氟尿嘧极为敏感,可通过影响 DNA 的合成,进而抑制了滋养细胞的生长,最终起到杀死胚胎的作用。但此药有一定副作用,其程度与剂量有关,故临床应用时应慎重。

3. 期待疗法

期待疗法是异位妊娠保守治疗的方法之一,即对部分低危型的异位妊娠患者不进行任何治疗,动态观察血 β-hCG 的波动,直到降至正常范围的一种方法。此方法可适当减少药物所带来的毒副作用及手术所带来的并发症,但因需要密切监测患者的生命体征、血 β-hCG 及包块的变化,患者需住院观察时间长达半个月以上,个别患者如出现了血 β-hCG 不降或升高、包块增大或破裂、腹腔内出血等现象，应及时进行相应的处理。

六、中医辨证论治

（一）辨证要点

本病辨证主要是辨"少腹血瘀"之实证或虚实夹杂之证，强调早期确诊，并争取保守治疗成功。本病治疗的重点是要注意动态观察病情的发展，根据病情变化，及时采取适当的治疗措施。初始以杀胚消癥、活血止痛为主；中期以活血止血、杀胚消癥为主；最后以活血化瘀消癥为主。整个治疗过程须在有手术及抢救条件下才能进行药物保守治疗。而输卵管妊娠发生流产或破裂者，破损后时间不长，内出血不多，病情尚稳定，并且患者一般状态良好，脉搏、血压、血常规正常，后穹窿穿刺有少量不凝血，B 型超声监测盆腔仅少量出血，未见进行性增加，此种情况也可在严密监控中适当选择保守治疗。对要求保留生育能力者，可在严密观察下继续药物保守治疗。

1. 药物治疗适应证

1）一般情况良好，血压、脉搏稳定，无活动性内出血。

2）血 β-hCG<2000U/L。

3）输卵管妊娠包块<3cm。

4）破损后 24～48 小时患者脉搏、血压稳定。

5）B 型超声检查直肠子宫陷凹可见不规则液性暗区，最深径不超过 20mm，估计出血量在 200ml 以下，则非手术治疗有成功的可能。

2. 禁忌证

1）生命体征不平稳。

2）异位妊娠破裂。

3）妊娠囊直径≥4cm 或≥3.5cm 伴胎心搏动。

3. 药物治疗输卵管妊娠成功的要点

1）成功地杀死胚胎。

2）药物能防止或阻止病灶引起的内出血。

3）药物预防和治疗病灶部位的局部感染。

若已破损后一周内未出现休克者，是非手术成功的重要指标。在此治疗过程中应密切观察病情变化，以防腹腔内再次出血，随时做好抢救及手术准备。一旦内出血增多，根据患者血压、心率等情况，应及时吸氧、备血，建立静脉通道，输血、输液，进行手术治疗。此期抗休克也可配合中药治疗，如中药生脉注射液或参附注射液益气固脱或回阳救逆。

（二）证治分型

1. 未破损期

主要证候：停经，或阴道出血量少淋漓，一侧少腹隐痛或持续疼痛，可伴呕恶，纳少厌食，舌暗苔薄，脉弦滑。

证候分析：孕后则月经停闭，孕卵异位着床，冲任瘀阻，气机不畅，可一侧少腹隐痛或持续疼痛；血不循经，故阴道不规则流血；孕后冲脉气盛，胃失和降，故呕恶或纳少厌食。舌暗苔薄，脉弦滑均为妊娠瘀阻之征。

治法：杀胚消癥，化瘀止痛。

代表方：新宫外孕 I 号方（马氏经验方）。

常用药：蜈蚣、紫草、穿山甲、牡蛎、丹参、赤芍、莪术、延胡索。

方中蜈蚣、紫草杀胚散结，穿山甲、牡蛎软坚散结，丹参、赤芍活血化瘀，莪术、延胡索行气活血，消癥止痛。全方共奏杀胚消癥、化瘀止痛之功。

2. 已破损期

主要证候：输卵管妊娠发生破裂不久，阴道不规则流血，腹痛拒按，腹部有压痛及反跳痛，无进行性加重，舌红苔薄，脉细滑。

证候分析：脉络破损，络伤而血溢，血溢脉外而成瘀，瘀阻冲任，不通则痛，则腹痛拒按；瘀血内阻，血不循经，则阴道不规则流血；气血未见大伤，故舌红苔薄，脉细滑。

治法：化瘀止血，杀胚消癥。

代表方：新宫外孕 II 号方（马氏经验方）。

常用药：炒蒲黄、茜草、三七、炒地榆、小蓟、蜈蚣、紫草、丹参、赤芍。

方中炒蒲黄、三七、茜草、炒地榆、小蓟化瘀止血；蜈蚣、紫草杀胚散结；丹参、赤芍活血化瘀。诸药合用共奏化瘀止血、杀胚消癥之效。

3. 包块期

输卵管妊娠发生破裂已久，检查盆腔一侧有局限的混合性包块，此期 B 型超声检查可见盆腔内形状欠规则的衰减包块。

主要证候：下腹疼痛减轻或消失，或仅有下腹坠胀不适，少腹包块形成，阴道出血量减少，舌暗苔薄，脉细涩或弦涩。

证候分析：络伤血溢于外而瘀积成癥，故少腹包块形成；瘀阻冲任，气机不畅，则有下腹疼痛，或下腹坠胀不适；瘀血内停，血不循经，则阴道出血。舌暗苔薄，脉细涩或弦涩均为瘀血内阻之征。

治法：活血化瘀，消癥散结。

代表方：新宫外孕 III 号方（马氏经验方）。

常用药：丹参、赤芍、三棱、莪术、穿山甲、牡蛎、䗪虫、水蛭。

方中丹参、赤芍活血化瘀；三棱、莪术行气破血，化瘀消癥；穿山甲、牡蛎软坚散结；䗪虫、水蛭化瘀消癥，搜剔脉络。全方共奏活血化瘀、消癥散结之效。

有生育要求者，待病情稳定后，可进行输卵管通液术诊断并治疗之。

（三）针灸治疗

本病可行温针灸，主穴取关元、归来、足三里、水道、三阴交、蠡沟，配穴如下：腰酸加肾俞、委中；白带多加地机、阴陵泉；月经不调加照海、行间；腹胀加带脉、气海；有炎性肿块加府舍。先嘱患者排空小便，以 1.5～2 寸毫针刺入穴区得气后采用中等刺激 1～2 分钟，然后针柄上套 2～3cm 长的艾段点燃，为防烫伤，可在穴区放一纸垫，待艾段燃尽、针冷后出针。温针灸每日 1 次，10 次为 1 个疗程，疗程间隔 7 天。

（四）其他疗法

1. 中成药治疗

1）血府逐瘀颗粒每次 1 包，每日 3 次，温开水送服。适用于未破损期及包块期。

2）散结镇痛胶囊每次 4 粒，每日 3 次，温开水送服。适用于未破损期。

3）桂枝茯苓丸每次 3 粒，每日 3 次。适用于包块期。

2. 中药外敷

以侧柏叶、大黄、黄柏、薄荷、泽兰等研末，加适量蜂蜜调敷患侧下腹部，可活血化瘀消癥，促进包块吸收。每日 1 次。

3. 中药保留灌肠

以穿山甲、败酱草、忍冬藤、大黄等煎液保留灌肠，可促进包块吸收，每日 1 次，每次 100ml。适用于未破损期和包块期。

七、康 复 治 疗

（一）心理治疗

大部分异位妊娠患者都有一定程度的负性情绪和心理障碍，尽管婚育史各有不同，但紧张、焦虑是患者普遍存在的问题，其主要是担心生命安全和术后是否能再次怀孕。有研究结果显示，如果不能及时有效地疏导患者的负性情绪和心理障碍，会降低其身体免疫力和对手术的耐受性，从而影响手术治疗和胃肠功能恢复时间及住院时间。

心理护理是临床上常用的护理干预模式，能有效改善患者的心理状态和负性情绪，增强战胜疾病的信心，使得患者以平和、积极的心态接受手术并配合治疗，进而加快康复时间，提高治疗护理质量。对围术期患者进行系统性心理护理干预及家庭支持，并给予患者图文并茂的健康指导，对提高患者术后康复信心及生活质量有着非常大的促进作用。

（二）艾灸疗法

本病选穴气海、太冲、地机、三阴交、足三里。艾灸穴位操作方法：准备好用物，选取穴位后进行艾灸操作，艾灸以皮肤有温热感不烫为适宜，艾灸过程中要取得患者充分配合，嘱患者根据自身情况随时要求调整灸条距离。艾灸时患者平卧，暴露艾灸穴位点，将点燃的无烟灸条，于穴位上方距皮肤 4～5cm 处行温和灸 10～15 分钟，以局部皮肤有温热感为度。艾灸过程中尽量避免与患者交谈过多，以使患者充分感受艾灸时经络传导的感觉，艾灸过程中注意保护患者隐私和注意保暖，艾灸结束后要告知其 1 小时内不得洗澡受凉，治疗期间少食生冷、寒凉之品，注意全身保暖。艾灸穴位促进异位妊娠包块的排出及吸收，同时配合增强体质穴位，增加患者机体抵抗力，减少药物毒性对身体的损伤，艾灸穴位主要以调气化瘀、温中开郁、活血止痛、强身健体为主，减轻了药物的毒副作用，提高了患者的生活质量。

（三）健康教育

传统的护理工作模式中疾病知识仅在患者住院期间进行宣教，出院后无法继续延伸服务，使患者在出院后的健康指导得不到满足，同时出院后患者依从性较差，不注重个人卫生，可能再次发生异位妊娠，影响患者的生活工作。微信平台健康教育，通过微信公众号的注册及定时推送相关知识，对患者宣教异位妊娠有关知识，提升疾病认知水平，消除焦虑、恐惧等心理，使患者情绪稳定；通过微信及时解答疑问以及微信随访，随时了解患者身心状态，并给予指导，提高患者的配合度及依从性，改善生活质量。对异位妊娠患者实施微信平台健康教育，能显著提升患者的疾病认知水平，促使其情绪稳定，提高患者的生活质量。

（四）营养支持

术后是对患者进行营养干预的重要环节，要保证患者饮食中含有充足的蛋白质、维生素、热量等营养成分，避免进食牛奶等产气食物，以免引起腹胀。嘱患者少食辛辣刺激之品。

（陈　璐）

第十四章

女性生殖系统肿瘤

第一节 宫颈肿瘤

宫颈上皮内瘤变

宫颈上皮内瘤变（cervical intraepithelial neoplasia，CIN）是一组与宫颈浸润癌密切相关的癌前病变的统称，反映了宫颈癌发生发展的连续病理过程，是宫颈癌防治的重要阶段。CIN 可以自然消退，但若病变具有癌变潜能，也可能发展为浸润癌。中医无本病病名，根据 CIN 的临床症状，可归于"带下病"的诊疗范畴。

一、病因病机

（一）西医病因病机

1. 病因

本病病因尚未明确，但与宫颈癌有相同的致病因素。

（1）病毒感染

高危型人乳头状瘤病毒（human papilloma virus，HPV）的持续感染是本病主要危险因素。研究表明，近90%的CIN伴有HPV感染，95%以上的宫颈癌伴有高危型HPV感染。其中HPV16、18 型所致的宫颈癌约占全部宫颈癌的 70%。宿主细胞的抑癌基因 *p53* 和 *Rb* 可以被高危型 HPV 产生的 E6 和 E7 病毒癌蛋白抑制，导致细胞周期控制失常而发生癌变。此外，单纯疱疹病毒 Ⅱ型及人巨细胞病毒等也与宫颈癌发生有一定关系。

（2）性行为及分娩次数

初次性生活年龄低于 16 岁、处于性活跃期、分娩年龄过低、多产等因素均与宫颈癌的发生密切相关。与高危男子（患有阴茎癌、前列腺癌或其性伴侣曾患宫颈癌）性接触的妇女也易患宫颈癌。

（3）其他

吸烟等因素也可增加感染 HPV 效应。

2. 病理

（1）组织学特殊性

宫颈上皮由宫颈阴道部鳞状上皮和宫颈管柱状上皮共同组成。鳞状上皮与柱状上皮交接部称为鳞-柱交接部。青春期后，柱状上皮多外翻到宫颈阴道部，在阴道酸性环境中，柱状上皮被破坏，被化生的鳞状上皮所取代，形成新的鳞-柱交接部，称为生理鳞-柱交接部。鳞状上皮的化生通常从外翻上皮的原始鳞-柱交接部开始，也可在暴露的柱状上皮中呈岛状散布。此时原始鳞-柱交接部与生理鳞-柱交接部之间的区域称为转化区（或移行带）。在转化区形成的过程中，未成熟的基底鳞状上皮细胞暴露在阴道环境中，易受 HPV 感染，病毒的早期基因在基底层细胞中表达，并随着鳞状上皮的分化成熟，使晚期基因得以在浅表层细胞中表达，从而完成病毒的复制过程。而高危型 HPV 持续感染未成熟的基底鳞状化生细胞，可使其转化为不典型细胞，形成 CIN 的病理表现。

（2）病理学诊断和分级

CIN 分为 3 级：Ⅰ级：极轻度和轻度异型。上皮下 1/3 层细胞核增大，核质比例略增加，核染色稍深，核分裂象少，细胞极性存在。Ⅱ级：中度异型。上皮下 1/3～2/3 层细胞核明显增大，核质比例增加，核深染，核分裂象较多，细胞数量明显增多，细胞极性尚存。Ⅲ级：重度异型和原位癌。病变细胞几乎或全部占据上皮全层，细胞核异常增大，核质比例显著增大，核形不规则，染色较深，核分裂象增多，细胞拥挤，排列紊乱，无极性。

（二）中医病因病机

CIN 的病因病机同"宫颈炎症"。

二、临 床 表 现

CIN 无明显症状和体征，部分有白带增多、白带带血、接触性出血及宫颈肥大、充血、糜烂、息肉等慢性宫颈炎的表现，偶有阴道排液增多，伴或不伴有臭味，性交出血或妇科检查后出血。正常外观宫颈也占相当比例，妇科检查可见宫颈光滑，或仅见局部红斑、白色上皮，或宫颈柱状上皮异位表现，故单凭肉眼观察无法诊断 CIN。

三、诊 断

（一）病史

常有早婚史；多个性伴侣、房事不洁（节）史；长期使用避孕药史等。

（二）症状

本病临床表现不典型，偶有阴道排液增多，性交出血或接触性出血症状。

（三）检查

1. 妇科检查

本病可见宫颈光滑，或仅见局部红斑、白色上皮，或宫颈柱状上皮异位表现。

2. 其他检查

（1）宫颈细胞学检查

细胞学检查为 CIN 最简单的辅助检查方法，现多采用液基细胞涂片法，可发现早期病变。报告形式过去国内采用巴氏 5 级分类法，约有 20% 表现为假阴性。目前 TBS 分类系统被普遍推荐使用。

（2）高危型 HPV-DNA 检测

细胞学检查为意义不明的非典型鳞状细胞者，可行此检查。若高危型 HPV-DNA 阳性，需行阴道镜检查；若为阴性，1 年后再行细胞学检查。

（3）阴道镜检查

巴氏分类Ⅲ级及以上，或 TBS 分类上皮细胞异常者，应行阴道镜检查。

（4）宫颈活检

宫颈活检为确诊 CIN 最可靠方法。任何肉眼可见病灶均应行单点或多点活检。若无明显病变，可选择在宫颈转化区 3、6、9、12 点处活检，或在碘试验不染色区取材，或在阴道镜下取材以提高确诊率。若想了解宫颈管的病变情况，应刮取宫颈管内组织或用宫颈管刷取材送病理检查。

四、鉴 别 诊 断

本病应与有临床类似症状或体征的各种宫颈病变鉴别，主要通过宫颈活检进行鉴别。

五、西 医 治 疗

1. CIN Ⅰ

60%～85% 的 CIN Ⅰ患者可以逆转正常，20% 的患者可以维持稳定，大约 15% CIN Ⅰ最终可能进一步发展，因此可采用随诊观察，6 个月和 12 个月复查细胞学，或 12 个月 HPV 检测。也可以通过物理治疗或手术的手段治疗病变。若在随访过程中病变发展或持续存在 2 年，应进行冷冻或激光治疗。

2. CIN Ⅱ和 CINⅢ

约 20% CIN Ⅱ会发展为原位癌，5% 发展为浸润癌，故推荐进行治疗，并通过病理排除高级别病变，阴道镜检查满意的宫颈 CIN Ⅱ患者一般采用宫颈冷刀锥切术或环形电切除术切除病灶。阴道镜检查不满意的宫颈 CIN Ⅱ者和所有的 CINⅢ者都应采用宫颈锥切术（术后密切随访），包括宫颈环形电切除术和冷刀锥切术。不采用全子宫切除术作为初始治疗，如锥切术后病理已排除宫颈浸润癌，经宫颈锥切确诊、年龄较大、无生育要求的 CINⅢ者也可行全子宫切除术。

3. 妊娠合并 CIN

一般认为，此类患者可先观察，产后复查后再行处理。

六、中医辨证论治

宫颈 CIN 的中医治疗同"宫颈炎症"。高危型 HPV 感染、宫颈细胞学阴性者，可采用保妇康栓治疗。

七、康 复 治 疗

（一）心理治疗

未育女性担心影响生育和性生活是患者焦虑的主要因素，向患者及家属耐心讲解病情，消除其焦虑紧张的情绪。鼓励患者多与人沟通、减轻心理负担，释放抑郁情绪。以正确态度对待疾病，积极配合治疗。

（二）生活习惯调理

本病患者应均衡饮食，定期检查，戒烟戒酒，注意性卫生，减少性伴侣数量，节制性行为次数，推荐使用屏障避孕法。改变不良生活方式。

（三）运动

本病患者平时应加强身体锻炼，提高自身免疫力。但也应量力而行，避免体力透支。

宫 颈 癌

宫颈癌（cervical cancer）是最常见的妇科恶性肿瘤，50～55 岁女性多发。由于宫颈细胞学筛查的普遍应用，使宫颈癌和癌前病变得以早期发现和治疗，其发病率和病死率已明显下降。中医学中无宫颈癌的病名，根据其临床表现，可归属于中医学"五色带""癥瘕""崩漏"等病范畴。

一、病 因 病 机

（一）西医病因病机

1. 病因

本病病因参见"宫颈上皮内瘤变"。

2. 病理

（1）鳞状细胞浸润癌

鳞状细胞浸润癌占宫颈癌的 75%～80%。

鳞状细胞浸润癌大体检查：微小浸润癌肉眼观可正常，或类似于宫颈柱状上皮异位。随病变进展，可分 4 型。外生型：最常见，癌灶向外生长呈乳头状或菜花样，组织脆，触之易出血；常累及阴道。内生型：癌灶浸润宫颈深部组织，宫颈表面常光滑或仅有宫颈糜烂，宫颈肥大呈桶状，质硬；常累及宫旁组织。溃疡型：以上两型癌组织合并感染坏死，脱落后形成溃疡或空洞，似火山口状。颈管型：癌灶位于宫颈管内。

显微镜检：

1）镜下早期浸润癌：又称微小浸润癌，在原位癌基础上镜检见小滴状、锯齿状癌细胞团突破基膜，浸润间质。

2）浸润癌：指癌灶浸润间质范围超过微小浸润癌，多呈网状或团块状浸润间质。依据细胞分化程度分 3 级。Ⅰ级：高分化鳞癌（角化性大细胞型），大细胞，有明显角化珠形成，可见细胞间桥，细胞异型性较轻，无或少核分裂象（＜2 个/HP）。Ⅱ级：中分化鳞癌（非角性大细胞型），大细胞，少或无角化珠，细胞间桥不明显，细胞异型性明显，核分裂象较多（2～4 个/HP）。Ⅲ级：低分化鳞癌（小细胞型），多为未分化小细胞，无角化珠及细胞间桥，细胞异型性明显，核分裂象多（＞4 个/HP），常需作免疫组化（如细胞角蛋白等）及电镜检查确诊。

（2）腺癌

腺癌占宫颈癌的 10%～25%。

腺癌大体检查：大体形态与鳞癌相似。来自宫颈管内，浸润管壁，或从颈管内向宫颈外口凸出生长；病灶向宫颈管内生长时，宫颈管可膨大如桶状。

显微镜检：组织学类型主要为两种。

1）黏液腺癌：最常见，来源于宫颈管柱状黏液细胞。镜下见腺体结构，腺上皮细胞增生呈多层，异型性明显，有核分裂象，癌细胞呈乳突状凸入腺腔。可分为高、中、低分化腺癌。

2）恶性腺瘤：又称微偏腺癌，为高分化宫颈管黏膜腺癌，腺上皮细胞无异型性，常有淋巴结转移；癌性腺体多，大小不一，形态多变，常见点状突起伸入宫颈间质深层。

（3）腺鳞癌

腺鳞癌占宫颈癌 3%～5%，是由储备细胞同时向腺细胞及鳞状细胞发展而成。癌组织中含有腺癌及鳞癌两种成分。

（4）其他

其他少见类型的病理类型，如未分化癌、神经内分泌癌、混合性上皮、间叶肿瘤等。

（二）中医病因病机

宫颈癌的发生多由早婚多产、房劳过度、情志内伤等，损伤正气；房事不洁，或经期、产后摄生不慎，感染湿浊之邪，邪气内盛，以致任带、胞脉损伤，湿热毒邪瘀结于子门，日久溃腐成脓或杂色带下。

1. 肝郁化火

情怀不畅，忧思郁怒，肝气郁结，郁久化火，肝失疏泄，肝旺侮土，脾失运化，水湿内停，致湿热蕴结胞宫，损伤任带为患。

2. 湿热瘀毒

饮食不节，过食肥甘，损伤脾气，脾虚生湿，湿热下注，滞阻胞脉，遏久成毒；或经期、产后摄生不慎，或不洁房事，湿热毒邪直犯胞宫，稽留日久；气血瘀滞，湿、热、毒、瘀互结，可损伤任带而致本病。

3. 脾肾阳虚

久病不愈，或劳倦过度，多产房劳，损伤脾肾，脾肾阳虚，水湿内停，湿浊塞阻任带，日久为患。

4. 肝肾阴虚

久病失养，年老体衰，或房事不节，早婚多产，以致肝肾阴虚，虚火内生，冲任不固，或复感湿热之邪，损伤任带而致本病。

二、临床表现

1. 症状

（1）阴道流血

早期多为接触性出血或血水样阴道分泌物；晚期为不规则阴道流血。出血量与病灶大小、侵及间质内血管有关，若侵蚀大血管可引起大出血。年轻患者也可表现为经期延长、经量增多；老年患者常表现为绝经后不规则阴道流血。一般外生型癌出血较早、量多；内生型癌出血较晚。

（2）阴道排液

多数患者阴道有白色或血性、稀薄如水样或米泔状、腥臭的排液。晚期患者因癌组织坏死伴感染，可有大量米汤样或脓性恶臭白带。

（3）晚期症状

根据癌灶累及范围出现不同的继发性症状。如尿频、尿急、便秘、下肢水肿和腰痛（常放射到臀部）等；癌肿压迫或累及输尿管时可出现输尿管梗阻、肾盂积水及尿毒症；晚期可有贫血、恶病质等全身衰竭症状。

2. 体征

微小浸润癌可无明显病灶，检查见宫颈光滑或仅为宫颈糜烂。随病情发展可出现不同体征。外生型宫颈可见息肉状、菜花状赘生物，常伴感染，质脆易出血；内生型宫颈肥大、质硬、宫颈管膨大；晚期癌组织坏死脱落，形成溃疡或空洞，伴恶臭。阴道壁受累时可见赘生物生长或阴道壁变硬；宫旁组织受累时，双合诊、三合诊检查可扪及宫颈旁组织增厚、结节状、质硬或形成冰冻盆腔。

三、诊　　断

本病根据病史、症状和妇科检查及宫颈活组织活检可以确诊，确诊后根据具体情况可选择胸部 X 线摄片、静脉肾盂造影、膀胱镜检查、直肠镜检查、B 型超声检查及 CT、MRI、PET 等影像学检查。

（一）病史

早婚、早产、多产、性行为紊乱等。

（二）症状

早期宫颈癌常无症状及明显体征，宫颈可光滑或与慢性宫颈炎无差异。随着病情发展可出现阴道流血、阴道排液及邻近器官的压迫症状。

（三）检查

对于早期病例，主要的检查包括宫颈细胞学检查或高危型 HPV-DNA、阴道镜检查、宫颈活检；对于宫颈有明显病灶的可直接取活检；对于宫颈细胞学检查多次阳性而宫颈活检阴性，或宫颈活检为原位癌需确诊者，可采用冷刀锥切术或宫颈环形电切除术或冷凝电刀切除，切除组织应作连续病理切片检查。

四、鉴 别 诊 断

本病主要依据宫颈活检，与有临床类似症状或体征的各种宫颈病变进行鉴别。

1. 宫颈良性病变

宫颈良性病变包括宫颈柱状上皮异位、宫颈息肉、宫颈子宫内膜异位症和宫颈结核性溃疡等。

2. 宫颈良性肿瘤

宫颈良性肿瘤包括宫颈黏膜下肌瘤、宫颈管肌瘤、宫颈乳头瘤等。

3. 宫颈恶性肿瘤

宫颈恶性肿瘤包括原发性恶性黑色素瘤、肉瘤及淋巴瘤、转移性癌等。

五、西 医 治 疗

1. 手术治疗

手术治疗主要适用于早期宫颈癌（ⅠA～ⅡA 期）患者。ⅠA1 期：无淋巴血管腔隙浸润者可选择筋膜外子宫切除术，有生育要求或无法手术者，可选用宫颈锥切，切缘为阴性者应术后随访观察；有淋巴血管腔隙浸润者，应行改良广泛性子宫切除术、盆腔淋巴结切除术。ⅠA2 期：应行改良广泛性子宫切除术、盆腔淋巴结切除术；有生育要求者，可采用广泛性宫颈切除术、盆腔淋巴结切除术。ⅠB1 和ⅡA1 期：应行广泛性子宫切除术、盆腔淋巴结切除术，必要时行腹主动脉旁淋巴结取样；ⅠB1 期肿瘤直径<2cm、有生育要求者，可行广泛性宫颈切除术、盆腔淋巴结切除术；ⅠB2 和ⅡA2 期：应行广泛性子宫切除术、盆腔淋巴结切除术，并于腹主动脉旁淋巴结取样；或在同期放、化疗的基础上行辅助性子宫全切术。也有先采用新

辅助化疗，待病灶缩小后再行全子宫切除术者，但疗效还有待进一步验证。

2. 放疗

适应证：①部分 I B2 期、II A2 期、II B～IV 期患者。②全身状况不适合手术的早期患者。③宫颈大块病灶的术前放疗。④手术治疗后病理检查发现有高危因素的辅助治疗。

放疗包括腔内照射及体外照射。腔内照射：采用后装治疗机，放射源为 ^{137}Cs、^{192}Ir 等，主要用于控制局部原发病灶。体外照射：多用直线加速器，^{60}Co 等，主要治疗宫颈旁及盆腔淋巴结转移灶。一般早期病例以局部腔内照射为主，体外照射为辅；晚期则以体外照射为主，腔内为辅。

3. 化疗

化疗适用于较晚期局部大病灶及复发患者的手术前及同期放化疗。常用的一线抗癌药物有顺铂、卡铂、紫杉醇、吉西他滨、托泊替康。常用联合化疗方案有：顺铂与紫杉醇、卡铂与托泊替康、顺铂与吉西他滨。用药途径包括静脉或动脉灌注化疗。

4. 靶向治疗

靶向治疗主要是贝伐珠单抗，常与化疗联合应用。

5. 免疫治疗

PD-1/PD-L1 抑制剂等也被推荐用于晚期和复发宫颈癌。

六、中医辨证论治

（一）辨证要点

本病采用标本兼治、攻补兼施、全身与局部治疗相结合的原则。全身治疗以辨证论治为主，以改善全身功能为主要目的，在配合手术及放、化疗时能起到独特的作用。局部治疗是中医治疗宫颈癌的主要特色。

（二）证治分型

1. 肝郁化火证

主要证候：阴道流血淋沥不断，或带下量多，色白或赤白相兼，有臭味，烦躁易怒，胸胁少腹胀痛，食欲不振。苔薄白或微黄，脉弦或弦数。

症候分析：肝郁化火，扰乱冲任，迫血妄行，故阴道流血淋沥不断；肝郁化火，损伤血络，伤及任带二脉，故带下量多，色白或赤白相兼，有臭味；气机不畅，则烦躁易怒；气滞于肝经，故胸胁少腹胀痛；肝郁克脾土，脾失于健运，则食欲不振。苔薄白或微黄，脉弦或弦数，为肝郁化火之象。

治法：疏肝理气，解毒散结。

代表方：丹栀逍遥散（《女科撮要》）加半枝莲、白花蛇舌草、土茯苓、椿根白皮。

药物分析：方中柴胡、栀子、牡丹皮疏肝解郁，清热凉血；当归、白芍养血柔肝；白术、茯苓、炙甘草培脾和中。全方共奏清肝解郁、凉血调经之功。

若少腹胀痛甚者，可酌加延胡索、川楝子；赤带不止加茜草炭、芡实。

2. 湿热瘀毒证

主要证候：带下量多，为杂色秽水，或如米泔汤，或似洗肉血水，或如脓性，秽臭难闻，或阴道流血淋沥不断，甚者突然大量出血，小腹疼痛，溲黄便结。舌质红或见瘀点瘀斑，脉滑数。

症候分析：湿热瘀毒，损伤任带二脉，秽浊下流，故带下量多，为杂色秽水；热毒蕴蒸，损伤脉络，则或如米泔汤，或似洗肉血水，或如脓性，秽臭难闻；损伤冲任，血不循经，故阴道流血淋沥不断，甚者突然大量出血；湿热瘀毒壅滞胞宫，故小腹疼痛；湿热熏蒸，则溲黄便结。舌质红或见瘀点瘀斑，脉滑数为湿热瘀毒之象。

治法：清热利湿，化瘀解毒。

代表方：宫颈抗癌汤（《现代中医妇科学》）。

若阴道流血量多、有块、腹痛，可酌加三七粉、茜草炭、益母草化瘀止血；大便秘结者，酌加大黄、桃仁通腑泄热。

3. 脾肾阳虚证

主要证候：带下量多，色白质稀，秽臭不重，或阴道流血淋沥不断，或突然下血量多，神疲倦，四肢不温，纳少便溏，腰脊冷痛。舌淡胖、边有齿痕，苔白，脉沉细弱。

症候分析：脾阳虚弱，运化失职，水湿内停，湿浊下注，损伤任带二脉，约固无力，肾阳不足，命门火衰，气化失常，寒湿内盛，致带脉失约，任脉不固，故带下量多，色白质稀，秽臭不重；脾虚中阳不振，则神疲倦，四肢不温，纳少便溏；肾阳虚外府失荣，故腰脊冷痛。舌淡胖、边有齿痕，苔白，脉沉细弱为脾肾阳虚之象。

治法：温肾健脾，化浊解毒。

代表方：金匮肾气丸（《金匮要略》）合理中汤（《伤寒论》）加薏苡仁、白花蛇舌草。

药物分析：肾气丸中用六味地黄丸滋补肝肾之阴，用附子、桂枝壮肾中之阳，用阴中求阳之法，以达到温补肾阳之目的，"阳得阴助而生化无穷"。方中温补肾阳的附子、桂枝与滋补肝肾之阴的六味地黄丸体现了"少火生气"的中医理论，也说明本方意在徐生肾气，而不为速壮肾阳。阴血不足，阴道流血量多者，去肉桂，加黄芪。

4. 肝肾阴虚证

主要证候：阴道流血淋沥不断，或带下赤白相兼，质稠，有臭味，头晕耳鸣，五心烦热，口干便秘，腰膝酸软。舌质红少苔，脉细数。

证候分析：阴血不足，虚火内炽，热伏冲任，迫血妄行，故阴道流血淋漓不断；阴虚损伤血络，伤及任带二脉，则带下赤白相兼，质稠，有臭味；肾阴不足，精血衰少，不能上荣空窍，故头晕耳鸣；精亏血少，不能濡养外府，故腰膝酸软；阴虚内热则五心烦热；热灼津液，则口干便秘。舌质红少苔，脉细数为肝肾阴虚之象。

治法：滋阴清热，佐以解毒。

代表方：知柏地黄丸（《医方考》）加紫草、白花蛇舌草、半枝莲。

药物分析：本方由六味地黄丸加知母、黄柏而成。方中六味地黄丸滋肾、肝、脾之阴，以滋肾阴为主，是谓"三补"；泽泻利湿浊，牡丹皮泄相火，茯苓渗脾湿，是谓"三泻"；知母、黄柏降相火，泻肾火。诸药合用，共奏滋阴降火之功效。

若大便秘结，酌加生首乌、瓜蒌仁、桃仁润肠通便；失眠多梦、心悸不宁者，加阿胶、制乌、酸枣仁养心安神。

（三）其他疗法

1. 局部用药

三品方（《难治妇产科病的良方妙法》）由白砒、明矾煅制后加雄黄、没药、麝香适量混合制压成"三品"饼，紫外线消毒后供宫颈局部外用。辅助药为双紫粉、鹤酱油粉。双紫粉由紫草、紫花地丁、草河车、黄柏、墨旱莲，共研细末而成；鹤酱油粉由仙鹤草、败酱草、金银花、黄柏、苦参、冰片，共研细末而成，均经高压消毒后供外用。此适用于宫颈鳞状上皮原位癌及宫颈鳞状上皮癌ⅠA期。

2. 针灸治疗

针灸作为中医学治疗的重要方法，是缓解临床症状的有效替代疗法，近年也被用于癌症症状管理中，显示了良好效果及独特的优势。有研究显示，不同针灸方法对化疗引起的急性呕吐、延迟性呕吐均具有良好效果，且操作方便、起效迅速，具有较高应用价值。同步放化疗杀灭肿瘤细胞的同时，也会影响人体气血，人体正气受攻伐后正气亏虚，血运不畅，易损伤脾胃正常功能，脾气失健、胃虚失和，则清气不升，浊气上逆，引起恶心呕吐，故治疗主要为降逆止呕。有研究指出选取足三里、内关、公孙及中脘均为经脉表里相通之要穴。足三里调理脾胃、补中益气、通经活络，内关通阴维脉、促进气血运行、宽胸理气、和胃降逆，公孙可联络脾胃二经各部气血、运化脾经之气，中脘为止呕要穴，升发胃气、燥化脾湿，针灸以上诸穴可实现健脾益胃、通调经脉和降逆止呕的功效。针灸在中晚期宫颈癌同步放化疗期间更有利于提高患者免疫力、增强患者体力，也更有利于患者调整心态。研究指出，宫颈癌患者同步放化疗期间存在胃肠道症状群、能量不足症状群、自我形象受损症状群、躯体相关症状群和心理症状群等，其中胃肠道症状群最为普遍，包括口干、恶心、呕吐和腹泻等，针灸在防治中晚期宫颈癌患者同步放化疗引起的恶心呕吐中具有良好效果。

3. 中药灌肠

放射性的直肠炎是宫颈癌放疗后发生率较高的并发症，大部分患者是在放疗完成后的 6 个月至 2 年内发病。中医认为，放射线属于热性杀伤物质，热能化火，导致邪火上升、热毒过盛，较大地消耗患者的气血津液。仙鹤草、黄芪、黄精、枸杞子、麦冬等中药组成灌肠药方灌肠，能起到养血补血、益气健脾、养阴生津的作用。消除患者对中药灌肠的顾虑及恐惧、焦虑心理，注意饮食营养指导，补充高热能、高蛋白质、维生素和无机盐以补偿营养消耗及丢失，加强局部皮肤护理及腹胀、疼痛的处理。适当给予全身支持治疗护理。

七、康 复 治 疗

（一）心理治疗

宫颈癌手术由于创伤较大，且术后并发症多，患者极易产生焦虑、抑郁等负性情绪，严重影响患者的术后康复。应重视患者的心理护理。护士应不断与患者及家属沟通，了解其对疾病的认识及不同患者的心理特点。此外，向患者讲解较长时间留置导尿管的重要性、手术范围及切除子宫的必要性，稳定情绪，防止因心理问题引起膀胱括约肌痉挛而致术后尿潴留，使患者树立战胜疾病的信心，使其能配合治疗，促进身体康复。

（二）生活习惯调理

本病患者饮食应忌辛辣食品，节制性生活，注意性行为卫生，戒烟。

（陈　璐）

第二节　子宫肌瘤

子宫肌瘤是女性常见的生殖系统良性肿瘤，常发于30～50岁女性。由于一些肌瘤无临床症状，故本病统计发病率低于真实发病率。按生长部位，子宫肌瘤大致可分为宫体肌瘤和宫颈肌瘤。按肌瘤与子宫壁的关系可分为肌壁间肌瘤、浆膜下肌瘤、黏膜下肌瘤。中医将子宫肌瘤记载于"癥瘕""崩漏"等范畴中。

一、病 因 病 机

（一）西医病因病机

本病目前确切发病原因尚不明确。研究提示本病与女性激素水平相关，肌瘤中雌二醇的雌酮转化明显低于正常肌组织，而肌瘤中的雌激素受体浓度明显高于周期组织，因此肌瘤组织局部对雌激素的高敏感是重要发病原因之一。此外，孕激素亦对肌瘤有丝分裂、生长增殖有影响。同时，子宫肌瘤发病也与染色体部分片段交换、重排、部分缺失相关。

（二）中医病因病机

本病发病是由于经期、产后、感寒饮冷或经血恶露等瘀浊未净而行房；劳倦内伤或七情失和等摄生不当导致脏腑功能失调，缺血，运行失常，脏腑功能失调，湿热蕴结，聚集胞宫，日久成癥。

1. 气滞血瘀

情志不遂，肝失疏泄，气机不畅，或暴怒伤肝，肝郁气滞，血行受阻，瘀滞冲任胞宫，日久而为癥。

2. 痰湿瘀阻

饮食不洁，嗜食肥甘，或肝郁犯脾，脾失健运，痰浊内生，痰湿阻滞冲任胞宫，痰血搏结，渐积成癥。

3. 气虚血瘀

素体气虚，或大病久病耗伤气血，或疲劳过度中气耗损，气虚血运无力，血行迟滞，瘀积冲任胞宫，日久而为癥。

4. 肾虚血瘀

多产房劳，肾气受损，肾虚使脏腑失于资助，血行无力，导致血瘀，瘀滞冲任胞宫，日久而为癥。

5. 湿热瘀阻

行经、产后胞脉空虚，湿热入侵胞宫，注入下焦，湿蕴化热，湿热阻滞气机，血行受阻，瘀血湿热互结于胞宫，日久成癥。

二、临 床 表 现

本病患者临床症状与肌瘤大小、数目、位置和有无变性相关。若肌瘤较大，子宫大小已经超过妊娠 3 个月，则可在下腹部扪及实性肿块。若肌瘤多发，则可扪及多个大小不等实性肿块，与子宫体关系非常密切，可能有蒂相连。黏膜下肌瘤患者可有子宫均匀增大，合并异常阴道流血，若肌瘤脱出宫颈口可合并感染、坏死或异常脓性分泌物等。

（一）月经异常

本病表现为月经量异常增多，可合并经期延长，严重者可合并贫血。

（二）腹部包块

根据肌瘤部位及大小，可于小腹部扪及肿块，若子宫增大超过 3 个月可于腹部触及。部分黏膜下肌瘤可脱出宫颈口，甚至阴道外口。

（三）白带异常

本病可合并白带增多，黏膜下肌瘤可有血性或脓性白带，部分合并感染，腹痛或发热。

（四）压迫症状

子宫下壁前部肌瘤压迫膀胱时可出现尿频、尿急、排尿困难、尿潴留。宫颈肌瘤或阔韧带肌瘤可压迫双侧输尿管导致输尿管狭窄出现排尿困难、腰酸腰痛、肾区疼痛等。子宫后壁较大肌瘤可压迫直肠导致排便困难，便秘等。

（五）其他

本病可伴有腰骶酸痛、下腹坠痛、不孕流产、急性腹痛，肌瘤变性时出现腹痛、高热。

三、诊断及鉴别诊断

根据病史和症状，临床常用超声作为检测手段，可辅助诊断肌瘤大小、数目、位置、形状等。若肌瘤位置特殊可合并磁共振等影像手段检测。若有特殊需要还可合并宫腔镜、腹腔镜等协助诊断。

（一）妊娠子宫

妊娠子宫有早孕或者停经，子宫相应逐渐增大。血或尿 HCG、超声均可诊断。

（二）卵巢肿瘤

卵巢肿瘤患者可无明显月经改变，B 型超声、磁共振等影像学有助于鉴别诊断，必要时可联合腹腔镜检查。

（三）子宫腺肌病

子宫腺肌病常合并痛经史。可有子宫增大、经量增多。B 型超声、磁共振等影像学有助于鉴别诊断，必要时可联合腹腔镜检查。

（四）子宫恶性肿瘤

子宫肉瘤好发于绝经后妇女，可有腹痛、腹部包块、阴道不规则流血、发热等症状。子宫内膜癌以绝经后阴道不规则流血为主要症状，子宫或可增大或萎缩，质地软，宫腔镜有助于确诊。宫颈癌常合并阴道异常流液，同时内生型应与子宫黏膜下肌瘤鉴别，超声、磁共振等辅助检查有助于鉴别诊断，必要时可活检确诊病理。

四、治　　疗

（一）西医治疗

1. 观察

本病若无明显症状则可密切观察随访，倘若症状加重可考虑进一步治疗。

2. 药物治疗

针对症状较轻、围绝经期妇女、合并手术禁忌证患者可考虑合并药物治疗，如口服氨甲环酸可有效降低月经出血量。促性腺激素释放激素激动剂可缩小肌瘤，利于妊娠、术前控制症状和纠正贫血、降低手术难度等。

3. 手术治疗

对于月经过多继发贫血、严重腹痛、蒂扭转导致急腹症、有明显压迫症状、继发不孕、恶变等情况应采取手术治疗。对于希望保留生育功能患者，可考虑肌瘤切除术。部分黏膜下肌瘤可考虑宫腔镜下肌瘤摘除术；对于不保留生育功能患者、疑恶变患者可行子宫切除术。

4. 其他治疗

对于不能耐受或不愿手术者可考虑子宫动脉栓塞术、高能聚焦超声、子宫内膜切除术等有效治疗方法。

（二）中医治疗

1. 气滞血瘀证

主要证候：小腹包块，经量增多，经行不畅，暗紫有块，精神郁结，经前乳房胀痛，胸胁胀闷，心烦易怒。舌边瘀点，苔薄白，脉弦涩。

治法：活血理气，化瘀消癥。

代表方：膈下逐瘀汤。

2. 痰湿瘀阻证

主要证候：小腹包块，月经后期，量少不畅，或量多有块，月经黏稠，带下多，色暗质黏，形体肥胖，嗜睡肢倦。舌体胖，色暗紫，苔白腻，脉沉滑。

治法：化痰除湿，活血散瘀。

代表方：苍附导痰丸。

3. 气虚血瘀证

主要证候：小腹包块，下坠，经量增多，经期延长，色淡稀薄有块，神态疲倦，气短懒言。舌淡暗，舌边尖瘀点，脉细涩。

治法：益气养血，散节消癥。

代表方：理冲汤。

4. 肾虚血瘀证

主要证候：小腹包块，经量或多或少，色暗紫、有块，腰膝酸软，头晕耳鸣，夜尿频多。舌淡暗，舌边尖瘀点，脉沉涩。

治法：补肾活血，散节消癥。

代表方：金匮肾气丸。

5. 湿热瘀阻证

主要证候：小腹包块，疼痛拒按，经量增多，色红有块、黏稠，带下增多，腰骶酸痛。舌暗，舌边瘀点，脉滑。

治法：清热利湿，活血消癥。

代表方：大黄牡丹汤。

五、预后与随访

子宫肌瘤是妇科常见疾病，30～50岁女性应注意体检，绝经后妇女警惕肌瘤变性。子宫肌瘤多属于良性疾病，行子宫切除术后预后良好，行肌瘤切除术、介入、药物治疗均有复发可能，要随访观察。

（王文芳　韩　琦　王　迪　孟珊珊　陈永乾）

第三节　卵巢肿瘤

卵巢肿瘤是常见女性生殖系统肿瘤，由于卵巢在胚胎发生方面具有特殊性，病理组织学和生物学行为极其复杂，卵巢肿瘤成为肿瘤分类最多的人体器官肿瘤。卵巢恶性肿瘤早期发病十分隐匿，无特异性症状，晚期病例治疗效果不理想，所以卵巢癌在女性恶性肿瘤中死亡率居首。

根据《WHO女性生殖器官肿瘤组织学分类》（第4版）的方法，将卵巢肿瘤分为以下几类：

1. 上皮性肿瘤

上皮性肿瘤是最常见的卵巢肿瘤组织学类型，占50%～70%，源于卵巢表面由原始体腔上皮衍生而来的生发上皮，由于这种上皮细胞具有分化的潜能，这种上皮性肿瘤如果向输卵管上皮分化，就形成浆液性肿瘤；如果向宫颈黏膜分化，就形成黏液性肿瘤；如果向子宫内膜分化，就形成子宫内膜样肿瘤。各种上皮性肿瘤根据良恶性的不同又分为良性、恶性和交界性肿瘤。因此卵巢上皮性肿瘤又分为浆液性、黏液性、子宫内膜样、透明细胞、移行细胞等。

2. 生殖细胞肿瘤

生殖细胞肿瘤是来源于生殖细胞的一种肿瘤，占20%～40%。发病率仅次于上皮性肿瘤，好发于青少年及儿童，青春期前生殖细胞瘤的发生率高达60%～90%。绝经期后仅占6%。仅成熟畸胎瘤为良性，其他类型均属恶性。其中除单纯型无性细胞预后较好外，其他均恶性度高，预后差。原始生殖细胞具有向不同方向分化的潜能，由原始性生殖细胞组成的肿瘤称作无性细胞瘤；原始生殖细胞向胚胎的体壁细胞分化称为畸胎瘤；向胚外组织分化，瘤细胞和胎盘的间充质细胞或它的前身相似，称作卵黄囊瘤；向覆盖在胎盘绒毛表面的细胞分化，则称为绒毛膜癌。

3. 性索间质肿瘤

性索间质肿瘤是来源于原始性腺的性索或间质组织，包括由性腺间质来源的颗粒细胞瘤、泡膜细胞瘤、成纤维细胞瘤和支持细胞或间质细胞发生的肿瘤。这些肿瘤可由上述细胞单独形成或由不同细胞以不同组合形成。性索间质肿瘤占卵巢肿瘤5%～8%，多为良性肿瘤，以颗粒细胞瘤最为常见，好发于育龄期妇女以及绝经后女性。

4.转移性肿瘤

转移性肿瘤继发于胃肠道、乳腺、生殖器（子宫、输卵管）等原发癌，转移至卵巢形成，80%的卵巢转移瘤为双侧生长，属于晚期肿瘤，预后差（表14-1，表14-2）。

表 14-1 常见卵巢肿瘤组织学分类（WHO，2014）

卵巢肿瘤类型	具体内容
上皮性	浆液性肿瘤、黏液性肿瘤、子宫内膜样肿瘤、透明细胞瘤、勃勒纳瘤、未分化癌 注：各类卵巢肿瘤又可根据具体情况分为良性、交界性、恶性
间叶源性肿瘤	低/高级别子宫内膜样间质肉瘤
混合性上皮和间叶性肿瘤	癌肉瘤、腺肉瘤
性索-间质肿瘤	间质肿瘤：纤维瘤、卵泡膜细胞瘤、纤维肉瘤、印戒间质瘤、莱迪希（Leydig）瘤、类固醇细胞瘤等
	性索肿瘤：颗粒细胞瘤（成人型、幼年型）、塞托利（Sertoli）细胞瘤等
	混合性索间质肿瘤：Sertoli-Leydig细胞瘤（高、中、低分化）
生殖细胞肿瘤	畸胎瘤、无性细胞瘤、卵黄囊瘤、绒癌、混合性生殖细胞瘤等
与单胚层及皮样囊肿有关的体细胞肿瘤	卵巢甲状腺囊肿、类癌、神经外胚层肿瘤等

表 14-2 原发性卵巢恶性肿瘤分期（FIGO，2014）

Ⅰ期	病变局限于卵巢或输卵管
	ⅠA 肿瘤局限于单侧卵巢（包膜完整），卵巢表面无肿瘤；腹腔积液或腹腔冲洗液中未找到癌细胞
	ⅠB 肿瘤局限于双侧卵巢（包膜完整），卵巢表面无肿瘤；腹腔积液或腹腔冲洗液中未找到癌细胞
	ⅠC 肿瘤局限于单侧或双侧卵巢，并伴有如下任何一项
	ⅠC1 手术导致肿瘤破裂
	ⅠC2 手术前包膜已经破裂或卵巢表面有肿瘤
	ⅠC3 腹腔积液或腹腔冲洗液中发现癌细胞
Ⅱ期	肿瘤累及单侧或双侧卵巢并有盆腔内扩散（在骨盆入口平面以下）
	ⅡA 肿瘤蔓延或种植到子宫和（或）输卵管和（或）卵巢
	ⅡB 肿瘤蔓延至其他盆腔内组织
Ⅲ期	肿瘤累及单侧或双侧卵巢，并有细胞学或组织学证实的盆腔外腹膜转移或证实存在腹膜后淋巴结转移
	ⅢA1 仅有腹膜后淋巴结转移（细胞学或组织学证实）
	ⅢA1（i）淋巴结转移最大直径≤10mm
	ⅢA1（Ⅱ）淋巴结转移最大直径>10mm
	ⅢA2 显微镜下盆腔外腹膜受累，伴或不伴腹膜后淋巴结转移
	ⅢB 肉眼盆腔外腹膜转移，病灶最大直径≤2cm，伴或不伴腹膜后淋巴结转移
	ⅢC 肉眼盆腔外腹膜转移，病灶最大直径>2cm，伴或不伴腹膜后淋巴结转移（包括肿瘤蔓延至肝包膜和脾，但未转移到脏器实质）
Ⅳ期	超出腹腔外的远处转移
	ⅣA 胸腔积液细胞学阳性
	ⅣB 腹膜外器官实质转移（包括肝实质转移及腹股沟淋巴结和腹腔外淋巴结转移）

一、病 因 病 机

（一）西医病因病机

1. 家族遗传因素

卵巢癌具有家族聚集性，是一个重要危险因素，20%～25%卵巢恶性肿瘤患者有家族史。有10%～15%患者可以检测到 *BRCA1*、*BRCA2* 基因胚系突变，其终身发病率为39%～46%和12%～20%。具有卵巢癌、乳腺癌及子宫内膜癌家族史者，发生卵巢癌风险增加，则归咎于家族遗传。

2. 内分泌因素

大量的促性腺激素刺激和过多的雌激素作用均可促进卵巢包涵囊肿的上皮细胞不断增生分化使卵巢癌发生率增加。未产妇或未生育妇女卵巢肿瘤发生率增加，研究认为这与卵巢持续排卵导致表层上皮细胞反复破损相关。此外，由于雌激素依赖作用，乳腺癌、子宫内膜癌多并发卵巢肿瘤。

3. 环境因素

电离辐射、石棉、滑石粉会影响卵母细胞，增加诱发卵巢肿瘤概率。吸烟、维生素缺乏也可能诱发卵巢肿瘤。

（二）中医病因病机

本病形成是由于机体正气不足，风寒湿热之邪内侵，或情志因素、房事所伤、饮食失宜，导致脏腑功能失常，气机阻滞，瘀血、痰饮、湿浊等有形之邪凝结不散，停聚于冲任、胞宫、胞脉，日积月累，而致癥瘕。

1. 气滞血瘀

多因情志不遂，忧郁悲伤，思虑过度，肝气郁结，阻滞经脉，血行不畅，气滞血瘀，积而成块，日久成癥。

2. 痰瘀互结

素体脾虚，或饮食失节所伤，脾失健运，水湿不化，湿聚凝而为痰，痰湿与瘀血相搏，痰瘀互结，积聚成块，久而成癥。

3. 湿热瘀阻

外感湿热之邪，与气血相搏，或痰湿蕴结，日久化热，存于胞宫，困于胞脉，终致癥瘕。

4. 气阴两亏

癥瘕日久，常年消耗精血正气，阴阳不合，致气阴两虚。癥瘕形成后阻滞气血运行、津液分布，脉络受阻，痰湿凝滞脉络，如此循环，病情每况愈下。若病情急速进展，正不抑邪，邪毒于经络脏腑中横行，气血运行不畅，阴血损耗，气阴亏虚，阴竭阳脱而亡。

二、临床表现

（一）卵巢良性肿瘤

卵巢良性肿瘤一般生长缓慢，早期肿瘤较小多无特殊症状，仅在体检或妇科检查时偶然发现。随着肿瘤增大可出现腹胀，腹部扪及肿块，压迫等症状。肿物占满盆腹腔后可能出现尿频，排尿或排便困难，心悸，乏力，腹部隆起，影响下肢活动等，腹部叩诊呈实性。妇科检查可触及子宫一侧或双侧球形肿物，肿物多为囊性，包膜完整光滑，活动度良好，与子宫及周围组织无明显粘连。

（二）卵巢恶性肿瘤

卵巢恶性肿瘤大多数早期无特异症状。晚期主要症状为腹胀、腹部肿块、腹痛、腹水或大量腹水。患者可合并稀便、血便、恶心等消化道症状。若肿瘤累及周围组织和神经可出现腹痛、腰骶酸痛、下肢疼痛。若肿瘤压迫盆腔静脉可出现外阴或下肢浮肿、下肢动静脉血栓、活动障碍。功能性肿瘤可出现内分泌紊乱，雌、雄激素过多，不规则阴道流血或绝经后阴道流血。晚期常合并消瘦、贫血等恶病质状态。三合诊检查多可扪及盆腔双侧囊实性或实性肿块，质地硬，表面凹凸不平，边界不清楚，活动度差，子宫直肠窝布满质硬结节或肿块。有时在腹股沟区、腋下、锁骨上可触及肿大质硬的淋巴结。

三、并发症

（一）蒂扭转

蒂扭转为妇产科常见的急腹症，约 10%卵巢肿瘤可发生蒂扭转。好发生于蒂较长、中等大小、活动度好、重心偏于一侧的肿瘤，如成熟性畸胎瘤。通常体位突然发生改变、妊娠期、产褥期子宫位置改变时较易发生蒂扭转。卵巢肿瘤扭转的蒂由骨盆漏斗韧带、卵巢固有韧带和输卵管组成。发生急性扭转后，因静脉血回流受阻，瘤体内高度充血或血管破裂导致瘤体内出血，使瘤体迅速增大。若动脉血回流受阻，瘤体可发生坏死、破裂、继发感染。蒂扭转典型症状为体位改变后突然发生的一侧下腹剧烈疼痛，伴有恶心、呕吐甚至休克。妇科检查可扪及一侧压痛的肿块，蒂部最明显。少数患者发生不全扭转可自然复位，腹部疼痛随之减轻。本病治疗是一经确诊，立即行手术治疗。尤其应注意术中应在肿瘤蒂下方钳夹，切除肿瘤和瘤蒂，钳夹前切不可扭转复位，以防栓子脱落。

（二）破裂

约 3%卵巢肿瘤会发生自发性破裂或外伤性破裂。自发性破裂是由于肿瘤生长过速或呈浸润性生长穿破囊壁所致。外伤性破裂是由于腹部受到外力重击、分娩、性交、盆腔检查或穿刺等引起。

（三）感染

感染较少见，多是由于肿瘤扭转或破裂后引起，也可因邻近器官感染灶炎症扩散而来（阑尾脓肿）。表现为发热、腹痛、腹部压痛和反跳痛、腹肌紧张、腹部肿块、白细胞增高。治疗原则为先抗感染治疗后，再行手术治疗。若短期内不能有效控制感染，应立即手术治疗。

（四）恶变

若肿瘤生长迅速，尤其合并双侧卵巢肿物时，应高度怀疑恶变可能，确诊后需尽快手术治疗。

四、诊　断

（一）诊断要点

本病应结合病史和症状，结合必要的辅助检查确定肿块来源、肿块性质、可能的组织学类型、恶性肿瘤浸润范围等。

（二）检查

1. 影像学检查

1）超声检查：可掌握肿块位置、大小、形态、囊实性、与子宫关系，通过检测确认是否有乳头结构以及彩色多普勒超声扫描肿块血流变化，有助于初步预判肿瘤性质，诊断符合率可达 90%。

2）磁共振检查：有助于判断肿块性质和与周围组织关系，病灶定位以及与邻近组织结构关系；CT 有助于判断周围组织侵犯、淋巴结转移的情况；X 线有助于判断肿瘤内牙齿、骨骼等。PET-CT 有助于晚期或多脏器转移诊断和病情评估。

2. 肿瘤标志物

1）CA125：CA125 值与卵巢癌密切相关，然而有些病例与 CA125 不呈正相关，不能用于早期诊断，是目前临床用于评估病情进展和缓解的指标。

2）β-HCG：对卵巢原发性绒癌具有特异性。

3）血清 AFP：对卵巢卵黄囊瘤有特异性诊断；未成熟畸胎瘤、混合性无性细胞瘤中含卵黄囊成分者亦有升高。

4）性激素：卵巢颗粒细胞瘤、卵泡膜细胞瘤都能产生较高的雌激素水平。

5）ROMA、HE4、CA125 联合用于卵巢肿瘤诊断及良恶性鉴别。

3. 腹腔镜检查

腹腔镜检查可直接观察盆腹腔及横膈内情况，在肿物部位进行活检，抽取腹水行细胞学检查等。

4. 细胞学检查

对腹水或腹腔冲洗液、胸腔积液进行细胞学检查。

五、鉴 别 诊 断

（一）良性肿瘤鉴别诊断

1. 卵巢瘤样病变

卵巢瘤样病变以滤泡囊肿和黄体囊肿最常见。单侧发病居多，壁薄，直径≤8cm。观察或口服避孕药观察2～3个月，可自行消失。若肿块持续增大，应考虑卵巢肿瘤的可能。输卵管卵巢囊肿：为炎性积液，常合并盆腔感染病史或炎性疾病，常在两侧附件区扪及条形囊性包块，边界清楚，活动性受限。

2. 子宫肌瘤

浆膜下肌瘤变性或阔韧带肌瘤都容易与卵巢肿瘤混淆。子宫肌瘤通常多发，肿物与子宫相连，随子宫移动。

3. 腹水

通常患有心、肝、肾病史的患者可合并腹水，平卧时可见腹部两侧突出状如蛙腹，叩诊腹部呈鼓音，移动性浊音呈阳性。巨大卵巢囊肿患者平卧时腹部中间隆起，叩诊浊音，移动性浊音阴性。影像学检查有助于鉴别诊断，但恶性肿瘤常可合并腹水。

（二）恶性肿瘤鉴别诊断

1. 子宫内膜异位症

子宫内膜异位症可合并盆腔内肿块粘连，子宫直肠陷凹结节，容易与卵巢恶性肿瘤混淆。子宫内膜异位症常合并进行性痛经、月经紊乱。超声及腹腔镜检查有助于鉴别诊断。

2. 结核性腹膜炎

结核性腹膜炎因合并腹腔和盆腹腔内粘连性肿块而与卵巢癌相混淆。结核性腹膜炎患者常合并结核、不孕症病史，多发生于年轻女性，可伴有月经稀发、闭经、低热或盗汗等全身症状。有些病例可合并腹水，但是叩诊时鼓音和浊音分界不清。影像学检测有助于鉴别，必要时行剖探术或腹腔镜下活检术。

3. 盆腔炎性包块

盆腔炎性包块患者多合并感染史，伴有发热、下腹痛，经抗炎治疗和物理治疗后肿块缩小。

4. 生殖道以外的肿瘤

生殖道以外的肿瘤应与腹膜后肿瘤、直肠癌、乙状结肠癌鉴别。腹膜后肿瘤较固定，结直肠肿瘤有血便、梗阻等排便性状和习惯改变。

5. 转移性肿瘤

转移性肿瘤通常与原发性肿瘤不易鉴别，应详细询问既往病史，PET-CT 有助于诊断。

六、西 医 治 疗

（一）良性肿瘤治疗

根据患者年龄、生育要求、对侧卵巢情况决定手术范围。年轻、单侧肿瘤可行患侧卵巢肿瘤剥除术或卵巢切除术，双侧卵巢囊肿行肿瘤剥除术，绝经后妇女可行子宫及双侧附件切除术。根据应该剖检肿瘤，必要时行术中切片病理组织学检测。此外，术中要尽量防止肿瘤破裂，避免腹腔内种植。巨大囊肿可缓慢穿刺抽液，待肿瘤体检缩小后行切除术，同时避免腹压骤降发生休克。

（二）恶性肿瘤治疗

1. 手术治疗

手术治疗为卵巢癌主要治疗手段，且初次手术彻底性决定预后。早期患者应行满意的肿瘤细胞分期手术，开腹后取腹水或腹腔冲洗液进行细胞学检查，相继探查盆腹腔、肝胆脾胰、后腹膜、淋巴结等，对可疑病灶取活检，最终根据探查结果决定手术范围。手术范围包括全子宫和双附件切除；结肠下网膜切除术；选择性盆腔淋巴结切除术及腹主动脉旁淋巴结取样术；黏液性肿瘤者同时行阑尾切除术。年轻且要求保留生育功能的早期患者，满足临床Ⅰ期、所有分级者，手术方式为全面分期的基础上联合患侧附件切除，或双附件切除术。对于晚期患者，评估Ⅲ、Ⅳ期患者先行不超过 3 个疗程的新辅助化疗，再行中间型减瘤术，术后继续给予化疗。

2. 化疗

卵巢恶性肿瘤对化疗较敏感，化疗能取得一定效果。目前卵巢癌化疗一线方案为铂类联合紫杉醇。化疗用于初次手术后巩固治疗，杀灭残余灶，控制复发，延长生存期，提高生活质量；新辅助化疗可缩小病灶，为手术创造条件；不能耐受手术者，化疗用于控制和延缓病情。早期患者 3~6 个疗程，晚期患者 6~8 个疗程。可根据具体情况决定 ^{60}Co 体外照射或 ^{32}P 内照射。

3. 放疗

无性细胞瘤对放疗极为敏感，颗粒细胞瘤中度敏感，上皮性卵巢癌对放疗也具有一定敏感性。

（三）交界性肿瘤

交界性肿瘤一般以手术为主，对于无生育要求患者可参照卵巢癌手术范围，可不行淋巴结清扫术。交界性肿瘤预后尚可，年轻女性可考虑保留生育功能，术后不给予巩固化疗，但卵巢外浸润性、侵袭性、交界性卵巢上皮性肿瘤应给予术后巩固化疗。

（四）复发性卵巢癌

复发性卵巢癌预后差，治疗原则为尽量提高患者生存质量。一般复发性卵巢癌应慎重考虑给予手术治疗，主要适用于解除并发症和对铂敏感的孤立复发灶。

七、中医治疗辨证论治

（一）辨证要点

中医主张卵巢肿瘤要辨善恶，即辨良恶性。良性癥瘕一般生长较缓慢，质地较软，边界清楚，活动良好；恶性癥瘕一般生长较快，质地坚硬，边界不清，并伴消瘦、腹水等。辨虚实：实邪多属瘀、痰、寒、湿、热等。一般包块固定、质硬，痛有定处，舌质紫暗或有瘀斑、瘀点者属瘀；小腹冷痛，喜温者属寒；带下色黄，舌苔黄腻者属湿热。虚者以气虚、阴虚多见，一般小腹空坠，精神较差，气短懒言，多属气虚；五心烦热，盗汗，舌质红，少津，脉细数多属阴虚。一般而言，发病初期以实邪为主，中期以正虚邪实为主，后期则以正虚为主，在疾病发展中，邪可伤正，虚可致实。

（二）证治分型

1. 气滞血瘀证

主要证候：下腹部包块，质硬，小腹或胀或痛，经期延长，或经量多，经色暗夹血块，经行小腹疼痛；精神抑郁，善太息，胸胁胀闷，乳房胀痛；舌质紫暗，边见瘀斑或瘀点，舌苔薄白，脉弦涩。

证候分析：气血瘀结，阻滞冲任、胞宫、胞脉，积结日久，而成癥块；冲任气血瘀阻，故见经期延长，或经量增多，经血色暗夹血块，经行小腹疼痛；肝气郁结，故见善太息，胸胁胀闷，乳房胀痛；舌质紫暗，边见瘀斑或瘀点，舌苔薄白，脉弦涩，均为气滞血瘀之象。

治法：理气化瘀，散结消癥。

代表方：膈下逐瘀汤加减。

常用药：桃仁、红花、牡丹皮、赤芍、延胡索、当归、川芎、炒五灵脂、枳壳、香附、乌药、三棱、莪术等。

2. 痰湿凝滞证（痰瘀互结证）

主要证候：下腹部包块，按之不坚，小腹或胀或满，月经后期或闭经，经血质地黏稠、夹血块；体型肥胖，胸脘痞闷，肢体困倦，便溏纳呆；带下量多，色白质稠；舌质淡暗，边可见瘀点或瘀斑，苔白腻，脉弦滑或沉滑。

证候分析：痰湿内结，阻于冲任、胞宫、胞脉，积久成块，痰湿内聚，故其包块不坚；痰湿蕴结，冲任气血运行不畅，故见月经后期或闭经，经质黏稠、夹血块；痰湿下聚，任带失约，故见带下量多，色白质稠。舌质淡暗，边见瘀点或瘀斑，苔白腻，脉弦滑或沉滑，均为痰湿瘀阻之象。

治法：燥痰祛湿，散瘀消癥。

代表方：苍附导痰丸合桂枝茯苓丸加减。

常用药：苍术、醋香附、陈皮、胆南星、麸炒枳壳、茯苓、桂枝、白芍、桃仁、牡丹皮、生姜、生甘草等。

3. 湿热郁毒证（湿热瘀阻证）

主要证候：下腹部包块，小腹或胀或痛，月经量多，经期延长，经色暗，有血块，质黏稠，经行小腹疼痛；身热口渴，心烦不宁；带下量多，色黄质稠；小便黄赤，大便黏腻或秘结；舌暗红，苔黄腻，舌边可见瘀点或瘀斑，脉弦滑数。

证候分析：湿热之邪与瘀血搏结，阻于冲任、胞宫、胞脉，日久成癥。湿热下注，损伤带脉，则带下量多色黄；邪热留恋伤津，则身热口渴，心烦不宁，便黏腻或秘结；舌暗红，苔黄腻，边见瘀点或瘀斑，脉弦滑数，皆为湿热瘀结之象。

治法：清热利湿，化瘀消癥。

代表方：四妙丸加减。

常用药：苍术、黄柏、牛膝、薏苡仁、鱼腥草、败酱草、当归、丹参、赤芍等。

4. 气阴两亏证

主要证候：下腹部包块，小腹或胀或痛，神疲乏力，气短懒言，纳呆，口干欲饮，两颧潮红，五心烦热，盗汗，溲黄便结。舌红少苔，脉虚细或细数。

证候分析：癥瘕日久，气血运行不畅，痰湿凝滞脉络，则见小腹部胀痛；久病耗气伤血，气虚则见神疲乏力，气短懒言，纳呆；阴虚则见两颧潮红，五心烦热，盗汗，溲黄便结；舌红少苔，脉虚细或细数，皆为气阴两亏之象。

治法：补气养血，滋阴清热。

代表方：生脉饮合二至丸加减。

常用药：人参、麦冬、五味子、女贞子、墨旱莲、黄芪、生地黄、地骨皮等。

（三）针灸疗法

中药与针灸联合治疗卵巢肿瘤，内外结合，治标治本，整体调节，以此达到脏腑安和，气血通畅，阴阳相合的目的。取穴：以天枢、关元、中极、归来、足三里、三阴交为主穴。气滞血瘀者加太冲、阳陵泉、血海、漏谷；痰湿凝滞者加脾俞、肾俞、气冲，灸关元、灸足三里；湿热郁毒者加太冲、阳陵泉、血海、漏谷，灸神阙、灸关元、灸足三里；气阴两亏者加建里、脾俞、胃俞、血海、漏谷、脾俞、肾俞、丰隆，灸神阙、灸关元。治疗卵巢肿瘤针灸前要排空膀胱；经期若血量太多者尽量避免针灸治疗，需月经干净3～5天后再治疗。

（四）康复治疗

对妇科肿瘤患者应该提供全面的基础康复护理包括机体、精神缓解各方面的干预。对患者身体功能、角色功能、情绪功能、社会功能、总体生活质量等指标给予康复治疗，进而调动其自身潜能，形成积极主动的治疗信念，减轻身心压力，增加患者信心，提高依从性。

卵巢肿瘤是妇科常见肿瘤，各个年龄段都可能发病。卵巢肿瘤患者几乎都有不同程度的心理焦虑、障碍、甚至创伤，尤其恶性肿瘤患者情绪可能会崩溃。有时卵巢肿瘤还会引起女性内分泌异常，激素水平波动会加剧破坏女性心理建设。关爱女性疾病期心理是非常重要的，这也有助于病情恢复，利于家庭和谐。

（1）疾病创伤期心理康复治疗

卵巢恶性肿瘤患者，当其意识到死亡迫近，心理上承受巨大痛苦，对自己病情认识不足，会出现心理彷徨期，出现抑郁和焦虑，甚至放弃。治疗期间患者会产生失助感和孤独感，心理斗争非常激烈，处于病态的否定、冲突、依赖情绪状态，而激素水平的波动会放大这一副作用。因此，及时有效的心理护理能消除患者不健康的心态，保持积极心理状态、配合治疗是早日康复的关键。

（2）术后女性心理康复治疗

部分女性患者认为卵巢、子宫等标志着女性的器官被切除后，出现身体器官缺失感，认为自己失去了女性特征，担心术后性生活的改变，影响夫妻生活，亦或是担心提前衰老、身体免疫状况下降，从而表现出抑郁寡欢，闷闷不乐，情志不佳。术前、术后应该充分向患者和家属沟通病情，耐心讲解，消除其对疾病带来的误解。对于未生育患者要做好心理护理和疏导，对于老年患者要给予精神支持，细心照顾，尽量降低或消除患者们消极的忧郁情绪。此外，术后要嘱咐家属多陪护患者，使其充满信心，鼓励患者配合治疗，合理饮食，争取早日康复。

八、日常调理

（一）日常饮食调理

卵巢肿瘤患者应注意饮食清淡，营养均衡，多食用谷类食物，多吃高热量、高蛋白、高维生素和低脂肪食物，鼓励患者多喝水，少吃或忌辛辣、刺激、生冷、油炸以及腌制的肉类食品。根据个人体质的不同，鼓励食物疗法，保持脾胃功能健全，对疾病的治疗具有关键作用。中医认为食药同源，药补不如食补。根据食物的性、味、归经不同，给予配合调理，则为食疗。

（二）中药调理

卵巢肿瘤围手术期患者，实者治以疏肝解郁、燥湿祛痰、清热利湿、解毒散结；虚者治以健脾益气，滋阴养血为主。常用化瘀散结药有当归、丹参、赤芍、三七、莪术、鳖甲、桃仁、水蛭等。常用清热解毒药有半枝莲、蛇舌草、天葵子、石打穿、露蜂房等。此外，可以搭配六味地黄丸、归脾丸等扶正益气。术后患者元气大伤通过健脾益气、滋阴养血等食疗可以改善术后某些不良反应。常用健脾和胃药有党参、白术、陈皮、茯苓、山楂、神曲、厚朴、砂仁、木香、麦芽等。常用补血药有当归、熟地黄、阿胶、枸杞子、龙眼肉等。对于卵巢恶性肿瘤患者，放化疗期间患者出现全身乏力、恶性呕吐、骨髓抑制、心肝肾重要脏器损伤，治疗原则为清热解毒、滋补肝肾、益气和血，可以增加患者耐受性。可考虑用药如西洋参、冬虫夏草、黄芪、党参、阿胶等。对于放化疗后数年，主要干预措施仍然以扶正固本为重，目的是控制病情发展减少复发和转移。

（三）运动

早期下床活动可以降低下肢深静脉血栓的形成。有氧运动对于强健患者体能，缓解由疾病造成的功能减退，并在改善患者抑郁情绪、提高乐观自信的方面起到有益作用。有氧运动能有效改善妇科恶性肿瘤患者睡眠质量，恢复其精神和体力，提高机体免疫力，缓解紧张情绪，释放心理压抑和疏导情感危机。

九、预后与随访

（一）预后

良性卵巢肿瘤预后好，但存在复发可能。卵巢恶性肿瘤预后差，生存期与肿瘤分期、初次手术后残留肿瘤大小、病理类型等相关。

（二）随访与检测

恶性肿瘤应长期随访和检测。一般为术后第 1 年，每 3 个月随访 1 次；第 2 年后每 4～6 个月随访 1 次；第 5 年后每年随访 1 次。随访包括询问病史、妇科检查、肿瘤标志物联合影像学检查。

【附】遗传性乳腺癌-卵巢癌综合征

遗传性乳腺癌-卵巢癌综合征（hereditary breast-ovarian cancer syndrome，HBOCS），是指一个家族中有 2 个一级亲属或 1 个一级亲属和 1 个二级亲属患乳腺癌或卵巢癌，并具有遗传倾向。HBOC 具有以下临床特点：①肿瘤发病年龄早，多在 45 岁以前；②发生双侧乳腺癌，或同时发生乳腺癌和卵巢癌；③有两名或以上亲属患乳腺癌和（或）卵巢癌；④家族中出现男性乳腺癌。目前研究表明，80%～90%的 HBOCS 存在 *BRCA1* 和 *BRCA2* 突变。*BRCA1* 携带者的乳腺癌发病高峰为 41～50 岁，而 *BRCA2* 携带者的发病年龄为 51～60 岁。乳腺癌的组织学亚型因 *BRCA* 基因突变而有很大差异。80 岁时 *BRCA1* 携带者患卵巢癌的累积风险为 44%～45%，*BRCA2* 携带者为 12%～17%。浆液性卵巢癌是两种 *BRCA* 突变携带者最常见的组织学亚型。

HBOC 患者的治疗需要联合内科，外科和遗传学专业的多学科方法，分析 *BRCA1/2* 突变情况，强化筛查，采用手术及药物进行干预治疗。

对于 *BRCA* 突变携带者，双侧卵巢及输卵管切除手术可以将绝经前女性卵巢癌风险降低 80%，乳腺癌风险降低 50%。NCCN 也推荐对于 35～40 岁已经生育的携带 *BRCA* 突变的患者进行预防性切除。通常对于 *BRCA1* 携带者建议在 35～40 岁进行预防性切除术，对于 *BRCA2* 携带者可延迟至 40～45 岁。手术的风险和获益取决于多种因素，需要详细咨询术后短期发病率和并发症，考虑患者的心理压力等。针对 HBOCS 患者需要尽早进行风险评估和遗传咨询，通过基因检测后给予适合的临床干预，对于提高 HBOCS 患者生存质量具有重大的意义。

（于　歌　牛　明　时思毛）

第四节 子宫内膜癌

子宫内膜癌是子宫内膜上皮性恶性肿瘤，常见病因来源于子宫内膜腺体，占女性生殖道恶性肿瘤的 20%～30%，近年来发病率呈上升趋势。本病属于中医学"癥瘕""崩漏""五色带"等范畴。

一、病因病机

（一）西医病因病机

本病目前确切发病原因尚不明确。目前分为两种，Ⅰ型是雌激素依赖型，占大多数，预后好。这可能与长期雌激素刺激，同时缺乏孕激素拮抗有关，导致内膜增生恶变。患者通常年轻，合并肥胖、高血压、糖尿病、不孕症、绝经延迟等，有些患者可合并肿瘤家族史。Ⅱ型是非雌激素依赖型，少见，预后差。这可能与 P53 基因和 HER2 基因过表达相关，但与雌激素无明确关系，雌孕激素受体阴性。

（二）中医病因病机

本病因痰浊湿热瘀毒，蕴结胞宫，经脉受阻，冲任损伤，气血耗竭，致脏腑损伤。

1. 痰湿结聚

素体脾虚，水湿内蕴，聚湿成痰，流注下焦，聚结胞宫，日久成癥。

2. 湿热瘀毒

素体湿盛，或肝旺脾虚，湿蕴化热，积累成毒，湿热邪毒结聚胞宫。

3. 肝肾阴虚

素体阴虚，或老年肾亏，阴虚内热，积热成毒，热毒内侵，蕴结胞宫。

4. 脾肾阳虚

素体亏损，肾阳虚弱，脾失健运，水湿停聚，阳气不足，血脉涩滞，痰瘀结聚，聚集胞宫。

二、分期

子宫内膜癌手术病例分期见表 14-3。

表 14-3　子宫内膜癌手术病例分期（FIGO，2009 年）

Ⅰ期		肿瘤局限于子宫体
	ⅠA	肿瘤浸润深度＜1/2 肌层
	ⅠB	肿瘤浸润深度≥1/2 肌层

续表

Ⅱ期		肿瘤侵犯宫颈间质，无宫体外蔓延
Ⅲ期		肿瘤局部和（或）区域扩散
	ⅢA	肿瘤累及子宫浆膜和（或）附件
	ⅢB	肿瘤累及阴道和（或）宫旁组织
	ⅢC	盆腔淋巴结和（或）腹主动脉旁淋巴结转移
	ⅢC1	盆腔淋巴结转移
	ⅢC2	腹主动脉旁淋巴结转移伴（或不伴）盆腔淋巴结转移
Ⅳ期		肿瘤累及膀胱和（或）直肠黏膜，和（或）远处转移
	ⅣA	肿瘤累及膀胱和（或）直肠黏膜
	ⅣB	远处转移，包括腹腔内和（或）腹股沟淋巴结转移

三、转移途径

多数子宫内膜癌发展缓慢，可长时间局限于子宫内膜或宫腔内。若为高侵袭性特殊病理类型，则可短期内出现转移，病情进展快速。主要转移途径为直接蔓延、淋巴转移，晚期可合并血行转移。

四、临床表现

本病绝经后阴道流血占 60%～70%，未绝经女性表现为月经紊乱如经期延长，经量异常增多等。少数患者出现阴道异常排液，可为血性、脓性，伴有恶臭。合并宫腔积液或积血时可出现下腹痛，当肿瘤侵及盆底或神经组织可有腰骶疼痛，甚至恶病质特征。

五、诊断及鉴别诊断

根据病史和症状，对于阴道不规则流血患者，尤其合并子宫内膜癌高危因素如三高（高血压、高血糖、肥胖）、不孕症、绝经延迟，或长期激素刺激，合并乳腺癌、内膜癌等肿瘤家族史患者应警惕内膜癌发生。影像学如超声、磁共振可对子宫大小、形状、宫腔内占位、内膜厚度、有无肿瘤浸润等做出初步判断。诊断性刮宫是内膜癌的确诊依据。宫腔镜检查可直观地对肿瘤部位、大小进行判断，同时直视下活检更准确。此外，血 CA125 值对内膜诊断也具有一定的辅助提示。

（一）萎缩性阴道炎

萎缩性阴道炎可出现绝经后阴道不规则流血，量少，可为血性白带，点状出血，超声等影像检查无特殊，抗炎治疗后好转。

（二）黏膜下肌瘤或内膜息肉

黏膜下肌瘤或内膜息肉可出现月经异常或绝经后阴道流血，超声、宫腔镜、诊断性刮宫可明确诊断。

（三）宫颈癌、子宫肉瘤等

宫颈癌、子宫肉瘤等可有阴道异常排液，合并感染。宫颈癌可见宫颈变粗呈筒状。子宫肉瘤可有子宫异常增大，质地软，合并腹痛等。影像学检查可进一步诊断。

六、治　疗

（一）西医治疗

根据本病病变累及范围、病理学类型，结合患者年龄及全身状况制定合适的治疗方法。早期以手术为主，晚期以放疗、化疗、内分泌治疗、中药治疗为主。

（二）中医治疗

恶性肿瘤是一个邪实正虚的过程，治疗过程中应该把扶正、祛邪、攻补有效结合起来，以手术、放化疗及中药祛邪攻癌，同时以扶正培本方药调整阴阳、气血、脏腑和经络。要根据患者具体情况、身体状态、病期早晚因地制宜地决定攻补。

七、预后与随访

定期妇科体检对于绝经后和生育期女性尤为重要。对于合并三高、绝经延迟、不孕症、肿瘤家族史、乳腺癌术后口服他莫昔芬等高危因素患者尤其需密切监测和随访。由于肿瘤恶性程度、病理分期、组织学类型不同，是否有淋巴结转移等决定患者预后不同。应根据患者全身状况制定个体化治疗方案。随访包括询问病史、盆腔检查、胸片、血 CA125 等。一般术后 2～3 年内每 3 个月随访 1 次，3 年后每 6 个月随访 1 次，5 年后每年 1 次。

（常　悦　崔开宇　侯　蕊　陈秀慧　方　磊）

第五节　妊娠滋养细胞肿瘤疾病

妊娠滋养细胞肿瘤疾病（gestational trophoblastic tumor disease，GTD）是一组来源于胎盘绒毛滋养细胞的疾病，可分为葡萄胎、侵蚀性葡萄胎、绒毛膜癌、胎盘部位滋养细胞肿瘤、上皮样滋养细胞肿瘤。后四者合称为妊娠滋养细胞肿瘤（gestational trophoblastic neoplasia，GTN）。通常，葡萄胎可发展成为侵袭性葡萄胎；绒癌和胎盘滋养细胞肿瘤可继发于葡萄胎、足月妊娠、流产或异位妊娠后。GTD 在不同国籍或地区发病概率具有很大差异，这可能与环境和遗传、医疗条件相关。葡萄胎在欧美少见，在亚洲特别是东南亚国家较多。

葡　萄　胎

一、葡萄胎病因病机

葡萄胎（hydatidiform mole，HM）发生于生育年龄，年龄大于 40 岁高发。葡萄胎分为部分性葡萄胎和完全性葡萄胎。完全性葡萄胎染色体核型为二倍体，均来自于父系。值得注意的是，虽然完全性葡萄胎染色体基因为父系，但是线粒体 DNA 为母系来源。部分性葡萄胎 90% 以上染色体核型为三倍体，常见核型为 69，XXY，其余为 69，XXX 或 69，XYY，是由一个正常单倍体卵子和两个单倍体精子受精或一个减数分裂的双倍体精子受精而成，有一套来自于父系的多余的染色体。极少部分葡萄胎为四倍体，目前机制不明确。

（一）西医病因病机

1. 种族相关

葡萄胎多见于亚洲国家，有专家认为这可能与气候、饮食、种族相关。

2. 营养因素

根据地理分布，葡萄胎多见于食米国家，这可能与米在煮沸过程中破坏和丢失氨基酸及维生素相关。此外，研究发现滋养细胞肿瘤患者血清叶酸活力很低可能与绿叶蔬菜烹煮过程中导致叶酸含量下降有关。氨基酸和叶酸缺失会导致胸腺嘧啶的合成，诱发胚胎死亡和胎盘绒毛中血管缺乏（葡萄胎病理特征）。

3. 感染因素

有学者认为葡萄胎发生可能与病毒感染有关，专家称其为"亲绒毛病毒"。

4. 内分泌失调

有学者认为葡萄胎为卵巢功能衰退，或过早切除双侧卵巢导致雌激素不足引起。研究发现口服避孕药的妇女，短期内流产可见绒毛水泡样改变，提示绒毛变性与内分泌有关。

5. 孕卵缺损

40 岁以上妇女自然流产。新生儿畸形发生率高，这可能与卵子或精子异常相关，或是孕卵着床没有足够活力，滋养细胞却生长过盛，进而发展成为葡萄胎。

（二）中医病因病机

中医认为葡萄胎的发病原因是阳气虚弱，以致受孕后精血虽凝而胎不成形，化为血泡，血泡阻于子宫内，因此停经后出现阴道流血，甚至大量排出虾膜子样水泡。此外，脏腑宫内失调，正气虚弱，受孕时感染湿热污秽之邪，瘀热互结，瘀滞于子宫，形成鬼胎。中医治疗原则为活血化瘀，清热解毒。

1. 气血虚弱

孕妇素体虚弱，气血不足，孕后血随气结而不散，冲任壅滞，胞中瘀阻，则腹部胀大，瘀伤胞脉而致流血，发为鬼胎。

2. 气滞血瘀

孕妇素性抑郁，孕后情志不遂，肝郁气滞，血随气结，冲任不畅，瘀血结聚胞中，则腹大异常，瘀伤胞脉则流血，发为鬼胎。

3. 寒湿瘀滞

孕妇久居湿地，或经期、产后感受寒湿之邪，或贪凉食冷，寒湿之邪客于冲任胞宫，寒凝血瘀结聚于胞中，发为鬼胎。

4. 痰浊凝滞

孕妇素体肥胖，或饮食肥甘厚味，或脾虚不运，水湿不化，湿聚成痰，痰浊内停，冲任不畅，痰浊郁结胞中，则腹大异常，痰浊凝滞胞中，瘀伤胞脉则流血，发为鬼胎。

二、病　理

完全性葡萄胎者宫腔被大小不等水泡填充，水泡直径为 2～3cm，水泡间有蒂相连，连接成串，形似未成熟的葡萄。部分性葡萄胎除水泡外可见绒毛组织，还可见胚胎组织，脐带或羊膜等。

三、临床表现

（一）停经和阴道流血

这是葡萄胎最常见和最早发现的症状，发生率在 98% 以上。血流开始为少量，呈暗红色，断断续续，反复发作，或连绵不断。若发生大量流血可发生失血性休克甚至死亡。自然排出可发生于妊娠 4 个月后。

（二）腹痛

若子宫增大过速，患者可出现下腹不适、发胀或阵发性疼痛。当葡萄胎自行排出时，可因子宫收缩出现阵发性疼痛，并伴有流血增多现象。

（三）感染和贫血

由于葡萄胎长期流血宫口开放，阴道细菌可逆行至子宫腔导致感染。若处理不及时可出现严重的盆腔感染。此外，长时间大量流血可导致贫血，同时葡萄胎迅速增长导致叶酸缺乏影响造血功能。

（四）子宫异常增大

子宫异常增大是葡萄胎的特点。需要注意子宫大小可与停经时间相符或不同，这取决于葡萄胎发展情况，不能成为诊断葡萄胎的诊断依据。

（五）卵巢黄素化囊肿

患者可出现一侧或两侧囊性变，囊肿大小不一，大者可如拳头大，囊肿表面光滑，活动度好，多房结构，囊壁薄，囊液清亮。这是由于萎缩的卵泡内的颗粒细胞和泡膜细胞发生黄素化反应导致，对以后卵巢功能无影响。恢复时间一般为2~4个月，一般无须处理。

（六）子痫前期征象

子痫前期征象以妊娠呕吐最常见。部分患者可合并高血压、浮肿、蛋白尿，有的甚至发展至子痫、抽搐、昏迷等。葡萄胎一经排除，该症状可迅速消失。值得注意的是，由于正常妊娠很少妊娠早期或中期出现子痫征兆，所以一旦发生应高度警惕葡萄胎。

（七）甲状腺功能亢进

较正常妊娠的生理性，葡萄胎患者表现得更加严重，甚至出现甲状腺功能亢进，主要表现为脉洪而速。当葡萄胎排出后，症状迅速恢复正常。

（八）胎儿状况

完全性葡萄胎中，子宫内找不到胎儿或羊膜。部分性葡萄胎中，可见发育不良的胚胎或羊膜囊。

四、诊　　断

典型葡萄胎症状较显著，停经后不规则阴道流血，子宫异常增大，下段宽而软，随着子宫增大听不到胎心或胎动，摸不到胎儿部分。如合并有重度妊娠呕吐或高血压综合征、阴道排除血水中夹杂水泡，则可诊断。若症状不典型，则需结合辅助检查。

（一）超声检查

超声是最常用的辅助检查。完全性葡萄胎典型超声影像为子宫大于相应孕周，无妊娠囊或胎心搏动，宫腔内长形光片或不均匀密集状，如雪花纷飞，称为落雪状影像，水泡较大时呈蜂窝状，无胎体和胎盘反射。超声可见子宫肌层血流情况。部分性葡萄胎可见局灶水泡状胎块引起的图像改变，有时可见畸形胎儿。

（二）hCG测定

与正常滋养细胞相比，增生的滋养细胞会产生更多的 hCG，且维持时间更久。利用这一现象可以鉴别正常妊娠和滋养细胞肿瘤。临床上以检测该指标监测疾病发展和消退过程，判别治疗效果及早期发现复发。葡萄胎患者血清 hCG 明显高于正常孕周值，停经8~10周后继续上升，甚至达 100 万 U/L 以上，最高可达 240 万 U/L。临床以大于 8 万 U/L 支持诊断。极少数葡萄胎 hCG 可升高不明显。

（三）DNA 倍体分析

完全性葡萄胎染色体核型为二倍体，部分性葡萄胎为三倍体。

（四）印迹基因检测

部分葡萄胎拥有双亲染色体，拥有父源、母源印迹。完全性葡萄胎无母源印迹，P57^{KIP2} 可鉴别二者。

五、鉴 别 诊 断

（一）流产

葡萄胎容易被误认为先兆或过期流产，但先兆流产子宫大小与停经月份相符，hCG 处于符合月份的范围。过期流产子宫小于正常月份，hCG 值低于符合月份的范围。

（二）双胎

双胎子宫增大大于相应月份，妊娠反应较重，hCG 略高于正常，但无异常阴道流血，超声有助于诊断。

（三）羊水过多

羊水过多可见子宫大于正常停经月份，但无异常阴道流血，hCG 不高，超声有助于诊断。

（四）子宫肌瘤合并妊娠

子宫肌瘤合并妊娠子宫大于停经月份，子宫多发或不对称增大，hCG 不高，超声检查可见胎心胎动。

六、并 发 症

（一）大出血

葡萄胎在自然排出时可出现不可控制的大出血，如果不及时处理可能出现失血性休克甚至死亡。因此，葡萄胎在确诊后一定要及时清除。

（二）穿孔

葡萄胎患者子宫壁很软并且薄弱，吸刮宫时非常容易穿孔，因此第一次清宫时动作应轻柔，不能过于用力，疑有残留可行二次刮宫。

（三）感染

葡萄胎患者阴道异常流血，宫口敞开，容易发生感染，可根据细菌培养结果积极给予抗生素治疗。

（四）肺栓塞

葡萄胎患者可发生大量水泡进入静脉，引起凶险的肺栓塞。这种情况很难预料，应少做检查，在检查时不要用力挤压子宫。

（五）残留葡萄胎

葡萄胎清宫后可能残留少量水泡，引起持续少量流血，子宫复旧欠佳，hCG 处于异常值，此时需与恶变相鉴别。

（六）卵巢黄素化扭转

葡萄胎患者卵巢发生黄素化囊肿，突然改变体位或不能及时消退可能出现扭转、破裂，导致继发感染，甚至休克。

（七）恶变

葡萄胎如果治疗不及时，或残留，或清宫后有发生恶变的可能性。出现以下三种情况应考虑恶变：

1）子宫切除，病例诊断为侵蚀性葡萄胎或绒毛膜癌，或子宫造影显示肌层有病变者。

2）葡萄胎排除后，尿妊娠试验阴性转为阳性。

3）出现阴道、肺等远处转移。

七、西 医 治 疗

葡萄胎患者治疗原则为做好清宫、处理好并发症、做好恶变的预防及随访。葡萄胎一经确诊要及时清宫处理，若合并严重并发症，则控制好并发症后处理葡萄胎。

（一）清宫

吸宫术优点是操作快，出血少。吸宫时尽量选择大号吸管，以免宫腔被葡萄胎组织堵塞。如吸宫时遇到吸头被葡萄胎组织堵塞，则更换卵圆钳夹取，将葡萄胎夹松后再继续吸宫。无论吸宫或刮宫，为防止大出血，术前应准备好催产素（5～10U），为了防止宫缩时将水泡挤入血管，催产素应在宫口已扩大，开始吸宫后加入输液中。目前认为，第一次清宫后一周，行 B 型超声和 hCG 检查，根据结果决定是否需要二次清宫。一般来说，子宫小于孕 12 周者，一次清宫即可；子宫大于 12 周者，有时需要再次清宫。

（二）卵巢黄素化囊肿处理

黄素化囊肿一般在葡萄胎排除后 2～3 个月自然消退，故不做特殊处理。若发生急性扭转可在超声或腹腔镜下穿刺抽液使扭转自然复位。若已经发生坏死,则尽早行手术切除。

(三)子宫切除术

单纯切除子宫不能预防葡萄胎发生子宫外转移,除非患者合并子宫切除指征需要切除子宫的高危因素(hCG>100 000U/L、子宫大于相应孕周、卵巢黄素化囊肿>6cm、年龄>40 岁、重复葡萄胎等)、无生育要求的绝经前妇女可保留双侧卵巢,术后做好随访。

(四)预防性治疗

对于有高危因素的患者,应采取积极有效的预防治疗。预防性化疗一般只用一种药物(5-FU 或放线菌素 D),但化疗药物用量同治疗恶性滋养细胞肿瘤剂量,不可减量,放疗尽可能在清宫前 3 天。如 1 个疗程后 hCG 未恢复正常,应重复治疗至正常为止。部分性葡萄胎一般不进行预防性化疗。

八、中医治疗辨证论治

(一)辨证要点

本病辨证以孕期阴道流血、腹大异常为主,结合全身症状及舌脉等综合分析。

(二)证治分型

1. 气血虚弱

主要证候:孕期阴道不规则流血,量多,色淡,质稀,腹大异常,时有腹部隐痛,无胎动、胎心;头晕眼花,神疲乏力,心悸失眠,面色苍白;舌淡苔薄,脉细弱。

证候分析:素体气血虚弱,血随气结不散,冲任胞宫壅滞,故腹大异常;瘀伤胞脉,且气血不足,故阴道流血,量多,色淡,质稀,腹部隐痛;瘀阻胞中,气血运行不畅,胎失所养,则无胎动、胎心;血虚不荣,气虚不布,心神失养,故头晕眼花,神疲乏力,心悸失眠,面色苍白。舌淡苔薄,脉细弱均为气血两虚之征。

治法:益气养血,活血下胎。

代表方:救母丹加减。

常用药:当归、川芎、人参、荆芥、益母草、赤石脂、枳壳、牛膝等。

2. 气滞血瘀

主要证候:孕期阴道不规则流血,量或多或少,色紫暗有块,腹大异常,时有腹部胀痛或刺痛,拒按,无胎动、胎心;胸胁胀满,烦躁易怒;舌质紫暗,边有瘀点或瘀斑,脉弦涩。

证候分析:素性抑郁,肝郁气结,血随气结,瘀血结聚胞中,故腹大异常,时有腹部胀痛或刺痛,拒按;瘀伤胞脉,故阴道不规则流血;离经之血时瘀时流,故量或多或少,色紫暗有块;瘀结伤胎,故无胎动、胎心;情志抑郁,气机不利,故胸胁胀满,烦躁易怒。舌质紫暗,边有瘀点或瘀点,脉弦涩,均为气滞血瘀之征。

治法：理气活血，祛瘀下胎。

代表方：荡鬼汤加减。

常用药：枳壳、厚朴、桃仁、红花、牡丹皮、川牛膝、雷丸、大黄、人参、当归等。

3. 寒湿瘀滞

主要证候：孕期阴道不规则流血，量少色紫暗有块，腹大异常，小腹冷痛，无胎动、胎心，形寒肢冷；舌淡，苔白腻，脉沉紧。

证候分析：寒湿瘀血蕴结胞中，故腹大异常，小腹冷痛；瘀伤胞脉，故阴道流血，量少色紫暗有块；瘀结伤胎，故无胎动、胎心；寒凝胞宫、冲任，阻遏阳气，故形寒肢冷；舌质淡，苔白腻，脉沉紧，均为寒湿凝滞之征。

治法：散寒除湿，逐水化瘀下胎。

代表方：芫花散加减。

常用药：芫花、吴茱萸、川乌、巴戟天、秦艽、白僵蚕、柴胡等。

4. 痰湿瘀滞

主要证候：孕期阴道不规则流血，量少色暗，腹大异常，无胎动、胎心；形体肥胖，胸胁满闷，呕恶痰多；舌质淡，苔白腻，脉弦滑。

证候分析：痰浊内停，与血结聚胞中，故腹大异常；瘀伤胞脉，故阴道流血，量少色暗；瘀结伤胎，故无胎动、胎心；痰浊内停，气机不畅，故胸胁满闷，呕恶痰多。形体肥胖，舌质淡，苔白腻，脉弦滑，均为痰湿瘀滞之征。

治法：化痰除湿，行气下胎。

代表方：平胃散加减。

常用药：苍术、厚朴、陈皮、甘草、芒硝、枳壳等。

九、预后与随访

由于葡萄胎发生原因尚不清楚，无法有效预防，且年龄大、孕次高的妇女好发，故建议采取计划生育措施降低该病发生率。葡萄胎随诊工作非常重要，由于其有发展为恶性滋养细胞肿瘤的潜能，故系统随访有利于及早发现恶变倾向，采用化疗。

葡萄胎患者清宫后每周检查血清 hCG 1 次，至降至正常后，每周复查血 1 次。随诊至 3 个月过程中，每周复查 1 次。此后 3 个月每 2 周复查 1 次。此后每月复查 1 次，维持半年。如未怀孕继续每半年复查 1 次，维持 2 年。

葡萄胎后需严格避孕 1 年，以免再次妊娠与恶变相混淆，同时机体能够得到康复。避孕方法首选阴茎套，口服避孕药，月经恢复正常也可考虑宫内避孕器。葡萄胎后再次怀孕机会不受影响，研究显示葡萄胎保留子宫后再次妊娠，结局和一般妊娠无异。

侵蚀性葡萄胎和绒毛膜癌

侵蚀性葡萄胎（invasive mole）病变已经侵入子宫肌层或转移到其他器官，肌层内病灶继续发展可穿破子宫壁，因此大出血。侵蚀性葡萄胎具有恶性肿瘤特征，但是恶性程度不高，一般为局灶侵蚀。侵蚀性葡萄胎起源于良性葡萄胎。

绒毛膜癌（choriocarcinoma）是一种高度恶性的滋养细胞肿瘤。特点是滋养细胞失去原来绒毛结构或葡萄胎结构，散在侵入子宫肌层，造成严重破坏，倾向于转移至其他组织和脏器，导致死亡。

一、病 因 病 机

（一）西医病因病机

本病目前发病机制尚不明确，可能与母体免疫力低下，葡萄胎滋养细胞侵蚀能力强，染色体异常等有关。

（二）中医病因病机

本病的主要病机为伪胎排出后，瘀毒未尽，蕴结胞宫，损伤冲任、胞脉胞络，瘀毒日久，循行走窜，侵蚀脏腑，腐肉败血，而成本病。

1. 瘀毒蕴结

伪胎排出后，瘀毒未尽，蕴结胞宫，损伤冲任、胞脉胞络。

2. 邪毒蕴肺

瘀毒蕴结胞宫，滞留日久，循行走窜，邪毒蕴结于肺。

3. 气血两亏

瘀毒留恋日久，冲任、胞脉胞络损伤，阴道流血不止，以致气血两亏。

4. 肝肾亏虚

瘀毒久恋，易化燥伤阴，阴虚化热，热扰冲任，迫血妄行，致阴血不足，肝肾亏虚。

二、病 理 表 现

（一）侵蚀性葡萄胎

侵蚀性葡萄胎可见葡萄胎组织侵蚀肌层或其他部位。侵入程度可为数毫米或达到浆膜面。可见子宫表面有单个或多个紫色结节。剖开子宫可见肌层内有缺损，其中含有不等量的葡萄胎组织。严重者可看见滋养细胞有不同程度增生。

（二）绒毛膜癌

增生的滋养细胞大片侵犯子宫肌层和血管，伴有远处转移，妊娠性或继发性绒癌均始发于子宫。子宫不规则增大，表面可见柔软的紫色结节。剖开子宫可见瘤体呈暗红色，伴有出血、坏死和感染。

三、临床表现

多数侵蚀性葡萄胎发生在葡萄胎排空后 6 个月。而绒癌发生距离前次妊娠时间不确定，继发于葡萄胎的绒毛膜癌在一年以上发病，继发于流产和足月的绒毛膜癌一部分在一年内发病。二者临床表现、诊断、处理原则倾向相同。

（一）阴道内流血

在葡萄胎排空、流产或足月产后，可有持续阴道异常流血，量多少不定。或是有正常月经后又再次停经，出血为阴道不规则流血。

（二）子宫不均匀增大

葡萄胎排空 4～6 周子宫仍然未恢复正常大小。子宫腔内病灶较大，子宫出现不均匀增大。

（三）卵巢黄素化囊肿

由于 hCG 升高导致在葡萄胎排空后、流产或足月产后出现一侧或双侧卵巢黄素化囊肿持续存在。

（四）腹痛

患者一般无明显腹痛，但是若病灶累及子宫穿破浆膜层导致急腹症或腹腔内出血，或子宫病灶坏死感染继发盆腔脓性感染。卵巢黄素化囊肿扭转也可导致急腹症。

（五）其他脏器转移

肿瘤主要通过血行转移，有时原发灶、继发灶同时出现。有时原发灶消退，而转移灶进行性进展。常见部位为肺，患者出现胸痛、咳嗽、咳血或呼吸困难。严重者病灶形成瘤栓嵌顿于肺动脉导致急性肺梗死、肺动脉高血压、肺功能衰竭和心力衰竭。阴道转移患者可见阴道壁紫蓝色结节，肿瘤破溃导致不规则流血，若累及宫旁静脉可出现大出血。若肿瘤累及肝脏可出现肝区疼痛，黄疸，或病灶导致肝包膜破裂出血性休克。脑转移最为凶险，也是本病主要致死原因。

四、诊　　断

（一）血清 hCG

血清 hCG 是本病主要诊断依据。在葡萄胎清宫后，排除妊娠物残留或再次妊娠可能，且满足下列任何一项即可诊断滋养细胞肿瘤：

1）血清 hCG 呈 4 次高水平平台（±10%），并持续 3 周或更久。

2）血清 hCG 测定 3 次上升（>10%），并至少持续 2 周或更久。

3）血清 hCG 水平持续异常达 6 个月甚至更久。

非葡萄胎后滋养细胞肿瘤诊断：流产、足月产、异位妊娠后出现异常阴道流血，盆腹腔、肺、肝、脑等脏器出血或肺部、神经系统症状，应考虑妊娠滋养细胞肿瘤。对 hCG 异常者，需结合临床除外妊娠物残留或再次妊娠可诊断妊娠滋养细胞肿瘤。

（二）超声

超声是本病最常用的检查方法。超声可见子宫正常或不同程度增大，肌层可见高回声团，边界清楚；肌层可见不均区域团块，边界不清楚包膜；整个子宫弥漫性高回声病灶。超声可提示血流信号和血流频谱。

（三）X 线

肺转移患者 X 线可见棉球样或团块样阴影，转移灶以右侧肺中下部多见。

（四）CT 和磁共振

肺 CT 常用来诊断肺转移病灶。磁共振用于诊断盆腹腔转移病灶。

五、临 床 分 期

临床分期见表 14-4，表 14-5。

表 14-4　滋养细胞肿瘤解剖学分期（FIGO，2000 年）

Ⅰ期	病灶局限于子宫
Ⅱ期	病变扩散，仍局限于生殖器（附件、阴道、子宫）
Ⅲ期	病灶转移至肺，有或无生殖系统改变
Ⅳ期	所有其他转移

表 14-5　FIGO/WHO 预后评分系统（2000 年）

评分	0	1	2	4
年龄（岁）	<40	≥40	—	—
前次妊娠	葡萄胎	流产	足月产	—
距前次妊娠时间（月）	<4	4～<7	7～12	>12
治疗前血 hCG（U/L）	≤10^3	>10^3～10^4	>10^4～10^5	>10^5
最大肿瘤大小（cm）	—	3～<5	≥5	—
转移部位	肺	脾、肾	胃肠道	肝、脑
转移病灶数目	—	1～4	5～8	>8
先前化疗失败	—	—	单药	两种及以上

六、西医治疗

本病治疗原则：因为滋养细胞肿瘤疾病对化疗敏感，故临床以化疗为主，手术和放疗为辅的综合治疗方案。

（一）化疗

本病常用化疗药物有甲氨蝶呤（MTX）、放线菌素 D（Act-D）、氟尿嘧啶（5-Fu）、环磷酰胺（CTX）、长春新碱（VCR）、依托泊苷（VP-16）等。根据患者病史、体征、辅助检查做出临床分期，并根据预后评分将患者评定分组，低危组（≤6 分的Ⅰ～Ⅲ期）单药化疗，高危组（≥7 分的Ⅰ～Ⅲ期和Ⅳ期）联合化疗。

病变位于子宫，对于大出血、耐药病灶、减少肿瘤负荷以及减少化疗疗程可以考虑手术治疗。若无生育要求可切除子宫，若有生育要求则尽量保留子宫生育功能；育龄期切除子宫妇女可保留卵巢。

（二）放疗

本病放疗主要应用于肺、脑等远处转移。

七、中医治疗辨证论治

（一）辨证要点

本病以鬼胎排出后，阴道流血不止为主症。伴小腹疼痛拒按，或腹部可扪及包块，舌暗红，脉弦涩者，为瘀毒蕴结；咳嗽、咯血，胸闷作痛，舌红苔黄，脉数者，为邪毒蕴肺；心悸怔忡，疲乏无力，面色萎黄无华，形体消瘦，舌淡，脉细弱者，为气血两亏；腰膝酸软，五心烦热，舌红少苔，脉细数者，为肝肾两虚。

（二）证治分型

1. 瘀毒蕴结型

主要证候：阴道流血不止，色红质稠，腹部包块，腹部疼痛拒按；胸闷不适，口干舌燥，恶心呕吐，食少纳呆，大便秘结。舌暗红或紫暗，苔黄，脉弦数或弦涩。

证候分析：瘀毒蕴结胞宫，故见腹部包块，腹部疼痛；瘀毒损伤胞脉，故见阴道流血不止，色红质稠；瘀毒蕴积日久，脾气虚弱，胃气上逆，故见食少纳呆，恶心、呕吐，大便秘结；肺气不足，不能输布津液，故见胸闷不适，口干舌燥。舌暗红或紫暗，苔黄，脉弦数或弦涩，均为瘀毒蕴结之征。

治法：清热解毒，活血化瘀。

代表方：解毒散结汤加减。

常用药：野菊花、蒲公英、马齿苋、牡丹皮、紫草、三棱、莪术、大黄、半枝莲、山慈菇等。

2. 邪毒蕴肺型

主要证候：阴道流血不止，色红质稠，腹部包块；发热，咳嗽，咯血，或痰中带血，胸闷作痛。舌红苔黄，脉数。

证候分析：瘀血毒蕴结胞宫，故见阴道流血不止，色红质稠，腹部包块；瘀毒稽留不去，循行走窜，邪蕴于肺，故见发热，咳嗽，咯血，或痰中带血，胸闷作痛。舌红苔黄，脉数，亦为邪毒蕴肺之征。

治法：清热解毒，凉血散结，润肺止咳。

代表方：清肺解毒散结汤加减。

常用药：金银花、连翘、鱼腥草、薏苡仁、瓜蒌仁、川贝母、沙参、生地黄等。

3. 气血两亏型

主要证候：阴道流血不止，色淡红，质稀薄；头晕目眩，神疲乏力，心悸怔忡，面色萎黄或无华，纳少便溏，形体消瘦。舌淡苔白，脉细弱。

证候分析：瘀毒留恋日久，损伤冲任、胞宫、胞脉，阴道流血不止，以致气血两亏，气不摄血，故见阴道流血不止，色淡红，质稀薄；血虚不能上荣头面，故见面色萎黄或无华；血虚不能濡养四肢筋脉，故见神疲乏力，形体消瘦；血虚不能荣养心神而致心悸怔忡。舌淡苔白，脉细弱，均为气血两亏之征。

治法：益气养血，扶正祛邪。

代表方：圣愈汤加减。

常用药：人参、黄芪、当归、川芎、熟地黄、白芍、阿胶、白术、半枝莲、白花蛇舌草等。

4. 肝肾亏虚型

主要证候：阴道流血淋漓不净，量少，色鲜红；头晕目眩，双目干涩，口干咽燥，腰膝酸软，手足心热，午后潮热，大便秘结。舌红少苔或无苔，脉细数。

证候分析：瘀毒久恋，化燥伤阴，阴虚则内热，热扰冲任，迫血妄行，故见阴道流血淋漓不净，量少，色鲜红；阴血不足，肝肾亏虚，故见头晕目眩，双目干涩，腰膝酸软，手足心热，午后潮热；大便秘结，舌红少苔或无苔，脉细数，均为肝肾亏虚之征。

治法：滋肾养肝，清热解毒。

代表方：六味地黄丸加减。

常用药：熟地黄、山茱萸、山药、茯苓、牡丹皮、泽泻、紫草、白花蛇舌草等。

八、康　复　治　疗

（一）中医食疗

中医食疗可以对化疗患者起到扶正固本的治疗作用，如四君子汤具有益气健脾功效，可以缓解头晕、气短、心悸等气虚症状；四物汤有助于填补精血，改善心悸、失眠的血虚症状；增液汤能够滋阴养津，减少口干舌燥、便秘、烦躁盗汗、消瘦的症状；理中汤能够温补肾脾，改善畏寒、疲倦、嗜睡的症状。对于围术期体弱的患者，术前给予四君子汤、八珍汤可以补气养血、健脾益气改善体质。术后患者气血亏虚、脾胃失调、营卫失和，可以给予六君子汤、玉屏风散、增液汤等进行调理。

（二）心理治疗

在化疗过程中患者身心饱受痛苦，还要承担经济上的压力，这时呵护患者心理尤为重要。心理障碍是全部肿瘤患者面临的问题，患者合并抑郁、焦虑等负面情绪，尤其滋养细胞肿瘤疾病病程时间长，很多生育期女性对新生儿满怀希望，面对该肿瘤疾病会出现惊恐、失望、悲伤甚至绝望的心理，这对其后续治疗非常不利。我们应当根据患者不同的性格、文化背景、家庭情况给予充分的讲解，进行心理干预，尽量减轻或消除其不良情绪，提高患者对疾病正确认识和依从性。

九、预后与随访

预后：本病与妊娠有关，因此需要做好计划生育工作，减少意外妊娠。治疗期间和治疗后加强随访，定期复查，尤其检测 hCG。化疗期间掌握用药原则、剂量和给药途径，降低药物毒副作用。

随访：第 1 次处理后 3 个月随访，然后每 6 个月 1 次，维持 3 年。此后每年 1 次，维持 5 年。随访期间注意避孕，一般化疗停止大于 12 个月才可考虑妊娠。

（李 娜）

第十五章

盆腔器官脱垂

盆腔器官脱垂（pelvic organ prolapse，POP）是一种盆底支持组织的张力降低，组织松弛导致的盆底功能障碍性疾病，临床特征为盆腔器官位置发生下移，可由损伤、功能降低等各种诱因引起。主要表现为前盆腔器官（膀胱、尿道、阴道前壁）、中盆腔器官（子宫、阴道顶部）及后盆腔器官（阴道后壁、直肠）的脱垂或膨出。临床上常常同时出现多个部位的脱垂，是中老年女性中较普遍的良性疾病。虽然本病不会威胁到患者的生命，但其出现的一系列并发症严重影响了患者的生活质量和身心健康。

本病相当于中医学"阴挺""阴脱""阴菌""阴痔""葫芦颓""产肠不收"的范畴。

一、病因病机

（一）西医病因病机

1. 生育因素

生育次数、初次生育年龄、生产方式、胎儿较大及妊娠期间对盆底组织结构的过度牵拉与压迫等，均可导致盆底的结构和功能发生改变。

2. 年龄和雌激素缺乏

绝经前发生盆腔器官脱垂的患者较绝经后患者相对较少，因为女性雌激素能够保持盆底支持组织的张力及弹性。绝经后雌激素及其受体的含量急剧下降，容易导致盆底肌肉和筋膜血管收缩，盆底支持组织因血供减少而萎缩变薄，因此盆底结构弹性降低，最终因过于松弛而导致盆腔器官脱垂。

3. 腹腔内压力增加

长期而持续的高腹压状态导致了盆底组织损伤，使其支撑力下降，且肥胖患者多合并血脂和（或）血糖异常，易导致微血管病变和盆底以及膀胱神经的损伤。

4. 盆腔手术

盆腔相关手术的操作也可为盆腔器官脱垂的发生留下隐患。

5. 遗传因素

有盆腔器官脱垂家族史的女性个体较无盆腔器官脱垂家族史的女性个体患盆腔器官脱垂疾病的风险明显上升。

6. 其他

慢性咳嗽、腹水、腹型肥胖、持续负重、便秘均可引起盆腔器官脱垂。

（二）中医病因病机

本病主要病机为气虚下陷与肾虚不固致胞络受损，带脉提摄无力，而子宫脱出。

1. 气虚

素体虚弱，中气不足；或分娩损伤，冲任不固；或产后过劳，耗气伤中；或长期咳嗽，便秘，致脾气虚弱，中气下陷，固摄无权，故阴挺下脱。

2. 肾虚

先天不足；或年老体虚；或房劳多产，致胞络损伤，系胞无力，亦令下脱。

此外，子宫脱出阴户之外，若调护不慎，邪气入侵，则湿热下注，可致溃烂。

二、临床表现

（一）子宫脱垂

1. 症状

Ⅰ度患者一般无不适；Ⅱ度以上患者常有不同程度的腰骶部疼痛或下坠感；站立过久、劳累后或腹压增加时症状明显，卧床休息后减轻。Ⅲ度常伴有排尿排便困难，或便秘，或遗尿，或有残余尿及张力性尿失禁易并发膀胱炎；脱出的子宫即使休息后也不能自行回缩，通常需用手推送才能将其还纳至阴道内。脱出在外的子宫及阴道黏膜长期与衣裤摩擦可导致宫颈、阴道壁溃疡，甚至出血；继发感染时有脓血分泌物渗出。子宫脱垂一般不影响月经；轻度子宫脱垂不影响患者的受孕、妊娠及分娩。

2. 体征

Ⅱ度、Ⅲ度子宫脱垂患者的宫颈及阴道黏膜多明显肥厚，宫颈肥大，不少患者宫颈明显延长。

（二）阴道前壁膨出

1. 症状

本病轻者无症状。重者自述阴道内有肿物脱出，伴腰酸、下坠感。阴道脱出肿物在休息时小，站立过久或活动过度时增大。难于排空小便，膀胱内有残余尿存在，易发生膀胱炎，可有尿频、尿急、尿痛等症状。重度膀胱膨出多伴有尿道膨出，此时常伴有压力性尿失禁症状。如膀胱膨出加重，可导致排尿困难，需用手将阴道前壁向上抬起方能排尿。

2. 体征

本病检查可见阴道前壁呈球状膨出，阴道口松弛，膨出膀胱柔软，该处阴道壁黏膜皱襞消失，若反复摩擦，可发生溃疡。

（三）阴道后壁膨出

1. 症状

阴道后壁黏膜在阴道口刚能看到者，多无不适。阴道后壁明显凸出于阴道口外者，有外阴摩擦异物感。部分患者有下坠感、腰酸。膨出重者出现排便困难，需下压阴道后壁方能排便。

2. 体征

检查可见阴道后壁黏膜呈球状物膨出，阴道松弛，多伴陈旧性会阴裂伤。肛门检查手指向前方可触及向阴道凸出的直肠，呈盲袋；如无盲袋感，可能仅为阴道后壁黏膜膨出。阴道后壁有两个球状突出时，位于阴道中段的球形膨出为直肠膨出，而位于后穹窿部的球形突出是肠膨出，指诊可触及疝囊内的小肠。

三、诊　　断

（一）病史

本病多有分娩损伤史；产后过早操劳；产育过多史；慢性疾病如长期咳嗽、便秘史；体弱、营养不良等。

（二）症状

本病有物自阴道下坠，甚至脱出阴道口外，卧床休息可变小或消失，站立过久或劳累后症状明显。轻症患者一般无不适，重症患者有腰骶部酸痛或下坠感，排尿困难、尿频或癃闭、失禁，大便秘结。若摩擦日久，可致宫颈和阴道壁溃疡，带下量多，黄水淋漓。

（三）妇科检查

患者取膀胱截石位后，检查判断子宫脱垂的程度、阴道前后壁膨出及会阴撕裂的程度。

1）患者向下屏气、增加腹压时可检查宫体或宫颈位置。宫颈外口达坐骨棘水平以下或暴露于阴道口，子宫脱垂常伴有直肠、膀胱脱垂，阴道黏膜多增厚，宫颈肥大并延长。

2）确定是否伴有膀胱膨出、直肠膨出及肠疝。

3）观察脱出物表面有无水肿、糜烂及溃疡等情况。

4）观察会阴有无陈旧性裂伤。

5）患者屏气或咳嗽，检查有无尿液自尿道口流出，如有尿液流出，继用食、中两指上推阴道前壁压迫尿道两侧后重复上述检查，压迫后咳嗽无尿液溢出则表示有张力性尿失禁存在。

（四）临床分度

以患者平卧用力向下屏气时子宫下降最低点为分度标准，将子宫脱垂和阴道前后壁脱垂分为3度。

1. 子宫脱垂

Ⅰ度：轻型为宫颈外口距处女膜缘＜4cm，未达处女膜缘；重型为宫颈外口达处女膜缘，未超出处女膜缘，检查时阴道口可见宫颈。

Ⅱ度：轻型为宫颈已脱出阴道口，宫体仍在阴道内；重型为宫颈及部分宫体已脱出阴道口。

Ⅲ度：宫颈及宫体全部脱出至阴道口外。

2. 阴道前壁膨出

Ⅰ度：阴道前壁形成球状物，向下突出，达处女膜缘，但仍在阴道内。

Ⅱ度：阴道壁展平或消失，部分阴道前壁突出于阴道口外。

Ⅲ度：阴道前壁全部突出于阴道口外。

3. 阴道后壁膨出

Ⅰ度：阴道后壁达处女膜缘，但仍在阴道内。

Ⅱ度：阴道后壁部分脱出于阴道口。

Ⅲ度：阴道后壁全部脱出于阴道口外。

该分期方法简单易行，但在临床中各种分期缺乏具体的量化标准。目前多采用盆腔器官脱垂定量分度法（pelvic organ prolapse quantitation，POP-Q），分期系统。

POP-Q分期系统是利用阴道前壁、顶端及阴道后壁上的2个解剖指示点与处女膜平面之间的关系来界定盆腔器官的膨出程度。女性生殖道解剖上的6个点以厘米计算，这个6点分别记为阴道前壁为Aa、Ba，阴道顶端为C、D，阴道后壁为Ap、Bp，Gh表示会阴裂长度，Pb表示会阴体长度，TVL表示阴道总长度。以处女膜平面为参照，以0表示，位于处女膜以上用负数表示，处女膜以下则用正数表示。分期应在向下用力屏气时，以脱垂完全呈现出来时的最远端部位计算。

POP-Q分期标准：

0级：无脱垂，Aa、Ap、Ba、Bp和D均在-3cm，C点和D点位置在-TVL~-（TVL-2）cm。

Ⅰ期：脱垂的最远点距处女膜缘上＞1cm（即定量值＜-1cm）。

Ⅱ期：脱垂的最远点距处女膜缘＜1cm（即其定量值≥-1cm~≤+1cm）。

Ⅲ期：脱垂的最远点超过处女膜缘下1cm但不超过总阴道长度的2cm[即定量值＞+1cm~＜+（TVL-2）cm]。

Ⅳ期：全部脱出，脱垂的最远端超过处女膜缘至少TVL-2cm[即定量值≥+（TVL-2）cm]。多数情况下，Ⅳ级脱垂的边缘应是宫颈或阴道断端。

POP-Q分期系统，见表15-1，表15-2及图15-1。

表 15-1　POP-Q 分期系统测量点

指示点	定义和范围
A 点	阴道中线近处女膜或处女膜缘之上 3cm，范围-3cm（无脱垂）～+3cm（最大程度脱垂）
Aa	前壁，相当于尿道膀胱沟处
AP	后壁
B 点	阴道顶端和 A 点之间，阴道壁的最低点。范围-3～TVL。无脱垂时，B 点和 A 点均为-3cm
Ba	前壁
Bp	后壁无脱垂时，B 点和 A 点均为-3cm
C	宫颈或子宫切除后阴道顶端部分的最远端
D	后穹窿（未切除子宫患者）
Gh	尿道外口中点到后壁中线处女膜缘之间的距离（cm）
Pb	后壁中线处女膜缘至肛门中点的距离（cm）
TVL	在脱垂充分复位，避免增加压力或拉长情况下测量的阴道最大深度（cm）

表 15-2　POP-Q 分期标准

分度	内容
0	无脱垂，Aa、Ap、Ba、Bp 均在-3cm 处，C、D 两点在阴道总长度和阴道总长度-2cm 之间，即 C 或 D 点量化值 <（TVL-2）cm
I	脱垂最远端在处女膜平面上>1cm，即量化值<-1cm
II	脱垂最远端在处女膜平面上<1cm，即量化值≥-1cm，但≤+1cm
III	脱垂最远端超过处女膜平面上>1cm，但<阴道总长度-2cm，即量化值>+1cm，但<+（TVL-2）cm
IV	下生殖道呈全长外翻，脱垂最远端即宫颈或阴道残端脱垂超过阴道总长度-2cm，即量化值≥+（TVL-2）cm

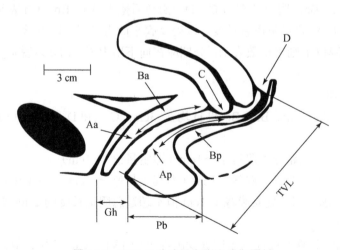

图 15-1　POP-Q 盆腔器官膨出分期图解

（五）其他检查

影像学检查能为盆底结构特征提供准确位置，对盆底器官脱垂的诊断治疗具有重要意义。

四、鉴 别 诊 断

1. 宫颈延长

宫颈延长者宫体在盆腔内，屏气时不下移。

2. 慢性子宫内翻

慢性子宫内翻很少见。阴道内可见翻出的宫体，被覆暗红色绒样子宫内膜，两侧角可见输卵管开口，三合诊检查时盆腔内无宫体。

3. 子宫黏膜下肌瘤

子宫黏膜下肌瘤（带蒂脱出型）临床表现多有月经量多，经期延长或月经周期缩短，白带异常；妇科检查时，宫颈外口有红色、质地硬韧脱出的肿块，也可脱出至阴道口，但肿块上见不到宫颈外口，阴道内可触及宫颈；盆腔 B 型超声检查时宫腔内可见条状低回声带，宫颈管可扩张，脱出物为实性低回声团块。

4. 阴道壁肿物

有阴道壁肿物患者一般无不适，可有白带增多；妇科检查时，可见阴道壁肿物（囊性或实性）在阴道壁内，边界清楚，位置活动或固定。

五、西 医 治 疗

1. 一般治疗

本病患者应控制体重，养成健康的生活方式。由于长期腹压高可引发此病，因此，积极治疗原发病，如慢性咳嗽、慢性便秘可有效减少此病的发生。

2. 药物治疗

（1）肾上腺素能激动剂

它作用于尿道和膀胱颈部的平滑肌，刺激其收缩以提高尿道出口的阻力，从而改善控尿能力。该类药物的副作用是会升高血压，故高血压患者禁用。

（2）雌激素替代治疗

雌激素替代治疗可以联合肾上腺素能激动剂增强治疗效果。

3. 放置子宫托

子宫托是一种支持子宫和阴道壁并使其维持在阴道内而不脱出的工具。适用于 I、II 度子宫脱出，且不愿手术或全身状况不能耐受手术治疗、孕期或未完成生育者、盆腔器官脱垂术后复发或者症状缓解不满意者及术前试验性治疗。急性盆腔炎症性疾病，阴道炎，严重的阴道溃疡，阴道异物，对子宫托材料过敏和不能确保随访的患者不能放置子宫托。

4. 手术治疗

对脱垂超出处女膜且有症状者可考虑手术治疗。根据患者年龄、生育要求及全身健康状况，给予个体化治疗。

（1）曼彻斯待手术

曼彻斯待手术（Manchester 手术）适用于年龄较轻、Ⅰ和Ⅱ期子宫脱垂，伴宫颈延长的患者。手术中截除宫颈，将主韧带和宫骶韧带缝合于子宫下段前方以维持子宫于前倾位。并进行阴道前后壁修补。

（2）经阴道子宫全切除及阴道前后壁修补术

经阴道子宫全切除及阴道前后壁修补术适用于年龄较大、无需考虑生育功能的患者，重度脱垂者术后复发率高。

（3）阴道封闭术

阴道封闭术包括阴道部分闭合术和完全闭合术。阴道部分闭合术是将阴道前后壁从脱垂的宫颈到阴道口各切除部分黏膜，然后将剥离创面相对缝合。完全闭合术是切除子宫后，将阴道前后壁完全切除，完全闭合阴道，该术式主要适用于高龄、无性生活要求、内外科严重合并症手术耐受性差的患者。

（4）阴道前后壁修补术

无症状阴道前后壁膨出者无需手术，重度有症状的患者应行阴道前后壁修补术。将两侧对缝加固直肠阴道筋膜，同时将两侧肛提肌折叠缝合至直肠前方的中位线。可加用网片（合成网片或生物补片）。

（5）盆底重建手术

盆底重建手术适用于 POP-Q 分期Ⅲ期及以上的多部位联合缺陷患者。常用手术方式包括多种术式联合的盆底重建术和应用补片的全盆底重建术。

六、中医辨证论治

（一）辨证要点

本病主因为气虚及肾虚，可兼有湿热之标证。

（二）治疗原则

遵《黄帝内经》"虚者补之，陷者举之，脱者固之"的治疗原则，治法以益气升提、补肾固脱为主，兼湿热者，佐以清热利湿。

（三）分型论治

1. 气虚证

主要证候：子宫下移或脱出于阴道口外，劳则加剧；小腹下坠，少气懒言，四肢乏力，面色少华，小便频数，或带下量多，色白质稀；舌淡苔薄，脉虚细。

证候分析：脾虚气弱，中气下陷，提摄无力，故子宫脱垂，小腹下坠；脾主肌肉四肢，脾虚中阳不振，气血生化不足，则四肢乏力，少气懒言，面色少华；下元气虚，膀胱失约，故小便频数；湿浊下注，则带下量多，质清稀；舌淡苔薄，脉虚细，均为气虚之象。

治法：补中益气，升阳举陷。

代表方：补中益气汤（《脾胃论》）加金樱子、杜仲、川续断。

常用药：人参、黄芪、白术、当归、陈皮、升麻、柴胡、炙甘草。

方中黄芪补中益气，升阳固表；人参、炙甘草、白术补气健脾；当归养血和营，协人参、黄芪补气养血；陈皮理气和胃；升麻、柴胡升阳举陷；炙甘草调和诸药。全方补中益气，升阳举陷，固摄冲任，提系子宫。

2. 肾虚证

主要证候：子宫下移或脱出于阴道口外，劳则加剧；小腹下坠，腰膝酸软，头晕耳鸣，小便频数，入夜尤甚；舌淡，苔薄，脉沉弱。

证候分析：胞络者系于肾，肾虚则冲任不固，胞络损伤，提摄无力，故子宫脱垂，腰膝酸软，小腹下坠；肾虚膀胱气化失司，故小便频数，夜间尤甚；肾精不足，髓海失养，故头晕耳鸣；舌淡，苔薄，脉沉弱，均为肾虚所致。

治法：补肾固脱，益气提升。

代表方：大补元煎（《景岳全书》）加黄芪。

常用药：人参、山药、熟地黄、杜仲、当归、山萸肉、枸杞子、炙甘草。

方中人参大补元气，气生则血长；山药、炙甘草补脾气，佐人参以滋生化之源；当归养血活血调经；熟地黄、枸杞子、山萸肉、杜仲滋肝肾，益精血。全方共奏补肾固脱，益气提升之效。

（四）中成药

1）补中益气丸：可适用于脾胃虚弱、中气下陷所致的食少腹胀、体倦乏力、动辄气喘、身热有汗、头痛恶寒、子宫脱垂者。

2）十全大补丸：可适用于气血两虚所致的面色苍白，气短心悸，头晕自汗，体倦乏力，四肢不温，月经量多，子宫脱垂，阴道前后壁膨出者。

3）金匮肾气丸：可适用于肾阳虚所致的腰膝酸软、小便不利、畏寒肢冷、盆腔脏器脱垂者。

（五）中药外洗

1）枳壳 50g，煎水熏洗，每日 1 次。适用于子宫脱垂无溃烂者。

2）鲜马齿苋 100g，蒲公英 50g，枯矾 10g，水煎，温洗，适用于黄水淋漓者。

七、生活方式干预

肥胖与腹压增高是引起盆底功能障碍的主要原因之一，而不健康的生活方式会大幅增加患者患上盆底功能障碍疾病的概率。这就需要患者对以往的生活方式进行有针对性的调整，合理控制体重，尽量少喝或不喝咖啡。

八、康复治疗

（一）盆底肌肉锻炼

盆底肌肉锻炼也称为凯格尔（Kegel）锻炼，可用于所有程度子宫脱垂患者，重度患者手术可辅以盆底肌肉锻炼治疗。女性将手指伸入阴道并收缩肛提肌，体会肛提肌夹紧手指的感觉，移开手指时肌肉收缩保持 3 秒，放松，重复 10 次；不放入手指，自己有意识地收缩、放松阴道外口括约肌，重复 10～15 次；想象阴道内塞入东西时的感觉，主动收缩阴道肌，保持收缩 3 秒，放松，重复 10 次。研究表明，盆底肌训练能有效改善盆腔器官脱垂患者的主观感觉、脱垂症状评分和 POP-Q 分度。

（二）生物反馈法及电刺激治疗

生物反馈法是通过视觉信号或模拟的声音反馈正常和异常的盆底肌肉活动状态，指导盆底肌肉的运动，从而锻炼盆底肌肉。电刺激治疗是应用生物反馈治疗仪进行生物电兴奋治疗，盆底肌肉群通过间歇式电流得以刺激，膀胱兴奋得以抑制，从而增强盆底肌肉的功能和强度，现在多采用二者联合治疗盆腔器官脱垂。

（李　娜）